高电位疗法与健康管理

High Potential Therapy And Health Management

主　编●戴圣博　楼惠军

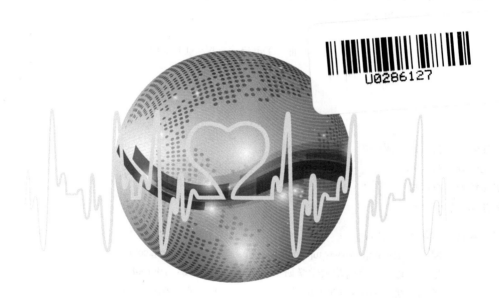

清华大学出版社
北京

内 容 简 介

　　本书详细介绍了健康管理的基本知识和高电位疗法的临床应用，涉及健康管理概论、健康风险评估与干预、健康教育与健康促进、中医治未病、康复医学与物理治疗、健康管理服务营销等内容，重点介绍了高电位疗法的基础理论和常见慢性疾病的高电位治疗。本书适用于从事物理治疗的相关健康管理人员参考。

图书在版编目（CIP）数据

高电位疗法与健康管理 / 戴圣博，楼惠军主编． —北京：清华大学出版社，2019(2025.3重印）
ISBN 978-7-302-52094-8

Ⅰ．①高…　Ⅱ．①戴…　②楼…　Ⅲ．①电疗法　Ⅳ．①R454.1

中国版本图书馆 CIP 数据核字（2019）第 010401 号

责任编辑：肖　军　周婷婷
封面设计：肖　军
责任校对：赵丽敏
责任印制：沈　露

出版发行：清华大学出版社
　　　　　网　　　址：https://www.tup.com.cn，https://www.wqxuetang.com
　　　　　地　　　址：北京清华大学学研大厦 A 座　　邮　　编：100084
　　　　　社 总 机：010-83470000　　　　　邮　　购：010-62786544
　　　　　投稿与读者服务：010-62776969，c-service@tup.tsinghua.edu.cn
　　　　　质量反馈：010-62772015，zhiliang@tup.tsinghua.edu.cn
印 装 者：三河市铭诚印务有限公司
经　　销：全国新华书店
开　　本：185mm×260mm　　印　张：20.75　　字　数：441 千字
版　　次：2019 年 12 月第 1 版　　印　次：2025 年 3 月第 4 次印刷
定　　价：98.00 元

产品编号：080545-01

《高电位疗法与健康管理》编委名单

主　编　戴圣博　楼惠军
副主编　赖光坤
编　委　（按姓氏笔画排序）
　　　　王　霞　王元元　王梅梅　刘晓红　肖　军　张悟堂
　　　　胡潘武　章　静　楼惠军　赖光坤　戴圣博

人民健康系统工程与中医现代化（代序）

人民健康为中心是医学变革的根本方向

人民健康系统工程系指在中国 14 亿民众中实施健康系统工程，是落实习主席"把以治病为中心转变为人民健康为中心"战略思想的必由之路，是解决当前"看病难、看病贵"等诸多矛盾的正确选择，因此人民健康为中心战略思想是医学变革的根本方向。

人类健康系统工程是新的学科概念，是中华传统优秀健康文化精髓，是与以钱学森系统科学、系统工程思想为代表的现代科技相融合的结晶，是钱学森所预想的未来四大医学（治疗、预防、康复、能力）的共同内核，是对待人类疾病的健康医学模式，是"人类命运共同体"的基础内涵。

中医是指建立在心身合一、天人合一哲学思想基础上的整体观医学。中医对待疾病的态度就是使人回归均衡状态，因此中医就是健康为中心的医学。但中医学成长在农耕社会，他的分散性阻碍了理论发展，他的工作模式未能搭上世界产业革命步伐，因此当前的中医状态不适应社会经济发展需求，也阻碍了人才培养。当前的中医，在很大程度上仍停留在人脑－手－经验－理念为主的方式上，与时代发展相脱节，不能适应人民健康为中心的要求。

发展新时代中医现代化

钱学森在 20 世纪 80 年代就明确指出：医学的方向是中医现代化，而不存在别的途径，西医也要走到中医的道路上来。钱老的这段话表明，中医要为人民健康战略服务，唯一的选择就是将当前的中医状态尽快转化到中医现代化的道路上来。当前的中医只有真正实现了中医现代化，才能满足人民健康需求。

新时代中医现代化总体上有两大部分：①中医理论现代化，即中医的整体观象思维理论与系统科学为代表的现代科学相融合，形成不仅知其然，还能知其所以然的新的综合集成医学；②中医工作模式现代化，即中医必须规范化、标准化、人工智能化、工程化、规模化。中医只有具备新时代中医现代化前提下，才能满足人民健康战略需求。可见人类健康工程从健康疾病角度看就是新时代中医现代化。

人类健康系统工程

人是具有高级意识活动的开放复杂巨系统

人类健康工程是以三大输入（人文信息、环境能、食物能）驱动为其主要开放特征，特别是人文信息的持续输入，以及由该输入引发的大脑网络结构不断地调整和重建。他以趋向最优的多层次自组织功能为其特征，其输出表达形式是整体功能状态。

从健康和疾病角度看，人系统趋向于最优的多层次自组织功能体现在以下三方面：①管控人系统从"阴阳合德"到"阴阳离绝"整个一生过程各阶段及每时每刻的自主发展性；②应对自然环境和人文环境变异的尽可能的环境适应性，包括人系统潜能的挖掘、运用；③应对非自身物质的排异性和对自身障碍的自修复性。

钱学森的功能态思想及其发展

人系统的整体功能状态可简称为人的功能态，而人系统的功能态总是呈现为亚稳态性质，即他既有内稳态性质的一面（矛盾的统一性），又可表现为从某种稳态水平过渡到另一种稳态水平的过程（矛盾的斗争性、动态性）。以内稳态为主、为显的功能态可称为"稳态"，以变化过程为主的功能态可称为"过渡态"。这两大类功能态总体上总是呈现为不同尺度的两者相互相间的串联型时间秩序。因此人的整个生命自组织过程可看成由无数不同稳态水平的"稳态"和不同性质"过渡态"所相间的时间序列集合体。生命的这种稳态和过渡态相间的规律，和河图洛书中代表聚合、裂解的黑白数字结构的这种间隔、串联、渐进、渐大、渐移位的内部自组织是一致的，呈现为连续、不重复、无限不循环的发展。

钱学森在多个场合提到过，中医的"证"就是人系统的功能态。所以张仲景划分的三部六病证候群就是人系统的功能态。按当代名医刘绍武对急慢性病的划分原则：急性病状态表现为大热、大寒、大虚、大实，处于矛盾的斗争状态，可看成

"过渡态性"疾病；慢性病处于矛盾的统一状态，属于病理性"稳态性"疾病。这样完全可以把"功能态"方面的规律和原理和中医理论相结合，形成新的综合集成医学——人类健康工程。

人系统内的过渡态过程（SIR 过程）

不同性质的"过渡态"，按照系统工程运行原理，他在系统内部的进行过程，必定存在"检测 S""辨识 I""调控 R"等三类不同功能阶段（简称 SIR 过程）。

SIR 过程包括对当前功能态及开放的三大输入相对强度和性质进行量化"监测"，以及"辨识"出当下整体功能态处于机体稳态系统的哪段层次（准线性，非线性，超负荷等），并按照当下的具体条件，选择最优方式进行不同性质的"调控"（自组织）。人系统内的 SIR 过程是多层次自组织功能的具体体现，表达为功能态的 SIR 过程就是不同性质的"过渡态"。这就是人系统的自然性质。

作为医学，就必须顺应人系统的这种自然性质。从这个意义上讲，正确的医学就应该是：了解当下的"功能态"，并模仿或创造条件，以满足人功能态走向更高稳态水平的过渡态性质的学问。这就是系统外部的 SIR 模式。如果从"人－机系统"角度看，SIR 模式是人－机相结合的 SIR 过程，它是顺应自然规律的途径，因此它是效率更高的"过渡态"。可见中医的辨证施治就是 SIR 模式。钱学森曾预言，未来的医学有四大医学（治疗、预防、康复、能力），而 SIR 模式就是四大医学的共同内核，未来医学的本质——广义的健康概念（Performance）。这也就是"把以治病为中心转变为人民健康为中心"的系统学原理。

西方主流医学解决病态问题是以对抗思维为主，以直接对着疾病起因去治为主。由于忽视了整体稳态在疾病中的主导作用，有时效果不够理想，甚至可能造成医源性损害。新时代健康医学 SIR 模式，把处理重点放在改变患者的整体功能状态上，从疾病的诊断和治疗模式转变为健康状态的检测、辨识和调控，帮助人体获得整体稳态，达到提升健康、祛除疾病、延长寿命的目的。

现代高电位疗法在日本应用 90 余年的历史，很高兴向大家推荐这种物理疗法。本书既可以作为健康管理机构、社区卫生、医疗机构专业人员、康复理疗师的业务参考书，又能适应广大人民群众对慢性病预防保健知识的需求。本书的出版，必将为提升我国慢性病预防控制水平，提高全民健康素质起到积极的促进作用！

俞梦孙

中国工程院院士

著名航空医学和生物医学工程专家

2019 年 10 月 30 日

笔记栏

前　言

党的十八大以来，"共建共享，全民健康"是建设健康中国的战略主题。核心是以人民健康为中心，坚持以基层为重点，以改革创新为动力，预防为主，中西医并重，把健康融入所有政策。针对生活行为方式、生产生活环境以及医疗卫生服务等健康影响因素，坚持政府主导与调动社会、个人的积极性相结合，推动人人参与、人人尽力、人人享有健康理念。落实预防为主，推行健康生活方式，减少疾病发生，强化早诊断、早治疗、早康复，实现全民健康。

1928年，日本科学家原敏之博士发明第一台100万伏高电位治疗仪开始，高电位诞生已有90年历史了，日本用90年的时间证明高电位疗法是安全的。1963年，日本厚生省（相当于中国原卫生部）批准高电位疗法用于临床应用开始，至今已有55年历史了。日本的医疗机构用55年的时间证明高电位疗法对头痛、肩关节痛、失眠、便秘等慢性病具有确切的治疗效果。1994年，复旦大学中山医院率先引进日本高电位理疗设备用于物理治疗。高电位进入国内市场已经20余年，主要在三甲综合医院康复理疗科作静电理疗使用，其医保收费编码：340100015。

高电位疗法不同于普通医用理疗设备的局部治疗，没有特异作用的靶器官，也没有针对某一种具体疾病，而是利用高压交变电场产生类似自然界的电场效应作用于整体，增大细胞膜内外电位差，激活细胞膜内外离子并促使其有序分布，从而改善细胞膜通透性，从而活化细胞，促进代谢，净化血液，改善微循环，进一步调节免疫功能，增强人体抗病与自身康复能力。因此，它是将人体和环境作为一个自然和谐的统一体，提高人体的整体健康水平，是集预防、保健和康复为一体，回归自然的"绿色疗法"。

近十年来，高电位设备开始进入中国的千家万户，作为家用理疗、保健器械来使用，人们迫切需要了解高电位疗法与健康管理的相关知识。笔者也深感有必要写一本高电位疗法与临床常见病防治相结合的健康管理读物，以适应现代人自我保健和健康管理的需求。可是，笔者在编写中发现这本科普读物并不好写。原因有三：其一，国外虽然普及近五十年，国内至今可借鉴的有关高电位疗法的专著、参考资料有限；其二，高电位疗法涉及的知识面太广，包括理疗学、生物医学工程学、临床医学、中医学、预防医学、微循环医学、电工学、生物电生理学、生物电生化学等；其三，尽管高电位疗法的功效是肯定的，但治疗机理等有关问题可能涉及能量医学及量子医学，至今还不能完全阐述清楚。由于以上原因，笔者虽然查阅国内外资料，但高电位临床适应证与功效尚需完善，望国内外同道共同加强临床观察与研究，使"高电位疗法"这门古老又新兴物理疗法更臻完善。

　　科学不是我们的最终目的，要通过普及，让更多的人民群众去掌握它，这才是我们健康管理的最终目的。本书在编写、出版过程中得到中国生物医学工程学会健康工程分会、中华医学会健康管理学分会、中国健康管理协会的大力支持，得到上海科盾医疗器械科技有限公司等企业的大力支持，在此一并表示感谢！

　　原卫生部副部长、清华大学医学院原副院长曹泽毅教授得知本书出版，欣然为本书题写书名表示祝贺，为本书增色不少。中国工程院院士，中国航空生物医学工程创始人，空军航空医学研究所俞梦孙院士亲自作序郑重推荐本书，特此深表衷心感谢！

　　我相信：认真阅读本书的人们，一定会受益匪浅，不仅可以对健康管理的作用有更深入的理解，而且对日后能健康的生活更加充满信心。由于笔者水平有限，本书错误和疏漏在所难免，竭诚欢迎广大读者批评指正，以便再版时修正。

戴圣博　楼惠军
2019 年 10 月于北京

目 录

笔记栏

第一章　健康管理概论

第一节　概　　述

一、健康的概念

1948 年，世界卫生组织（简称 WHO）首次提出三维健康概念："健康不仅指一个人的身体没有出现疾病或虚弱现象，而是一种心理、躯体、社会康宁的完美状态。"1978 年，WHO 在国际卫生保健大会《阿拉木图宣言》中重申了健康概念的内涵："健康不仅仅是没有疾病和痛苦，而是包括身体、心理和社会功能各方面的完好状态。"1984 年 WHO 在制定的《保健大宪章》中进一步完善了健康概念："健康不仅仅是没有疾病和不虚弱，而且是身体上、心理上和社会适应能力上三方面的完美状态。"1990 年，WHO 对健康的定义又加以补充，认为健康应包括 4 个方面：躯体健康、心理健康、社会适应能力良好和道德健康。不难看出，完整的健康概念，已经脱离了"没有疾病或痛苦"的局限，涵盖以下 4 个层面：一是躯体健康，指躯体的结构完好、功能正常，躯体与环境之间保持相对的平衡；二是心理健康，又称精神健康，指人的心理处于完好状态，包括正确认识自我、正确认识环境、及时适应环境；三是社会适应能力良好，指个人的能力在社会系统内得到充分地发挥，个体能够有效地扮演与其身份相适应的角色；四是道德健康，指个人的行为与社会公认的道德和社会规范一致。

1986 年，WHO 发布的《渥太华宪章》从另一个角度定义了健康："健康是每天生活的资源，并非生活的目标。"把健康诠释为"资源"，反映出人类对于健康的一种新理念。资源是指一切可被人类开发和利用的客观存在。资源不仅指自然资源，

笔记栏

而且还包括人类劳动的社会、经济、技术等因素，以及人力、人才、智力（信息、知识）、健康等资源。所有的资源都是有限的，都需要管理，健康资源同样也是这样。只有通过有效、科学的管理，才可以最大限度地发挥健康这一资源的作用。

二、管理的概念

管理是人们为了实现一定的目标而采取的手段和过程。具体地说，管理是指制订战略计划和目标、使用完成任务所需要的人力和财务资本、衡量结果的组织过程，其目的是节约资源、节省时间，充分利用、发挥现有设备技术的作用和人的积极性，以最小的投入获取最大的效益。

三、健康管理的概念

美国密西根大学 Edingtond 博士于 1978 年就健康管理的概念指出：健康管理是指一种对个人或人群的健康危险因素进行全面监测、评估与有效干预的活动过程，其主要目的是通过改善或改变健康服务手段、在公众健康有效组织行为等方面以最小投入来获取最大的健康改善效果。

2007 年，陈君石、黄建始主编的《健康管理师》培训教材较为全面地论述了健康管理的定义："健康管理是对个体或群体的健康进行监测、分析、评估，并提供健康咨询和指导以及对健康风险因素进行干预的过程。健康管理的宗旨是调动个体和群体及整个社会的积极性，有效地利用有限的资源来达到最大的健康效果。健康管理的具体做法就是为个体和群体（包括政府）提供有针对性的健康科学信息，并创造条件，采取行动来改善健康。"

2009 年，中华医学会健康管理学分会在《健康管理概念与学科体系的初步专家共识》中将健康管理定义为："以现代健康概念（生理、心理和社会适应能力）和新的医学模式（生理 - 心理 - 社会）以及中医治未病为指导，通过运用管理学的方法和手段，对个体或群体整体健康状况以及影响健康的危险因素进行全面监测、评估、有效干预与连续跟踪服务的医学行为及过程，其目的是以最小投入获取最大的健康效益。"这一概念强调了健康管理过程是医学行为，同时也强调了中医理论在健康管理中的作用。

综上所述，我们将健康管理定义为：健康管理是应用现代医学、心理学、营养学、运动学、社会学、管理学等方面知识，以及中医学治未病理论，对个体和群体健康状况以及影响健康的危险因素进行全面监测、评估、干预的过程。通过开展健康教育和健康指导，有效增强居民健康意识、改善人群健康行为，降低发病风险，延缓慢性非传染性疾病发生、发展，从而提高居民的健康水平和生命质量。

健康管理以对个体或人群的健康进行管理为主线，不涉及疾病的诊断和治疗过程。健康管理目标人群包含了健康人群、亚健康人群（亚临床人群）以及慢性非传染性疾病早期或康复期人群：工作重点是慢性非传染性疾病及其危险因素的干预指导。对于大众而言，健康管理的理念是"病前注定防，病后科学管，跟踪服务不间断"；对于健康管理师来讲，健康体检是健康管理的基础，健康评估是健康管理的手段，健康干预是健康管理的关键，健康促进是健康管理的目的。

四、健康管理在国外的研究进展

现代健康管理的思路和实践最初出现在美国。虽然有记录的健康管理研究只有30多年的历史，但是健康管理的思路和实践却可以追溯到80多年前。为了更好地管理卫生资源，保证每个家庭享有高质量、可承受的医疗服务，美国蓝十字和蓝盾保险公司早在1929年就通过对教师和工人提供基本的医疗服务这一方式进行了健康管理的实践探索。近代健康管理的兴起是市场的需要和人类知识积累的结果，日益疯狂增长的医疗费用以及因健康问题造成的生产效率下降已经威胁到美国的经济，催生了健康管理。通过健康管理计划，仅在1978—1983年的5年间美国居民冠心病发病率下降16%，高血压发病率下降4%。在过去30多年中，西方国家通过有效的健康管理，使90%的个人、单位的医疗开支大幅度减少。

近30多年来，伴随着保险业的发展，美国健康管理发展迅速，已逐步走向成熟。目前，由美国政府制定的全国健康管理计划已进入了第二个十年，设定的主要两个目标是延长健康寿命和消除健康差距（贫富健康差距、城乡健康差距等）。此外，健康管理服务组织的形式趋于多元化，包括医疗集团、健康促进中心、社区服务组织、健康管理公司、医学健身中心、医学健身学会等。现在，约有7700万的美国人在650个健康管理组织中享受医疗服务，超过900万人成为PPO计划（优先服务提供组织）的享用者。实践证明，健康管理能够有效地改善大众的健康状况，明显降低医疗费用的支出，为美国的经济发展和社会进步发挥越来越重要的作用。

在欧洲，约70%的雇主为其公司员工购买健康管理项目。芬兰的基层社区卫生服务组织比较成熟，从20世纪70年代开始，探索通过改变人群生活习惯的、从源头上控制疾病危险因素的新型健康管理模式，得到了世界卫生组织的认可，并倡议在全世界推广。2001年，英国政府提出了21世纪慢性病管理的新策略，并推出了内行患者计划（ExpertPatient Program，EPP），在英国国民保健体系（NHS）范围内对慢性病患者实施自我管理。通过这一举措，最大限度地增强患者战胜疾病的自信心和主观能动性，从而达到治愈或减缓慢性病进程的目的。

日本也是一个非常重视健康管理的国家，1988年提出了全民健康计划，其中包括健康测定、运动指导、心理健康指导、营养指导、保健指导等；2000年通过"21世纪全民健康促进运动"；2002年通过"健康促进法"；2006年发布"健康促进之健身活动指导"，实施"专门健康体检制度"及"特定健康指导制度"。现在日本人均寿命已达84岁，位居世界第一。

笔记栏

五、健康管理在我国的历史、现状与展望

1. 健康管理历史追溯　在我国，健康管理的历史可追溯到 2000 多年前。"养生"一词最早见于《庄子·内篇》，所谓"生"，指生命、生存、生长；所谓"养"，指保养、调养、补养、护养。"养生"的内涵，一是如何延长生命的时限，二是如何提高生活的质量。

成书于汉代的《黄帝内经·素问》"四气调神大论"中说道："圣人不治已病治未病，不治已乱治未乱，此之谓也。夫病已成而后药之，乱已成而后治之，譬犹渴而穿井，斗而铸锥，不亦晚乎。"这是目前发现的中医最早有关治未病的文字记载。一般认为，中医治未病思想包含了 3 个方面的措施：未病先防、既病防变和病后康复。中医学这一防病于未发之先的治未病思想，蕴含着深奥的哲理，对今天的现代健康管理实践依然具有十分重要的指导意义。

唐代，孙思邈对中医治未病的思想又进行了进一步的阐述："上医医未病之病，中医医欲病之病，下医医已病之病。"医治未病之病，谓之养生；医治欲病之病，谓之保健；医治已病之病，谓之医疗。中医把"治未病"视为是医生的最高境界，把善于治未病的医生视为最高明的医生，从另一个角度说明了健康管理的重要性。英国学者李约瑟曾说：在世界文化当中，唯独中国人的养生学是其他民族所没有的。中医治未病的理念像一列满载丰富资源的列车，承载着几千年的文化，闪烁着东方智慧的光芒，为全人类健康管理做出贡献。

在我国，现代健康管理的概念是 20 世纪末引进的。经过 10 多年的努力，健康管理服务机构犹如雨后春笋，蓬勃发展。自 2001 年国内第一家健康管理公司注册到如今，我国健康管理相关机构已有 6000 多家，分布于全国 31 个省、市、自治区。2005 年 10 月，国家人力资源和社会保障部正式设立"健康管理师"这一新职业，标志着国家对健康管理产业的认同。2007 年 7 月 28 日，中华医学会正式成立了健康管理分会。2007 年 10 月，国家一级专业学术杂志《中华健康管理学杂志》创刊，说明我国政府已经意识到了健康管理的重要性和必要性，健康管理开始逐步进入正规化的轨道。近年来逐渐发展起来的中医体质辨识学说，继承和发扬了中医治未病的理念，更使得我国的健康管理工作具有浓厚的中国特色。

2. 健康管理的必要性和迫切性　随着大众生活方式的转变和社会进入老龄化，慢性非传染性疾病发病率呈直线上升催生了健康管理在中国的迫切需求。WHO 认为：1/3 的慢性非传染性疾病通过预防保健可以避免，1/3 通过早期发现可得到有效控制，1/3 通过早期干预可提高治疗效果。国内外现代健康管理的实践也证实，科学有效的健康管理，有利于增强居民的健康意识和健康理念，形成良好的生活习惯和生活方式，显著减少因生活方式引发的慢性病的医疗费用；最终依靠自我管理，提高生活保健和疾病预防能力，从根本上改善健康状况，提高生活质量。在我国，推广健康管理的必要性和迫切性表现在以下几方面：

1）人口学特征的变化：同众多发达国家一样，我国已经步入老龄化社会。由于人口、国情等因素，我国老龄化社会具有以下特点：①人口老化出现晚，但速度惊人。目前城市和农村 65 岁及以上老年人口的比例分别达到 16.3% 和 9.8%，老年人口数占世界老年人的 1/5 以上。②人口老龄化的地区发展不平衡。经济越发达的地区，人口老龄化程度越高。城市高龄老人多于农村，大城市多于中小城市，东部农村多于中西部农村。③人口老龄化超过经济发展的承受力。西方发达国家人口老龄化出现在经济发达、国民生产总值较高的阶段，国民生产总值至少在 5000 美元左右。我国在 20 世纪末成为老年型国家时，人均国民生产总值 1000 美元，只相当于西方国家的 1/5。在经济尚不发达、人均收入不高、社会保障和医疗保健体系不够健全情况下提前进入老龄化社会。这种"未富先老"状态，对于整个国家而言是一个沉重的社会经济负担。

2）居民健康状况堪忧：卫生部于 2004 年 10 月发布的《中国居民营养与健康现状报告》表明：中国居民慢性非传染性疾病患病率为 20.0%（城市 28.3%，农村 17.1%），且上升迅速。作为一种终身性疾病，慢性非传染性疾病所引发的病痛和伤残不仅影响劳动能力和生活质量，而且医疗费用极其昂贵，给家庭、社会和国家造成沉重的负担。由慢性非传染性疾病引起的失能调整生命年（失能调整生命年是衡量整体疾病负担的一种方法，包括因过早死亡而损失的潜在寿命，也包括健康状况不佳或失能而损失的"健康"年岁）损失已达 70%。近年中国前十位主要死因中，心脑血管病、慢性阻塞性肺部疾患及恶性肿瘤等慢性非传染性疾病居失能的前三位，而不良生活方式是最主要原因。

3）医疗费用急剧上涨，个人和政府不堪重负。随着我国人口增长，城镇化进程加快，以及老龄化、疾病结构的改变，卫生服务需要量大大增加。多项调查研究表明，人口老龄化、疾病结构变化与医疗需求、医疗费用增加密切相关。同时，医学科学技术的进步，尤其是延长生命和减少残疾的治疗技术，如起搏器、器官移植、人工脏器、搭桥技术、介入疗法、基因治疗等的应用越来越广泛，也带来了医疗费用的成倍数增加。据统计，1993—2003 年，我国门诊和住院费用由 1363 亿元增加到 5838 亿元，其中 30% 归因于老年人医疗费用的增长。巨额的医疗费用给家庭和政府都造成了沉重的经济负担。

近年来，随着我国社会医疗保险制度的推行，医疗保障制度覆盖面明显扩大，但仍存在过高的筹资水平（许多城市筹资比例超过工资总额的 10%）、过高的节余率等情况，尤其是自付比例过高使得新制度难以发挥应有的医疗保障作用。

4）国家实施的健康中国建设战略要求。

（一）《"健康中国 2030"规划纲要》

中共中央政治局 2016 年 8 月 26 日召开会议，习近平主持会议并审议通过了《"健康中国 2030"规划纲要》。2016 年 10 月 25 日，中共中央、国务院发布了《"健康中国 2030"规划纲要》（以下简称《纲要》），这是今后 15 年推进健康中国建设的

笔记栏

行动纲领。党中央、国务院高度重视人民健康工作，《纲要》是新中国成立以来首次在国家层面提出的健康领域中长期战略规划。编制和实施《纲要》是贯彻落实党的十八届五中全会精神、保障人民健康的重大举措，对全面建设小康社会、加快推进社会主义现代化具有重大意义。同时，这也是我国积极参与全球健康治理、履行我国对联合国"2030可持续发展议程"承诺的重要举措。

1. **强调预防为主，防患未然**　健康中国的建设首先强调预防为主、关口前移，推行健康文明的生活方式，营造绿色安全的健康环境，减少疾病发生。要调整优化健康服务体系，强化早诊断、早治疗、早康复，坚持保基本、强基层、建机制，更好满足人民群众健康需求，实现经济社会可负担、可持续的发展。

2. **坚持共建共享，全民参与**　《纲要》明确将"共建共享"作为"建设健康中国的基本路径"，是贯彻落实"共享是中国特色社会主义的本质要求"和"发展为了人民、发展依靠人民、发展成果由人民共享"的要求。从供给侧和需求侧两端发力，统筹社会、行业和个人三个层面，实现政府牵头负责、社会积极参与、个人体现健康责任，不断完善制度安排，形成维护和促进健康的强大合力，推动人人参与、人人尽力、人人享有，在"共建共享"中实现"全民健康"，提升人民获得感。

3. **全民健康是建设健康中国的根本目的**　《纲要》明确将"全民健康"作为"建设健康中国的根本目的"。强调"立足全人群和全生命周期两个着力点"，分别解决提供"公平可及"和"系统连续"健康服务的问题，做好妇女儿童、老年人、残疾人、低收入人群等重点人群的健康工作，强化对生命不同阶段主要健康问题及主要影响因素的有效干预，惠及全人群、覆盖全生命周期，实现更高水平的全民健康。

（二）中国防治慢性病中长期规划（2017—2025年）

2017年1月22日，国务院办公厅发布了《中国防治慢性病中长期规划（2017—2025年）》（以下简称《规划》），这是首次以国务院名义印发慢性病防治规划，今后5～10年做好慢性病防治工作、提高居民健康期望寿命、推进健康中国建设的纲领性文件，是贯彻落实全国卫生与健康大会精神、努力全方位、全周期保障人民健康的重大举措，对于全面建设小康社会、推进健康中国建设具有重大意义。

1. **突出慢性病防治工作的综合性和社会性**　慢性病防治是一项社会系统工程，需要各级政府、有关部门以及全社会的共同参与，《规划》提出要健全政府主导、部门协作、动员社会、全民参与的慢性病综合防治机制，就是强调要统筹资源，调动各方的积极性、主动性、创造性，共同发力，将健康融入所有政策，融入百姓生活。

2. **强调慢性病防控的个人健康责任**　倡导"每个人是自己健康第一责任人"的理念，提出构建自我为主、人际互助、社会支持、政府指导的健康管理模式，促进群众自觉形成健康的行为和生活方式，在科学指导下开展自我健康管理，人人参与、人人尽力、人人享有，形成卫生与健康治理新格局。

3. **行动计划与预期目标明确可操作**　《规划》提出了降低因重大慢性病导致的过早死亡率的核心目标，这与世界卫生组织《2013—2020年预防和控制非传染性疾病全球行动计划》和联合国 2030 年可持续发展议程的发展目标一致。围绕核心目标,《规划》从防治效果、早期发现和管理、危险因素控制、健康支持性环境建设等方面设置了 16 项主要量化指标,使目标任务具体化,工作过程可操作、可衡量、可考核。

（三）健康管理在中国的发展现状以及存在的问题

1）需求迫切,但服务形式单一,手段落后:近年来,随着中国改革开放与经济的快速发展,社会结构、经济结构以及人们的生活方式都发生了一系列的变化。一方面,人们的健康意识,特别是城镇居民的健康意识正在发生着巨大的变化,追求健康已经成为人们最基本和最首要的需求;另一方面,随大众的寿命延长和慢性疾病发生的增加,以及由此而造成的医疗费用大幅度持续上升,人们的健康消费需求已由简单、单一的医疗治疗型,向疾病预防型、保健型和健康促进型转变。患者群体、保健群体、健康促进群体、特殊健康消费群体和高端健康消费群体步形成,预防性医疗服务及体检市场的兴起、健康保险及社保的需求、人们对健康维护服务的需求等,推动着健康管理在国内的诞生和发展。以人的"个性化健康需求"为目标,系统、完整、全程、连续、终身解决个人健康问题的健康管理服务显然在中国有着巨大的需求及潜力,并逐步吸引着越来越多的投资,产业发展前景远大。可以预测,健康管理很快会成为一个新兴的高速成长的行业。

然而,遗憾的是一方面社会对健康管理的迫切需求,另一方面总体健康管理服务水平较为低下,现实情况与社会对健康管理的需求极不对称。目前,我国仅有少数机构提供专业的健康管理,大部分为医院及体检中心的附属部门,其中的多数机构仅提供健康管理某一个环节中的某项服务,如健康体检、健康咨询、健康指导等。健康管理服务多数都是站在医疗机构的立场上,从开拓医疗市场的角度出发,采用的都是以疾病为中心,对特殊高收入人群进行健康管理的做法,属于增加医疗需求,促进医疗消费的贵族化管理思路,服务的适宜阶层大多是高收入人群。这种服务理念,对更需要健康服务的普通群众关系不大,谈不上降低医疗费用或只是降低了有钱人的医疗费用,不能达到健康服务效果好、效率高、覆盖面广、节约资源的目的。这与我国政府即将实施的《健康中国 2020》战略要求严重不符。

2）理念先进,学术理论与技术研究相对滞后:自 2001 年国内第一家健康管理公司注册到今天,其先进的健康管理理念获得了社会的认可和追捧。近年来,以健康管理为主题的各类会议、论坛、培训在逐步增多。然而,国内健康管理研究工作主要集中在慢性疾病（如脑卒中、高血压、糖尿病等）人群的认知、态度和行为调查,以及健康教育及其效果评价上,对健康管理的基础性研究相对不足。我国民众健康水平监测等基础数据库尚未建立,有关健康评估、健康需求、健康管理服务模式以及系统的理论框架等研究也相对较少,与国际健康管理研究水平尚存在较大差距。

3）健康管理人才缺乏,师资力量薄弱:健康管理是一门综合性的交叉学科,涉及现代医学、中医学、运动学、统计学、生物信息学、健康促进学（包括心理学、社会学、行为科学等）和营养学等。由于历史的原因,2005 年以前,国内基本未建

笔记栏

立健康管理方面的人才培养体制和机制，更没有成熟的师资队伍和相应的人才储备。2005年，国家人力资源和社会保障部正式设立"健康管理师"职业，启动了国内健康管理专业人才的培养工作。这一新行业的诞生，有望缓解专业人才的紧缺状况，促进健康管理行业的持续、稳定发展。

就现阶段情况而言，我国健康管理人才师资队伍总体还在初创阶段，老师多为相关专业转过来的，故在相当一段时间里（至少10年），国内健康管理的专业队伍建设将一直会是健康管理健康发展的"瓶颈"。

4）健康管理服务系统和运营模式尚未建立：自古以来，人们习惯了"生病就医"的医疗模式，在尚无明显症状情况下对自己的健康状况不重视，甚至不了解。国家实施的医疗保障也仅能满足人们最基本的医疗需求，只有生病之后方能使用。这种只保治、不保防，防与治相分离的现状，无法为处于"亚健康"以及"高危"状态的人群提供任何解决方案。由此可见，我们缺少一个防患于未然的健康管理体系，找出隐藏的、可能引起疾病的危险因素并加以预防和干预。国内目前的健康管理市场发展还处于初级阶段，品牌企业和产品服务还未确立，具有中国特色的健康管理服务系统与运营模式尚未建立，健康管理停留在一个十分时髦的名词上。有关健康管理的多达4000多万项互联网搜索结果，其中不乏混淆视听、商业炒作。许多体检中心、健身会所、导医机构、保健品推销商、休闲娱乐中心等都称自己从事的是健康管理。国内也有一些医疗机构打出"健康管理"的旗帜，但大多还停留在体检的范畴；少数健康管理公司进行了一些健康管理的实践，但大多定位于高端客户。由此可见，上述所谓的健康管理以及多数健康管理公司，基本没有提供体检以外的诸如健康风险评估、健康干预等更进一步的服务。

（四）健康管理在国内的应用领域与前景

随着老龄化进程的加速以及慢性病患病率的逐年上升，健康管理在国内具有广泛应用前景。规范、科学、有序的健康管理，可以帮助医疗机构、企业、健康保险公司以及社区采用一种有效的服务手段对个人健康进行个性化的管理，以达到促进健康、预防疾病、节约医疗支出的目的。

1）健康管理在健康保险中的应用：现行的医保制度主要是对患病的参保人给予事后经济补偿，分散患病带来的损失，但不能减少和避免疾病的发生。这样的结果，一方面，使得患者越来越多，并集中于大医院治疗；另一方面，由于医疗保险的主要精力都放在治病（尤其是在后期）费用的控制上，加剧了"看病难、看病贵"的现状。实践证明，节约医保费用不能仅靠"卡"病人，应把眼光放在从源头预防疾病上。如果把社区健康管理纳入医保管理范围，既有利于减轻医保的负担，也有利于实现健康的最终目标。在医疗保险管理中引入健康管理新理念，将基本医疗保险与预防保健相结合，引导健康和亚健康人群将个人账户内积累的资金用于健康管理，既有利于减轻医保基金的压力，又有利于实现人人健康的目标。在美国，健康管理公司是伴随着保险业的发展应运而生的。健康管理公司的服务对象是大众，而直接客户却是健康保险公司。也就是说，健康保险公司对于其客户的健康管理服务主要是外包给第三方的健康管理公司，而并非由保险公司直接提供。保险公司选择和第三方健康管理公司合作，对于提升产品的附加价值，降低医疗险的赔付成本，效果显著。据美国霍普金斯医学会的统计，由于健康管理公司的出现，健康保险公司的直接医疗开支降低了 30%。

在我国，为实质性推动健康保险专业化经营的发展，2004 年，中国保监会连续颁发了人保健康、平安健康、正华健康、昆仑健康、阳光健康 5 家专业健康保险公司的筹建批文。其中，人保健康于 2005 年率先获准开业，成为我国第一家专业健康保险公司，其业务内容和服务模式也在一定时间内起到了"范板"的作用。随着人保健康业务的不断展开和逐渐深入，人保健康保险公司就健康管理服务提出以下 3 点认识：①从健康保险的经营目标看，通过提供专业化、个性化的健康管理服务，可以满足客户健康服务的需求；通过实施专业化的健康风险控制，可以降低保险公司的赔付率，扩大利润空间；②从健康保险的现实需要看，健康管理涉及医疗服务全过程的管理，风险控制效果理想，是在保险经营各环节中实现费用保障与服务保障相结合的有效手段；③高水平的健康管理服务能够体现健康保险专业化经营的水准，是体现健康保险专业化经营效益和水平的重要标志。不难预计，在不远的将来，健康管理在健康保险中将扮演越来越重要的作用。

2）健康管理在医院中的应用：随着人类健康需求的不断扩展，赋予医院的职能和任务已大大超过了传统意义上的"治病救人"，医院功能和内涵将围绕着调动一切资源为人的健康服务这一理念进行调整。这一新的理念诞生，要求医院不仅面对病人服务，还要涵盖占人群 90%～95% 的亚健康和健康人群的服务，并正确引导大众健康需求和健康消费。

医院实施健康管理的优势在于专科、设备比较齐全。医院一般拥有强大的体检人员和住院病人资源库，同时也可为门诊就医者建立详细的档案资料库，门诊就医者及出院后患者可能会成为潜在的健康服务需求者。目前，国内许多二甲、三甲医院都设置专门的健康管理中心，通过中心对就医者数据资料整合分析，进行人群分类；对健康、亚健康人群提供健康咨询，对其健康状况进行评估，给予健康指导并进行跟踪随访；为康复期患者提供科学、规范的康复指导，随时纠正其在康复期存在的不科学行为、解答其困惑；对慢性病患者进行心理、情感、饮食营养、生活行为等各方面的健康指导，定期开设讲座并发放健康手册；对于高端客户可根据其需求制定专门的健康管理方案，实施健康俱乐部会员制服务。也有些医院与健康管理企业进行合作，通过进行慢性疾病评估、指导干预，取得了患病率下降的良好效果。这些做法，不仅给医院带来了经济效益（包括服务本身的收入和增加的客户的收入），同时也提高了医院的声誉。

3）健康管理在企业中的应用：企业人群是健康管理的又一重要目标人群。根据国外的实践经验，健康管理在企业的应用主要体现在企业人群健康状况评价、企业人群医疗费用分析与控制、企业人力资源分析等 3 个方面，其出发点及归宿点都是

笔记栏

为了企业生产效率和经济效益的提以及竞争力的增强。因此，除了健康效益（员工健康结果的改善和医疗费用的节约），企业的其他效益，如出勤率的提高、工作绩效的提高、士气和凝聚力的增强以及员工流失率的降低等，都是企业健康管理项目期望和关注的重要结果。当前，越来越多的国内企业认识到员工健康对于企业的重要性，不少企业已将员工定期体检作为保障员工健康的一项重要举措，部分企业还引入了员工健康风险评估项目。随着健康管理服务的不断深入和规范，针对企业自身的特点和需求开展体检后的健康干预与促进，实施工作场所的健康管理项目，将是健康管理在企业中应用的主要方向。

4）健康管理在社区卫生服务中的应用：社区卫生服务在我国的医疗卫生体系建设中扮演着重要角色，是保障人民群众健康的"守门人"，是社区发展建设的重要组成部分。社区卫生服务集预防、医疗、保健、康复、健康教育和计划生育指导六位一体，旨在为社区群众提供有效、经济、方便、综合连续的基层卫生服务。就现阶段实际运行情况而言，在全国开展的社区卫生服务理论上有在人群中实施健康管理的理念，但远未达到健康管理的工作要求。健康管理的服务对象不仅仅是患者，还包括健康和亚健康人群。因此，社区卫生服务不仅应该成为疾病防治中心，更应该成为健康管理的平台。结合社区卫生服务的特点和需求，健康管理可在以下方面提供帮助和支持：①建立健康档案，识别、控制健康危险因素，实施个性化健康教育；②进行健康和医疗需求指导，指导医疗需求和医疗服务，辅助临床决策；③搭建个人健康信息网络平台，方便社区和指定大医院之间的患者信息共享，实现全程健康信息管理。健康管理个性化的健康评估体系和完善的信息管理系统，有望成为社区利用健康管理服务的突破点和启动点。目前，我国健康管理产业还处于起步阶段，社区卫生服务建设也有诸多不足，将两者相结合可获得双赢底的效果。

六、我国政府在促进健康管理事业发展应该解决的问题

美国等西方国家健康管理事业发展的成功经验，向我们展示了健康管理产业巨大的生命力。我国健康管理尚处于初级阶段，政府在促进健康管理事业发展中的作用，应重点体现在引导、监督和保障方面。

1）政府的引导和规划，为健康管理的实施和发展奠定坚实的基础：政府的引导和规划是建立健康管理制度的重要基础和前提。一方面，政府应加强对健康管理产业的引导，在产业政策鼓励、加大医疗预防保健投入、深化医疗保险体制改革、加大人才培养规划等方面给予健康管理产业更多更大的支持；另一方面，要加强和落实整体的健康管理规划，把健康管理的发展纳入《健康中国 2020》战略规划，促进健康管理的实施和发展。

2）强化健康管理政策法规的制定和执行，提供良好的外部环境：加强健康管理事业的政策法规建设，是健康管理事业得以顺利实施与健康发展的依据和保证。政府要从法律上统一规范健康管理事业的性质、组织形式和具体的运作程序。建议政

府出台《健康管理组织法》，并严格执法程序、规范执法行为、加强执法监督、提高执法水平。同时，建议卫生部门实施政府购买基本"健康管理服务包"的政策，支持社区卫生服务机构开展健康管理服务，以维护健康公平；建立和完善健康管理组织登记注册制度，规范准入门槛；制定和推行"健康管理技术规范化标准"；等等。

3）建立严格的监督管理机制，强化政府监管责任：严格的监督管理机制包括政府监管和完善的外部监督机制。政府监管除了立法监督外，还应建立健康管理行业的标准，规范健康管理服务市场的竞争。例如，政府可组织健康管理服务标准的制定，使健康管理服务的质量更容易被监督；建立科学的健康管理服务质量的评价体系，使健康管理机构的服务质量评价更客观，服务的成本效率更容易判断。对健康管理组织的外部监督包括建立健全内部监督机制、第三方评估机制和社会监督机制3个层面。内部监督机制建设方面，政府可引导开展健康管理行业内部评比，利用同行信息对称的优势，相互监督检查，提高服务质量，从而控制健康管理服务成本。具体可采取：①卫生部门牵头组织健康管理服务机构，依据服务质量、患者满意度、综合实力等指标，进行行业排名，并通过媒体传达给公众，帮助公众理性利用健康管理服务，从而更有效地督促健康管理服务机构改善服务质量；②推动第三方评估机制建设，制定评估规程和评估指标，适时开展评估工作，及时发布评估结果，以公正的评估结果推动组织公信力建设；③加强对健康管理组织的舆论监督、公众监督，制定行业规则和行业标准，形成行业自律机制等。

4）提高全社会的认识，营造良好的健康管理的文化氛围：本质上讲，健康管理事业的蓬勃发展源自于公众对健康管理理念的心理认同。因此各级政府部门和健康管理工作者要提高认识，始终把增进健康放在一切卫生工作目标的优先位置。通过提供优质的健康管理服务，提高公众对健康管理的认知度和接受度，增强健康管理组织、医院、消费群体、保险公司等各方面的健康投资观念。同时，政府宣传部门应正确引导大众媒体发挥积极的宣传作用，传播健康管理文化，调动社会各界参与健康管理的积极性，以营造人人参与健康管理的文化氛围，为健康管理事业健康发展提供持久的动力。

5）充分发挥中医治未病理念和中西医结合的优势：中医药学有着2000多年预防疾病的理论与临床经验，传统中医治未病的理念以及现代中医体质辨识学说等，有着与现代医学互补且不可替代的对人群健康评估与干预的优势。利用中西医结合的优势进行疾病防治，充分体现了中国特色的健康管理发展趋势。作为健康管理工作人员，应加强运用中医药手段进行健康管理的科学研究，融合中西医双重智慧于健康管理之中，预防疾病，增进健康，为广大群众的健康保驾护航。

七、健康管理的内容

1. **健康管理的科学基础** 健康和疾病的动态平衡关系以及疾病的发生、发展过程和预防医学的干预策略是健康管理的科学基础。每个人都会经历从健康到疾病的发展过程，一般来说，是从健康到低危险状态，再发展为高危险状态，然后发生早

笔记栏

期病变，出现临床症状，最后形成疾病。这个过程可以很长，慢性疾病往往需要几年到十几年，甚至几十年的时间，而且和遗传因素、社会和自然环境因素、医疗条件以及个人的生活方式等因素都有高度的相关性，其间变化的过程多不易察觉。但是，健康管理通过系统检测和评估可能存在的疾病危险因素，帮助人们在疾病形成之前进行有针对性的预防性干预，可以成功地阻断、延缓甚至逆转疾病的发生和发展进程，实现维护健康的目的。

例如，我们可以通过健康风险分析和评估的方法确定冠心病、脑卒中、癌症、糖尿病等慢性非传染性疾病的高危人群，通过有效的干预手段控制健康危险因素，减少发病风险，可以在这些疾病发展的早期、尚未发展成为不可逆转之前阻止或延缓疾病的进程。在上述健康管理过程中，我们可以利用先进的信息技术，通过分析大量的健康和疾病数据，包括基因数据、影像结果、生物学标记物指标以及传统的临床指标，从中得出与个人健康相关的、非常有意义的健康管理信息，指导健康管理过程，达到最优效果。

2. 健康管理的基本步骤和常用服务流程

1）健康管理的基本步骤

健康管理有以下三个基本步骤：

（1）健康信息收集：个人健康信息包括个人一般情况（性别、年龄等）、目前健康状况和疾病家族史、生活方式（膳食、身体活动、吸烟、饮酒等）、体格检查（身高体重、血压等）和实验室检查（血脂、血糖等）。只有全面了解个人的健康状况，才能有效地维护个人的健康。

（2）健康及疾病风险性评估：健康及疾病风险性评估是根据所收集的个人健康信息，对个人的健康状况及未来患病或死亡的危险性用数学模型进行量化评估。其主要目的是帮助个体综合认识健康风险，鼓励和帮助人们纠正不健康的行为和习惯，制定个性化的健康干预措施并对其效果进行评估。

健康风险评估是一个广义的概念，它包括了简单的个体健康风险分级方法和复杂的群体健康风险评估模型。在健康管理学科的发展过程中，涌现出了很多种健康风险评估的方法。传统的健康风险评估一般以死亡为结果，多用来估计死亡概率或死亡率。近年来，随着循证医学、流行病学和生物统计学的发展，大量数据的积累，使得更精确的健康风险评估成为可能。健康风险评估技术的研究主要转向发病或患病可能性的计算方法上。传统的健康风险评价方法已逐步被以疾病为基础的患病危险性评估所取代，因为患病风险比死亡风险更能帮助个人理解危险因素的作用，有助于有效地实施控制措施。

患病危险性的评估，也被称为疾病预测，可以说是慢性非传染性疾病健康管理的技术核心。其特征是估计具有一定健康特征的个人在一定时间内发生某种健康状况或疾病的可能性。健康及疾病风险评估一般有两类方法。第一类方法建立在评估单一健康危险因素与发病几率的基础上，将这些单一因素与发病的关系以相对危险性来表示其强度，得出的各相关因素的加权分数即为患病的危险性；由于这种方法简单实用，不需要大量的数据分析，是健康管理发展早期的主要健康风险评价方法；目前也仍为很多健康管理机构和项目所使用，包括美国卡特中心及美国糖尿病协会。第二类方法建立在多因素数理分析基础上，即采用统计学概率理论的方法来得出患病危险性与危险因素之间的关系模型，能同时包括多种健康危险因素；所采用的数理方法，除常见的多元回归外，还有基于模糊数学的神经网络方法及蒙特卡洛（Monte carlo）模型等；这类方法的典型代表是弗明汉（Framingham）的冠心病模型患病危险性评估的一个突出特点是其结果是定量的、可比较的。可根据评估的结果将服务对象分成高危和低危人群，分别施以不同的健康改善方案，并对其效果进行评价。

（3）健康干预：在健康风险评估的基础上，我们可以为个体和群体制订健康计划个性化的健康管理计划是鉴别及有效控制个体健康危险因素的关键，是以那些可以改变或可控制的危险因素为重点，提出健康改善的目标，以多种形式来帮助个人采取行动纠正不良的生活方式和习惯，控制健康危险因素，实现个人健康管理计划的目标。个性化的健康管理计划不但为个体提供了预防性干预的行动原则，也为健康管理师和个体之间的沟通提供了一个有效的工具。

健康管理过程中的健康干预强调个性化，即根据个体的健康危险因素，由健康管理师进行个体指导，设定个体目标，并动态追踪效果，通过个人健康管理日记、参加专项健康维护课程及跟踪随访措施来达到健康改善效果。如一位糖尿病高危个体，除血糖偏高外，可能还有超重和吸烟等危险因素，因此除控制血糖外，健康管理师对个体的指导还应包括减轻体重（膳食控制、增加身体活动）和戒烟等内容健康管理的这3个步骤可以通过互联网的服务平台及相应的用户端计算机系统来帮助实施。应该强调的是，健康管理是一个长期的、连续不断的、周而复始的过程，即在实施健康干预措施一定时间后，需要评价效果、调整计划和干预措施。只有周而复始长期坚持，才能达到健康管理的预期效果。

2）健康管理的常用服务流程

健康管理的常用服务流程由以下5个部分组成：

（1）健康体检：健康体检是以人群的健康需求为基础，按照早发现、早干预的原则来选定体格检查的项目，检查的结果对后期的健康干预活动具有明确的指导意义。健康管理体检项目可以根据个人的年龄、性别、工作环境等进行调整。

（2）健康评估：通过分析个人健康史、家族史、生活方式、心理因素等资料，可以为服务对象提供一系列的评估报告，其中包括用来反映各项检查指标状况的个人健康体检报告、个人总体健康评估报告、精神压力评估报告、个人疾病风险报告等。

（3）个人健康咨询：在完成上述步骤后，个人可以得到不同层次的健康咨询服务。个人可以到健康管理服务中心接受咨询，也可以由健康管理师通过电话与个人进行沟通。内容包括以下几方面：解释个人健康信息；解释健康评估结果及其对健康的影响；制订个人健康管理计划；制订随访跟踪计划等。

（4）个人健康管理后续服务：个人健康管理的后续服务内容主要取决于被服务

者（人群）的情况以及资源的多少，可以根据个人及人群的需求提供不同的服务。后续服务的形式可以是通过互联网查询个人健康信息和接受健康指导，定期寄送健康管理通信和健康提示，以及提供个性化的健康改善行动计划。监督随访是后续服务的一个常用手段。随访的主要内容是检查健康管理计划的实现状况，并检查（必要时测量）主要危险因素的变化情况。健康教育课堂也是后续服务的重要措施，在营养改善、生活方式改变与疾病控制方面有很好的效果。

（5）专项的健康及疾病管理服务：除了常规的健康管理服务外，还可根据具体情况为个体和群体提供专项的健康管理服务。这些服务的设计通常会按患者及健康人来划分。对已患有慢性非传染性疾病的个体，可选择针对特定疾病或疾病危险因素的服务，如糖尿病健康管理、心血管疾病及相关危险因素健康管理、精神压力缓解、戒烟、运动、膳食咨询等。对没有慢性非传染性疾病的个体，可选择的服务如个人健康教育、疾病高危人群的筛查、改善生活方式的指导等。

第二节　健康管理的基本策略

健康管理的基本策略是通过评估和控制健康风险，达到维护健康的目的。健康管理的基本步骤中，前两项旨在通过提供有针对性的个性化健康信息来调动个体降低本身健康风险的积极性；而健康干预则是根据循证医学的研究结果指导个体维护自己的健康，降低已经存在的健康风险。研究发现，冠心病、脑卒中、糖尿病、恶性肿瘤及慢性呼吸系统疾病等常见慢性非传染性疾病都与吸烟、饮酒、不健康饮食、缺乏身体活动等几种健康危险因素有关。慢性非传染性疾病往往是"一因多果、一果多因、多因多果、互为因果"，各种危险因素与慢性非传染性疾病之间的内在关系已基本明确。慢性非传染性疾病的发生、发展一般有从正常健康人→低危人群→高危人群（亚临床状态）—疾病→并发症的自然规律。从任何一个阶段实施干预，都将产生明显的健康效果，并且干预越早效果越好。

健康管理的基本策略包括生活方式管理、需求管理、疾病管理、灾难性病伤管理残疾管理以及综合的群体健康管理。现分述如下。

1）生活方式管理：生活方式与人们的健康和疾病休戚相关，国内外关于生活方式影响或改变人们健康状况的研究已有很多。研究发现，正在服用降压和调脂药的中年男性，如果坚持合理膳食、戒烟限酒、保持健康体重和定期运动，患心血管疾病的风险将进一步降低57%；不服药的男性，健康的生活方式可以将患心血管疾病的风险降低87%；仅"不吸烟"一项就能降低50%的患病风险；如果健康生活方式包括所有5项内容（饮食合理、不吸烟适量饮酒、保持健康体重和定期运动），男性患心脏疾病的风险指数最低。研究同时发现，即使被调查者从前的生活方式不健康，生活方式改变后所带来的好处也是显而易见的。健康的生活方式不可能被药物和其

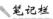
笔记栏

他所替代，改变生活方式永远不会晚，即使到年或是晚年开始健康的生活方式，都能从中受益。

（1）生活方式管理的概念：从卫生服务的角度来说，生活方式管理是指以个人或自我为核心的卫生保健活动。该定义强调个人选择行为方式的重要性。生活方式管理通过健康促进技术，比如行为纠正和健康教育，来促使个体和人群远离不良行为，减少健康危险因素对健康的损害，预防疾病，改善健康。与危害的严重性相对应，膳食、身体活动、吸烟、饮酒、精神压力等是目前对国人进行生活方式管理的重点。

（2）生活方式管理的特点。

① 以个体为中心，强调个体的健康责任和作用。选择什么样的生活方式纯属个人的意愿（行为）。个体可以被告知什么样的生活方式是有利于健康的、应该坚持的，比如不吸烟、平衡饮食等，并可通过多种方法和渠道获得决策帮助、掌握改善生活方式的技巧，如健康生活方式的体验等，但这一切都不能替代个人做出选择何种生活方式的决策，即使一时替代性地做出，也很难长久坚持。

② 以预防为主，有效整合三级预防。预防是生活方式管理的核心，其含义不仅仅是预防疾病的发生，还在于逆转或延缓疾病的发展历程（如果疾病已不可避免）。因此，三级预防（旨在控制健康危险因素、将疾病控制在尚未发生之时的一级预防；通过早发现、早诊断、早治疗而防止或减缓疾病发展的二级预防；以及防止伤残、促进功能恢复、提高生存质量、延长寿命、降低病死率的三级预防）在生活方式管理中都很重要，其中尤以一级预防最为重要。针对个体和群体的特点，有效地整合三级预防，可获得生活方式管理最佳效果。

③ 通常与其他健康管理策略联合进行。生活方式管理是其他群体健康管理策略的基础成分。与许多医疗保健措施需要付出高昂费用为代价相反，生活方式管理措施通常是便宜而有效的，它们要么节约了更多的成本，要么收获了更多的边际效益。根据循证医学的研究结果，美国疾病预防控制中心已经确定乳腺癌、宫颈癌、直肠癌、心脏病、老人肺炎、与骑自行车有关的头部伤害、低出生体重、乙型病毒性肝炎、结核等 19 种疾病或伤害是具有较好成本效果的预防领域，其中最典型的例子就是疫苗的应用，如在麻疹预防上花费 1 美元的疫苗可以节省 11.9 美元可能发生的医疗费用。生活方式管理与其他管理策略联合进行，可获得更大收益。

④ 促进行为改变的技术。生活方式的干预技术在生活方式管理中举足轻重。在实践中，4 种主要技术常用于促进人们改变生活方式：第一是教育，通过教育传递知识，确立态度，改变行为；第二是激励，通过正面强化、反面强化、反馈促进、惩罚等措施进行行为矫正；第三是训练，通过一系列的参与式训练与体验，培训个体掌握行为矫正的技术；第四是营销，利用社会营销的技术推广健康行为，营造健康的大环境，促进个体改变不健康的行为。单独应用或联合应用这些技术，可以帮助人们朝着有利于健康的方向改变生活方式。

实践证明，行为改变绝非易事，形成习惯并终身坚持是健康行为改变的终极目标。在此过程中，亲朋好友、社区等社会支持系统的帮助非常重要，可以在传播信

笔记栏

息、采取行动方面提供有利的环境和条件。

　　在实际应用中，生活方式管理可以以多种不同的形式出现，也可以融入健康管理的其他策略中去。例如：生活方式管理可以纳入疾病管理项目中，用于减少疾病的发生率，或降低疾病的损害；可以在需求管理项目中出现，帮助人们更好地选择食物，提醒人们进行预防性的医学检查等。不管应用了什么样的方法和技术，生活方式管理的目的都是相同的；即通过选择健康的生活方式，减少疾病的危险因素，预防疾病或伤害的发生。

　　2）需求管理

　　（1）需求管理的概念：需求管理包括自我保健服务和人群就诊分流服务，帮助人们更好地使用医疗服务和管理自己的小病。这一管理策略基于这样一个理念：如果人们在和自己有关的医疗保健决策中扮演积极角色，服务效果会更好。通过提供一些工具，比如小病自助决策支持系统和行为支持，个人可以更好地利用医疗保健服务，在正确的时间、正确的地点，利用正确的服务类型。

　　需求管理实质上是通过帮助健康消费者维护自身健康和寻求恰当的卫生服务，控制卫生成本，促进卫生服务的合理利用。需求管理的目标是减少昂贵的、临床并非必需的医疗服务，同时改善人群的健康状况。需求管理常用的手段包括：寻找手术的替代疗法帮助病人减少特定的危险因素并采纳健康的生活方式、鼓励自我保健和干预等。

　　（2）影响卫生服务消费需求的主要因素。

　　① 患病率。患病率可以影响卫生服务需求，因为它反映了人群中疾病的发生水平。但这并不表明患病率与服务利用率之间有良好的相关关系。相当多的疾病是可以预防的，通过预防可降低卫生服务消费需求。

　　② 感知到的需要。个人感知到的卫生服务需要是影响卫生服务利用的最重要的因素，它反映了个人对疾病重要性的看法，以及是否需要寻求卫生服务来处理该疾病。有很多因素影响着人们感知到的需要，主要包括：个人关于疾病危险和卫生服务益处的知识、个人感知到的推荐疗法的疗效、个人评估疾病问题的能力、个人感知到的疾病的严重性、个人独立处理疾病问题的能力、个人对自己处理好疾病问题的信心等。

　　③ 病人偏好。病人偏好的概念强调病人在决定其医疗保健措施时的重要作用。与医生一道，病人对选择何种治疗方法负责，医生的职责是帮病人了解这种治疗的益处和风险。关于病人教育水平的研究结果表明，如果病人被充分告知了治疗方法的利弊，病人就会选择那些创伤低、风险低、更便宜的治疗手段，甚至在医生给他们提供别的选择时也如此。

　　④ 健康因素以外的动机。事实表明，一些健康因素以外的因素，如个人请病假的能力、残疾补贴、疾病补助等都能影响人们寻求医疗保健的决定。保险中的自付比例也是影响卫生服务利用水平的一个重要因素。

　　（3）需求预测方法与技术：目前已有多种方法和技术用于预测谁将是卫生服务的利用者。

　　① 以问卷为基础的健康评估。以健康和疾病风险评估为代表，通过综合性的问

卷和一定的评估技术，预测在未来的一定时间内个人的患病风险，以及谁将是卫生服务的主要利用者。

② 以医疗卫生花费为基础的评估。该方法是通过分析已发生的医疗卫生费用，预测未来的医疗花费。与问卷法不同，医疗花费数据是已经客观存在的，不会出现个人自报数据对预测结果的影响。

（4）需求管理的主要工具与实施策略：需求管理通常通过一系列的服务手段和工具，去影响和指导人们的卫生保健需求。常见的方法有：24h 电话就诊分流服务、转诊服务、基于互联网的卫生信息数据库、健康课堂、服务预约等。有的时候，需求管理还会以"守门人"的面目出现在疾病管理项目中。

3）疾病管理

（1）疾病管理的概念：疾病管理是一个协调医疗保健干预和与病人沟通的系统，它强调病人自我保健的重要性。疾病管理支撑医患关系和保健计划，强调运用循证医学证据和增强个人能力的策略来预防疾病的恶化，它以持续性地改善个体或群体健康为基准来评估临床、人文和经济方面的效果。疾病管理包含人群识别、循证医学的指导、医生与服务提供者协调运作、病人自我管理教育、过程与结果的预测和管理以及定期的报告和反馈。

（2）疾病管理的主要特点：疾病管理的主要特点是：①目标人群是患有特定疾病的个体，如糖尿病管理项目的管理对象为已诊断患有 1 型或 2 型糖尿病的患者；②不以单个病例或其单次就诊事件为中心，而关注个体或群体连续性的健康状况与生活质量，这也是疾病管理与传统的单个病例管理的区别；③医疗卫生服务及干预措施的综合协调至关重要。疾病本身使得疾病管理关注健康状况的持续性改善过程，而大多数国家卫生服务系统的多样性与复杂性，使得协调来自于多个服务提供者的医疗卫生服务与干预措施的一致性与有效性特别艰难。然而，正因为协调困难，也显示了疾病管理协调的重要性。

4）灾难性病伤管理

（1）灾难性病伤管理的概念：灾难性病伤管理是疾病管理的一个特殊类型，顾名思义，它关注的是"灾难性"的疾病或伤害。这里的"灾难性"可以是指对健康的危害十分严重，也可以是指其造成的医疗卫生花费巨大，常见于肿瘤、肾衰、严重外伤等情形。

（2）灾难性病伤管理特征：疾病管理的特点对灾难性病伤管理同样适用。因为灾难性病伤本身所具有的一些特点，如发生率低，需要长期复杂的医疗卫生服务；服务的可及性受家庭、经济、保险等各方面的影响较大等，注定了灾难性病伤管理的复杂性和艰难性。

一般来说，优秀的灾难性病伤管理项目具有以下一些特征：①转诊及时；②综合考虑各方面因素，制订出适宜的医疗服务计划；③具备一支包含多种医学专科及综合业务能力的服务队伍，能够有效应对可能出现的多种医疗服务需要；④最大限度地帮助病人进自我管理；⑤患者及其家人满意。

5）残疾管理：残疾管理的目的是减少工作地点发生残疾事故的频率和费用代价。从雇主的角度出发，根据伤残程度分别处理，希望尽量减少因残疾造成的劳动和生活能力下降。对于雇主来说，残疾的真正代价包括失去生产力的损失。生产力损失的计算是以全部替代职员的所有花费来估算的，必须用这些职工替代那些由于短期残疾而缺勤的员工。

（1）造成残疾时间长短不同的医学因素。

①疾病或损伤的严重程度；②个人选择的治疗方案；③康复过程；④疾病或损伤的发现和治疗时期（早、中、晚）；⑤接受有效治疗的容易程度；⑥药物治疗还是手术治疗；⑦年龄影响治愈和康复需要的时间，也影响返回工作岗位的可能性（年龄大的时间更长）；⑧并发症的存在，依赖于疾病或损伤的性质；⑨药物效应，特别是副作用（如镇静药）。

（2）造成残疾时间长短不同的非医学因素。

①社会心理问题；②职业因素；③与同事、主管之间的关系；④工作压力；⑤工作任务的不满意程度；⑥工作政策和程序；⑦即时报告和管理受伤、事故、旷工和残疾的情况；⑧诉讼；⑨心理因素，包括压抑和焦虑；⑩过渡性工作的信息通道不流畅。

（3）残疾管理的具体目标。

①防止残疾恶化；②注重功能性能力而不是疼痛；③设定实际康复和返工的期望值；④详细说明限制事项和可行事项；⑤评估医学和社会心理学因素；⑥与病人和雇主进行有效沟通；⑦有需要时要考虑复职情况；⑧要实行循环管理。

6）综合的群体健康管理

综合的群体健康管理是通过协调上述不同的健康管理策略来对个体提供更为全面的健康和福利管理。这些策略都是以人的健康需要为中心而发展起来的，有的放矢。在健康管理实践中基本上都应该考虑采取综合的群体健康管理模式。

在美国，雇主需要对员工进行需求管理，医疗保险机构和医疗服务机构需要开展疾病管理，大型企业需要进行残疾管理，人寿保险公司、雇主和社会福利机构会提供灾难性病伤管理。

第三节　健康管理师介绍

一、健康管理师的职业定义、职业等级、职业能力和职业功能

1. 职业定义

根据《健康管理师国家职业标准》，健康管理师的职业定义是：从事个体或群体

健康的监测、分析、评估以及健康咨询、指导和危险因素干预等工作的专业人员。

2. 职业等级 本职业共设 3 个等级，分别为：助理健康管理师（国家职业资格三级）、健康管理师（国家职业资格二级）、高级健康管理师（国家职业资格一级）。

3. 职业能力 身体健康，具备一定的观察和理解、资料收集和处理、计算和分析、信息获取和使用、表达和交流、协调、管理及学习的能力。

4. 职业功能 职业功能是指本职业所要实现的工作目标或本职业活动的主要方面。健康管理师共有 5 项职业功能，分别是

1）健康监测：健康监测是指通过系统地、连续地收集与健康状况相关的资料，经过归纳、整理、分析，产生与健康有关的信息，传播到所有应该知道的个体和群体，以指导疾病预防和控制、健康促进、提高健康水平的职业功能。健康管理师在"健康监测"职业功能中的工作内容包括信息收集、信息管理、信息使用、监测方案制定与实施、信息分析和使用、群体监测方案制定与实施等 6 项。各职业等级的工作内容依次递进，高职业等级健康管理师的工作内容涵盖低职业等级健康管理师的工作内容。

2）健康风险评估和分析：健康风险评估和分析是指根据健康监测所收集产生的健康信息，对个体或群体的健康状况及未来患病或死亡的危险性用各种健康风险评估工具进行定性和定量评估、分析的职业功能。对个体健康风险评估和分析的主要目的是帮助个体综合认识个体健康风险，鼓励和帮助人们修正不健康的行为，制定个体化的健康干预措施并对其效果进行评价便于进行健康管理人群分类，评价实施干预措施的效果。对群体健康风险评估和分析的主要目的是帮助政府、社会和团体综合认识群体健康风险，指导政府、社会和团体制定最佳的群体健康资源管理政策、法规和措施并对其效果和效益进行科学的评价，有效地利用有限的物力资源来达到最大的群体健康效果。健康管理师在"健康风险评估和分析"职业功能中的工作内容包括风险识别、风险分析、群体风险评估、群体风险管理等 4 项。各职业等级的工作内容依次递进，高职业等级健康管理师的工作内容涵盖低职业等级健康管理师的工作内容。

3）健康指导：健康指导是指有针对性地根据健康需求传播健康信息，指导个体和群体掌握卫生保健知识，自愿采纳有利于健康的行为和生活方式的职业功能。其目的是改变不良行为，消除或减轻影响健康的危险因素，从而改善健康状况，预防疾病的发生，提高健康水平和生活质量。健康管理师在"健康指导"职业功能中的工作内容包括跟踪随访、健康教育、健康咨询、健康维护等 4 项。各职业等级的工作内容依次递进，高职业等级健康管理师的工作内容涵盖低职业等级健康管理师的工作内容。

4）健康危险因素干预：健康危险因素干预是指应用临床医学、预防医学、行为医学、心理学、营养学和其他健康相关学科的理论和方法对个体和群体的健康危险因素进行控制和处理，预防疾病、促进健康、延长寿命的职业功能。健康管理师在

笔记栏

"健康危险因素干预"职业功能中的工作内容包括实施干预方案、监测干预效果、制订干预计划、实施与评估等4项。各职业等级的工作内容依次递进，高职业等级健康管理师的工作内容涵盖低职业等级健康管理师的工作内容。

5）指导、培训与研究：指导、培训与研究是指对下级健康管理师进行实际操作指导和理论技术培训并开展健康管理专业研究以保证健康管理师队伍的高质量发展和可持续发展的职业功能。健康管理师在"指导、培训与研究"职业功能中的工作内容包括操作指导、理论培训、指导培训、专业研究等4项。三级健康管理师不具备该项职业功能。二级和一级健康管理师的工作内容依次递进，一级健康管理师的工作内容涵盖二级健康管理师的工作内容。健康管理师三级具有1～4项职业功能，健康管理师二级具有除"研究"外的所有5项功能，健康管理师一级具有上述所有5项功能。

二、健康管理师基本要求

1. 职业道德与职业守则

1）职业道德基本知识

（1）职业道德的基本内涵：职业道德是指从事一定职业劳动的人们，在特定的工作和劳动中以其内心信念和特殊社会手段来维系的，以善恶进行评价的心理意识、行为原则和行为规范的总和，它是人们在从事职业的过程中形成的一种内在的、非强制性的约束机制。

职业道德的含义包括以下8个方面：①职业道德是一种职业规范，受社会普遍的认可；②职业道德是长期以来自然形成的；③职业道德没有确定形式，通常体现为观念、习惯、信念等；④职业道德依靠文化、内心信念和习惯，通过员工的自律实现；⑤职业道德大多没有实质的约束力和强制力；⑥职业道德的主要内容是对员工义务的要求；⑦职业道德标准多元化，代表了不同企业可能具有不同的价值观；⑧职业道德承载着企业文化和凝聚力，影响深远。

（2）健康管理师职业道德基本规范：爱岗敬业、文明礼貌、诚实守信、办事公道、勤劳节俭、遵纪守法、团结互助、服务群众、奉献社会、开拓创新是健康管理师职业道德的基本规范。①爱岗敬业。爱岗敬业是人类社会所有职业道德的一条核心规范。爱岗就是热爱自己的本职工作，是从事本职业工作表现出来的一种基本工作态度。爱岗是对人们工作态度的一种普遍要求，即要求职业工作者以正确的态度对待各种职业劳动，努力培养所从事的本职工作的幸福感、荣誉感。一个人，一旦爱上了自己的职业，他的身心就会融合在职业工作中，就能在平凡的岗位上，做出不平凡的事业。所谓敬业就是用一种恭敬严肃的态度对待自己的职业，勤勤恳恳、兢兢业业，忠于职守，尽职尽责。中国古代思想家就提倡敬业精神，孔子称之为"执事敬"，朱熹解释敬业为"专心致志，以事其业"。爱岗敬业的具体要求：树立职业理想，强化职业责任，提高职业技能。一般说来，人们的职业理想层次越高，他就越能发挥自己的主观能动性，他对社会的贡献也越大。职业责任是指人们在一定职业活动中所承担的特定的职责，包括应该做的工作及应该承担的义务。职业责任是企业和从业人员安身立命的根本，因此，无论是企业还是从业者本人都应该强化职工的职业责任。对企业来说，应加强职工的职业责任教育和培训；对员工来说，则应该自觉地明确和认定自己的职业责任，树立职业责任意识。②文明礼貌。文明礼貌指的是人们的行为和精神面貌符合先进文化的要求。文明礼貌是从业人员的基本素质，也是塑造企业形象的需要。文明礼貌的具体要求：仪表端庄、语言规范、举止得体、待人热情。仪表端庄的具体要求：着装朴素大方，鞋袜搭配合理，饰品和化妆要适当，面部、头发和手指要整洁，站姿端正。语言规范的具体要求：语感自然、语气亲切、语调柔和、语流适中、语言简练；要用尊称敬语；不用忌语，说好"三声"，即招呼声、询问声、道别声；讲究语言艺术。在职业交往活动中，举止得体的具体要求：态度恭敬、表情从容、行为适度、形象庄重。在职业交往活动中，待人热情的具体要求：微笑迎客、亲切友好、主动热情。③诚实守信。诚实守信是中华民族的传统美德，是社会交往中应遵循的基本道德准则，是铸就事业成功的根基。诚实守信是维持市场经济秩序的基本法则，在市场经济条件下，人们可以通过诚实合法劳动，实现利益最大化。诚实守信的具体要求：一要忠诚所属企业、诚实劳动、关心企业发展、遵守合同和契约；二要维护企业信誉、树立产品质量意识、重视服务质量、树立服务意识；三要保守企业秘密。④办事公道。办事公道是高尚道德情操在职业活动中的重要体现，也是企业活动的根本要求。办事公道的具体要求：从业人员在进行职业活动时要做到坚持真理、公私分明、公平公正、光明磊落。⑤勤劳节俭。勤劳节俭是中华民族的传统美德。勤劳节俭是促进经济和社会发展的重要手段，有利于企业增产增效，有利于企业可持续发展。勤劳节俭的具体要求：辛勤劳动；努力生产物质和精神财富；爱惜公共财物和社会财富；爱惜个人生活用品。⑥遵纪守法。遵纪守法指的是每个从业人员都要遵守纪律和法律，尤其要遵守职业纪律和与职业活动相关的法律法规。遵纪守法是从业人员最基本的要求，也是每个从业者必备的基本职业素质。遵纪守法的基本要求：学法、知法、守法、用法，做个文明公民；自觉遵守企业纪律和规范。企业纪律是在特定的职业活动范围内从事某种职业的人们必须共同遵守的行为准则，它包括劳动纪律、组织纪律、财经纪律、群众纪律、保密纪律、宣传纪律、外事纪律等基本纪律要求以及各行各业的特殊纪律要求。从业人员遵纪守法是职业活动正常进行的基本保证。⑦团结互助。团结互助有利于营造和谐人际关系，增强企业的凝聚力，促进事业的发展。团结互助的基本要求：平等尊重、顾全大局、互相学习、加强协作。平等尊重，是指在社会生活和人们的职业活动中，不管彼此之间社会地位、生活条件、工作性质有多大差别，都应一视同仁，平等相待，互相尊重，互相信任。它包括上下级之间平等尊重、同事之间平等尊重、师徒之间相互尊重和尊重服务对象。在职业活动中，平等尊重是团结互助的基础和出发点。⑧服务群众。在职业活动中听取群众意见，了解群众需要，端正服务态度，改进服务措施，提高服务质量，这是职业道德的重要原则。尊重群众利益是职业道德要求的目标指向的最终归宿。服务群众的基本要求：真正尊重和关心群众，把群众利益放在第一位；对待群众要做到"主动、热情、周到、耐心"；不断提高服务质量，以群众满意不满意作为判断工作好坏的标准。⑨奉献社会。奉献社会是职业道德的本质特征。奉献社会的基本要求：对工作全身心投入，任劳任怨，不计较个人得失。⑩开拓创新。创新是企业进步的灵魂。开拓创新的重要性主要体现在两个方面：一是优质高效需要开拓创新。服务争优要求开拓创新，盈利增加仰仗创新，效益看好需要开拓创新。二是事业发展依靠开拓创新。创新是事业快速、健康发展的巨大动力，创新是事业竞争取胜的最佳手段，创新是个人事业取得成功的关键因素。

2）健康管理师职业守则

（1）健康管理师不得在性别、年龄、职业、民族、国籍、宗教信仰、价值观等方面歧视个体或群体。

（2）健康管理师首先应该让个体或群体了解健康管理工作的性质、特点以及个体或群体自身的权利和义务。

（3）健康管理师在对个体或群体进行健康管理工作时，应与个体或群体对工作的重点进行讨论并达成一致意见，必要时（如采用某些干预措施时）应与个体或群体签订书面协议。

（4）健康管理师应始终严格遵守保密原则，具体措施如下：①健康管理师有责任向个人或群体说明健康管理工作的相关保密原则，以及应用这一原则时的限度；②在健康管理工作中，一旦发现个人或群体有危害自身或他人的情况，必须采取必要的措施，防止意外事件发生（必要时应通知有关部门或家属），应将有关保密的信息暴露限制在最低范围之内；③健康管理工作中的有关信息，包括个案记录、检查资料、信件、录音、录像和其他资料，均属专业信息，应在严格保密的情况下进行保存，不得泄露；④健康管理师只有在个体同意的情况下才能对工作或危险因素干预过程进行录音、录像。在因专业需要进行案例讨论，或采用案例进行教学、科研、写作等工作时，应隐去可能会据此辨认出个体的有关信息。

2. 基础知识　基础知识是指本职业各等级人员都必须掌握的通用基础知识，包括与本职业密切相关并贯穿于整个职业的基本理论知识、有关法律知识和安全卫生知识等。健康管理师的基础知识包括健康管理基本知识、健康保险相关知识、医学基础知识、其他相关知识、相关法律法规知识等5个单元的内容。

三、健康管理师工作要求

不同级别的健康管理师需要满足不同的职业工作要求，依次递进，高级别涵盖低级别内容。

1. 助理健康管理师工作要求　助理健康管理师工作要求见表1-1。

表 1-1　助理健康管理师工作要求

职业功能	工作内容	能力要求	相关知识
健康监测	信息收集	①能够使用常用健康信息记录表收集信息；②能够初步判断信息准确度；③能够进行标准化的体格测量方法；④能够填写健康信息记录表	①信息采集的原则、途径和方法；②基本体格测量知识
	信息管理	①能够录入信息；②能够清理数据；③能够用计算机传递和接收健康信息；④能够打印、分送健康报告	①健康信息的查对与处理；②计算机应用基础知识
健康风险评估和分析	评估分析	①能够识别相关健康危险因素评估分析；②能够确定评价指标；③能够使用选定的评估工具进行健康风险	①健康危险因素知识；②健康评估工具的正确使用
	评估判断	①利用信息和工具，确定危险因素评估判断；②根据评估指标做出危险因素的报告；③根据判断做出书面和口头报告	科学报告书写方法和原则
健康指导	跟踪随访	①能够采用电话、信件、电子邮件或交谈的方法执行健康管理随访计划；②能够记录个人和人群健康变化	①沟通技巧；②科学观察和记录的技巧
	健康教育	①能够传播健康信息；②能够按照既定方案，发送健康教育材料	①健康教育计划的制订和执行；②健康信息传播的方法和技巧
健康危险因素干预	实施干预方案	能够按照指定的方案或利用特定的工具对常见健康危险因素实施干预	①常见健康危险因素干预方法；②健康干预方法和相关技术的使用
	监测干预效果	①对干预过程进行记录，检查是否达到或偏离既定目标；②反馈干预效果	①干预的原则；②干预过程的记录与报告方法；③干预效果的评价原则

2. 健康管理师工作要求　健康管理师工作要求见表 1-2

表 1-2　健康管理师工作要求

职业功能	工作内容	能力要求	相关知识
健康监测	健康需求分析	能够与个人或人群负责人沟通，明确个人或人群健康需求	①问卷制订与考评；②常用调查方法
	信息收集	①能够选用健康调查表；②能够设计健康调查表	①信息分类相关知识；②信息检索策略和方法；③健康档案设定基本要求、内容和方法
	信息管理	①能够分类和汇总收集到的信息；②能够检索、查询、更新和调用信息；③能够利用信息工具建立健康档案	
	信息分析与利用	①能够分析动态信息资料；②能够撰写信息分析报告	①常用数据处理方法和步骤；②描述性统计分析知识；③调查报告的书写知识；④数据库的设计和管理知识

笔记栏

续表

职业功能	工作内容	能力要求	相关知识
健康监测	监测方案制定与实施	①能够设计健康和疾病史采集方案；②能够设计体检方案；③能够制定动态健康指标监测方案；④能够制定方案实施时间表；⑤能够组织和实施监测方案；⑥能够评估监测方案，并对方案的实施进行质量控制	①预防性诊疗服务指南；②健康筛选原则与步骤；③健康风险信息的收集、分析确定和交流、途径和步骤；④诊断学相关知识；⑤健康监测实施策略知识；⑥项目管理一般知识
健康风险评估和分析	评估分析	①能够鉴别重要或需要优先改善的危险因素；②能够选择评估工具	①生活方式危险因素的危害及评估方法；②膳食运动与健康的关系及评估方法；③行为及心理危险因素的危害及评估方法；④常见疾病危险因素的危害及评估方法
	评估判断	①能够分析健康和危险因素，找出危险因素可能存在的原因；②能够评估个人所处的危险水平；③能够告知和解释健康和疾病危险性评估结果	①因果关系确认的方法和步骤；②统计方法
健康指导	健康咨询	能够用电话、面谈及其他媒介方式进行个性化健康咨询和指导	慢性疾病预防指南
	健康教育	①能够制订健康教育计划；②能够进行个性化的健康教育；③能够按照不同需求对人群进行健康教育	①个体或人群健康信息需求的评价；②根据健康需求制定健康教育并实施
健康危险因素干预	制订干预计划	①能够进行人群的需求评估，确定优先干预的健康问题和行为因素；②能够确定干预的短期目标和长期目标；③根据健康危险因素制订阶段性的健康干预计划；④能够根据个人或人群的重点危险因素选择适当的干预手段、场所和干预策略	①膳食干预；②运动干预；③行为心理干预；④健康干预计划制订的原则、策略和要点
	实施干预计划并监控	①能够依据制订的干预短期目标和长期目标，分阶段实施健康干预计划；②能够制定实施时间表；③对方案实施过程进行监控，实施方案过程中发现偏离目标后立即进行纠正	①健康干预的实施方法和流程；②质量控制的内容和方法
	进行干预效果评估	①能够评估健康干预的过程、效应和结果；②能够评估健康干预效果的质量，保障健康干预的先进性和科学性	①健康干预评估的性质、目的和意义；②健康干预评估的种类和内容；③健康干预评估的方法
指导与培训	操作指导	能够指导助理健康管理师进行实际操作	①现场教学法；②现代教育手段和技巧
	理论培训	能够对助理健康管理师进行技术理论培训	

3. 高级健康管理师工作要求　高级健康管理师工作要求见表1-3

表 1-3　高级健康管理师工作要求

职业功能	工作内容	能力要求	相关知识
健康监测	健康需求分析	①能够明确个人及人群健康负担和健康维护的需求；②能够分析、量化个人或人群健康需求	医疗卫生市场的概况和健康需求分析和评估
	信息分析与利用	①能够制定信息分析规范；②能够分析和解释健康与疾病相关检查结果；③能够分析个人和人群健康或疾病发展趋势，提出解决方案	①健康信息数据库的设计，建立与管理；②健康信息的比较与分析
	人群监测方案制定与实施	①能够制定方案实施标准；②能够进行方案实施过程的质量控制；③能够评估实施效果；④能够分析产生偏差的原因，修订监测方案，并提出改进措施	①循证医学实践知识；②医学筛检的决策知识；③实施质量控制知识
健康评估和分析	群体风险评估	①能够制定人群分类的原则；②能够做出群体健康和疾病趋势分析及评估报告	①健康管理人群分类原则；②人群健康风险评估
	群体风险管理	①能够确定风险管理重点；②能够制定风险管理方法；③能够确定风险管理质量控制原则	①风险控制策略；②风险预测技术；③疾病风险与健康保险知识
健康指导	健康教育	①能够修正健康教育计划；②能够撰写健康教育教材；③能够分析个人或人群健康教育效果评价	①健康教育计划的评价；②健康教育的策略和方法；③健康教育材料制作程序知识
	健康维护	①能够检查和监督个人健康改善的效果；②能够根据健康管理方案的执行情况和个人的改善状况不断修正健康改善的方案；③能够进行健康维护实施过程质量控制	①健康管理效果评估知识；②实施的质量控制知识
健康危险因素干预	制订干预计划	①能够评价个人健康干预计划；②能够修正个人干预计划；③能够进行人群的需求评估，制订人群健康干预计划	群健康干预的原则、策略和要点
	实施干预计划并监控	①能够制定方案实施标准；②能够进行方案实施过程的质量控制；③能够评估实施效果；④能够分析产生偏差的原因，修订监测方案，并提出改进措施；⑤实施人员的选定和相关知识及技能培训；⑥实施所需设备的选择、使用和管理	①健康干预的实施标准；②质量控制的内容和方法
	进行干预效果评估	①确定干预的效果评估标准；②能够明确影响评估结果的因素；③能够进行干预效果的成本—效益分析成本—效果分析	①健康干预的效果评估；②质量控制知识；③成本效益分析
研究与研发	文献研究	①能够进行文献检索；②能够总结和整合原始研究结果；③能够确定研究目标	①文献检索方法；②常用统计分析方法；③分析与整合数据的方法；④收集原始研究的策略
	应用开发	①能够开发健康评估的工具；②能够开发健康维护的产品	①循证医学证据的分析与评价；②产品设计相关知识

笔记栏

职业功能	工作内容	能力要求	相关知识
研究与研发	成效评估	能够设计与实施健康管理技术应用的成效评估	①成本效益分析测量方法的知识；②研究设计常见的问题和注意事项
指导与培训	操作指导	能够指导健康管理师进行实际操作	①培训教学的基本方法；②培训讲义的编写方法
	理论培训	①能够对健康管理师进行技术理论培训；②能够撰写健康管理培训讲义	

四、健康管理师的职业申报条件

1. **助理健康管理师申报条件** 符合以下 3 个条件之一者可以申报助理健康管理师：①具有医药卫生专业大学专科以上毕业证书；②非医药卫生专业大学专科以上毕业证书，连续从事健康管理专业工作 2 年以上，经助理健康管理师正规培训达规定标准学时数，并取得结业证书；③具有中专以上医学相关专业学历，连续从事健康管理专业工作 3 年以上，经助理健康管理师正规培训达规定标准学时数，并取得结业证书。

2. **健康管理师申报条件** 符合以下 6 个条件之一者可以申报健康管理师：①取得助理健康管理师职业资格证书后，连续从事健康管理工作 5 年以上；②取得助理健康管理师职业资格证书后，连续从事健康管理工作 4 年以上，经健康管理师正规培训达规定标准学时数，并取得结业证书；③具有医药卫生专业本科学历，取得助理健康管理师职业资格证书后，连续从事健康管理工作 4 年以上；④具有医药卫生专业本科学历，取得助理健康管理师职业资格证书后，连续从事健康管理工作 3 年以上，经健康管理师正规培训达规定标准学时数，并取得结业证书；⑤具有医药卫生专业中级或以上专业技术职业任职资格者，经健康管理师正规培训达规定标准学时数，并取得结业证书；⑥具有医药卫生专业硕士研究生及以上学历，连续从事本职业工作 2 年以上。

3. **高级健康管理师申报条件** 符合以下 6 个条件之一者可以申报高级健康管理师：①取得健康管理师职业资格证书后，连续从事健康管理工作 4 年以上；②取得健康管理师职业资格证书后，连续从事健康管理工作 3 年以上，经高级健康管理师正规培训达规定标准学时数，并取得结业证书；③具有医药卫生专业本科学位，连续从事健康管理工作满 5 年，取得一定工作成果（含科研成果，奖励成果，论文著作），经高级健康管理师正规培训达规定标准学时数，并取得结业证书；④具有医药卫生专业硕士学位以上者，连续从事健康管理工作 3 年以上，取得一定工作成果（含科研成果，奖励成果，论文著作），经高级健康管理师正规培训达规定标准学时数，并取得结业证书；⑤医药卫生专业副高级职称以上者，经高级健康管理师正规培训达规定标准学时数，并取得结业证书；⑥医药卫生专业本科生毕业 13 年以上，硕士研究生毕业 8 年以上，博士研究生毕业 5 年以上，连续从事健康管理工作 5 年以上。

五、健康管理师职业的发展前景

随着人口老龄化进程的加快，平均期望寿命的延长，慢性非传染性疾病的增加，国民维护和改善健康需求的日益增长，现有的医疗卫生服务模式不能满足国民的健康需求，新兴的健康管理服务将有非常广阔的前景。健康管理师的出现，为健康管理服务在中国逐步形成一个产业提供了人力资源基础。健康管理师负责采集和管理个体或群体的健康信息、评估个体或群体的健康和疾病危险性、进行个体或群体的健康咨询与指导、制订个体或群体的健康促进计划，对个体或群体进行健康维护，并进行健康管理技术的研究与开发，进行健康管理技术应用的成效评估等。健康管理师和全科医生在职业功能上具有一定的一致性，特别是当健康管理师主要着眼于个体疾病危险因素的控制、致力于改善其健康状况并减少医药花费时。然而，二者在工作职责上仍具有较大的区别：健康管理师的主要工作职责是针对慢性病的发生发展规律，阻断它的发展，使人们远离生活中的危险因素，从而维持健康，远离慢性疾病的困扰；全科医师是社区卫生服务的主角，其主要职责是完成政府布置的，包括预防医疗保健康复健康教育计划生育等"六位一体"的工作任务。全科医师的执业地点一般局限在社区卫生服务中心，健康管理师的执业地点则相对广泛。由于目前国内体制和机制上的限制，健康管理师的积极性要比全科医生更容易调动起来。如果健康管理师队伍在建立的过程中能够做到高质量、高层次、规范化、专业化，健康管理师一定具有广阔的发展空间，从而不断满足市场上日益增长的需要。健康管理师有很大的就业市场，包括健康保险公司、医院保健和健康管理部门、医院和非医院的健康体检机构、社区、政府相关部门、健康管理公司和其他健康产业公司、大型保健品公司、大型企业职业卫生和保健部门以及教育和研究机构等。健康管理师的最高追求应该是在国家层面为全国人民的健康资源管理出谋划策，通过提供准确的健康监测信息进行循证健康管理决策，科学调整我国医疗和健康总体战略布局，为提高全民的健康水平做贡献。健康管理在中国刚刚起步，是一个朝阳的产业。目前在中国内地仅有少数专业的健康管理机构，大部分为医院及体检中心的附属部门。全国健康管理的从业人数估计在 10 万人以上，享受科学、专业的健康管理服务的人数只占总人数的万分之二，与美国 70% 居民能够在健康管理公司或企业接受完善的服务相去甚远。随着人民生活水平的不断提高，人口老龄化的进程加快，期望寿命的延长以及慢性病的上升，公众对健康维护及改善的需求日益增长，传统的医疗服务模式已不能满足发展的需要。新兴的健康管理行业将有非常广阔的发展前景。建立一支健康管理专业队伍，对于改善和提高中国国民身体素质，全面建设小康社会有着重要意义。

笔记栏

第四节　健康管理应用中的常见伦理问题

　　健康管理工作过程涉及管理与接受者双方，而且管理者的目标是促进接受者的身心健康。从这个角度看，健康管理活动应该接受伦理规范指导与约束。健康管理属于医学实践活动，其伦理规范自然受医学活动基本伦理规则约束，但由于健康管理工作的自身特点和规律，由此又引发出特定的伦理问题。

一、尊重自主原则及其问题

　　尊重自主是指尊重有自主能力的个体就自身事务做出符合其真实意愿的决定。在健康管理过程中特指管理信息接受者的自主，即信息接受者有根据自己的真实意愿对与自身有关的健康问题进行自我决定的权利。

　　1. 尊重知情同意权　尊重知情同意权，是指在健康管理过程中必须向服务对象提供包括检查结论、干预方案、预后以及费用等方面的真实、充分的信息，便于服务对象在经过深思熟虑后做出自主选择，并以相应的方式表达其接受或拒绝此种方案的意愿和承诺，健康管理者需在对方明确承诺后才可最终确定和实施拟定的方案。知情同意目前在包括我国在内的许多国家已经不仅仅是一项道德规范，而且已经上升到法律高度，成为一项医学活动必须遵守的法律规定。知情同意的法律规范是根据知情同意的伦理精神来制定的，对知情同意法规的贯彻执行应体现其背后的伦理实质。知情是同意的前提，"知情"应该满足如下伦理条件：第一，提供信息的动机和目的是为了让对方真正知情。第二，对方有知情的意愿。第三，提供全面的信息。全面的信息告知有3个标准：职业标准、理性人标准和主观标准。在实际操作过程中应将3种标准结合，即以按照职业标准和理性人标准进行的告知作为告知的第一阶段，并以此作为双方交流与对话的平台，通过真诚的沟通与交流，使对方能够充分表达自己的疑问和困惑，从而使健康管理者能够了解并满足对方的主观信息需求。同意是在知情的基础上做出接受或拒绝的意愿表示。征求同意意见的环节应具备如下条件：第一，有自由选择的权利。即健康信息接收者在健康管理过程中的选择不受他人或其他因素的干扰，如不受他人强迫、暗示、欺骗和操控等。第二，有做决策的自主决策能力。这是指必须有理解和辨识当下想要选择去做的行为的意义和后果的能力。对特定不具备对自身问题决策做出行动选择的能力的人，需要监护人或代理人做出同意或拒绝的决定。举例而言，当发现健康管理对象有危害健康的吸烟行为时，健康管理者有义务将吸烟的危害全面准确地告知对方，并提出戒烟的劝告，但是却没有强迫戒烟的权力。这在一般的健康管理中是常见的问题。许多健康管理问题与生活方式相关，如吸烟、酗酒、熬夜、不运动、饮食习惯不良等，此时不能因为对方可能不遵从劝告而不提供全面准确的信息，又不能因对方坚持错误的行为而惩罚对方，更不能强迫对方一定要改变行为方式。

2. 尊重隐私权　隐私是指个人不受社会、他人干涉的私人有关信息的控制部分，如个人的心理活动、梦境、日记、信件、交谈、身体的某种状况等，也就是个人在不同程度上不愿让他人知晓，特别要求保护和控制的信息。健康管理活动中，接受健康管理服务对象的隐私通常包括特殊性疾病以及生理缺陷、病史等不愿向他人透露的信息。隐私权是个人自主权的一部分，尊重患者隐私权即是尊重患者就有关个人的信息做出自主决定的权利。它要求健康管理者不能随意泄露由于健康管理活动而获得的有关隐私。健康管理者获知这些信息的唯一目的也应该是为了对其健康状态做出更准确的判断，以便选择恰当的指导方案确保健康，除此之外再无其他目的。有意探知与健康无关的隐私，甚至有意无意地向他人泄露健康隐私的行为，可视为侵犯隐私权。

健康管理者应遵守保密规则，但在某些特殊情况是可例外地容许揭露特定人的健康信息。这种情形称为保密例外，包括以下情形：①当事人会危及自己或他人生命安全时，法律将生命身体安全置于保密考虑或隐私权之上，即对人的保护居于优先地位，因此有预警责任。②当事人要求透露健康资料时：假如当事人同意其医疗信息公开，健康管理者不再负有保密义务。③法院或相关法律部门要求透露资料时，当法院基于公平正义或社会安全的理由，判定透露健康资料是必需的，则健康管理者维持保密的法律责任即已解除。④健康管理团队内部人员因工作需要时，特定的健康管理者有义务在团队内部公开健康信息，但同时团队成员共同承担保密义务。⑤第三者在场时，健康管理接受者知道除了健康管理者之外的第三者在场时，若允许第三者在场，则放弃其隐私权。⑥健康管理接受者未满18岁时，父母或监护人有法律上的权利以知晓未成年人的相关健康信息。⑦健康管理接受者透露，寻求健康管理的目的是寻求进行犯罪或欺诈行为，此时健康管理者的义务由保密转而变成对社会免于犯罪活动的保护因此，健康管理者有保密之外的预警职责及举报责任。预警职责是指健康管理者根据其知识，认为某个对象有杀害或伤害某人或自身的可能状况时，都必须采取任何合理且需要的措施。通知潜藏的受害者及其家属、有关部门。举报责任是指发现性病、家庭暴力、儿童虐待事件，应该按规定将相关信息上报相关部门，此时，健康管理者负有举报的法律义务。

二、有利不伤害原则及其问题

有利是指为有利于他人而采取行动。健康管理中的有利原则，是指健康管理者有义务采取积极行动来努力促进与维护服务对象的健康利益。不伤害是指个人或集体不应该对他人或者集体造成不必要的伤害。健康管理中的不伤害原则是指健康管理者在提供服务的过程中不应对服务对象造成不必要的伤害。有利原则要求：

笔记栏

①一个人应阻止罪恶或伤害；②一个人应消除罪恶和伤害；③一个人应做善事。不伤害原则仅要求一个人不去施加罪恶或者伤害。不伤害原则是种不作为，是消极的行为禁止；有利原则是一种作为，是积极的、肯定的行动。在实际生活中，不伤害原则是一项底线道德，对任何人都具有道德约束力，所以，它能够为禁止某些行为提供强大理由；有利原则并非对所有人都具有约束力，也就说有利原则并不总是一项道德义务，所以，它并不总是能为道德上的谴责提供理由。有利不伤害原则对健康管理者提出的要求是：树立全面的利益观，真诚关心以管理对象健康利益为核心的一切客观利益（如促进健康、减轻痛苦、康复、治愈、节省费用等）和主观利益（正当的心理需求和社会需求的满足等）；提供最优化的服务，努力使其受益，即解除由疾病引起的疼痛和不幸，照料和治疗有健康问题的人，增进和维持健康；努力预防和减少难以避免的伤害；对利害得失全面权衡，选择受益最大、伤害最小的医学决策；坚持公益原则，将有利于个人同有利于社会健康公益有机地统一起来。在健康管理中，比较依赖于现代医学的辅助检查手段。很多时候会通过仪器、设备探测患者身体、心理的结构与异常，其结果对健康管理意义重大。值得注意的是，辅助检查手段既可能带来身体伤害，还可能加重经济负担。所以，有利不伤害原则的要求对约束健康管理者的行为十分重要。一是从需要出发开展辅助检查。合乎有利不伤害原则的辅助检查应该是根据对象的年龄、性别、体征等，有计划、有选择地进行，严格禁止滥用出于非健康管理目的的辅助检查。二是坚持辅助检查方案的优化。现代医学辅助检查体系复杂，在选择检查项目时，应遵循简单先于复杂、无害先于有害、便宜先于昂贵。三是严格执行辅助检查的操作规范。辅助检查结果的可靠性除了仪器本身之外，取决于检查人员的技术操作熟练程度，以及技术人员是否严格执行操作规程。辅助检查的结果直接影响临床健康管理方案的确定。因此，在进行辅助检查的过程中，应严格按操作规程办事，力求结果客观准确。另一个常见的问题是关于所谓保健品的推荐与使用。有健康管理者愿意向服务对象推荐各种流行的保健品，有时还采取与厂家合作的方式进行，其中的伦理问题值得关注。从表面看，保健品一般不会带来直接的伤害，但如果健康管理者提供的信息不准确，误导了对方，可引起以下问题：一是产品的价格虚高，与价值脱节，浪费钱财，属于欺骗引起的伤害；二是因服务对象相信了相关建议和措施，结果导致健康管理不到位，包括方法错误、时间延误等，引起健康状况恶化，或引起新的健康问题。

三、公正原则及其问题

　　健康公正问题越来越引起社会的关注。公正，是协调个人与自我、他人、社会关系的指导原则与行为规范。具体说来，公正强调在分配权利和义务时的均衡状态，不多不少、公而不偏，各方均得其所应得和承担其所应承担；评判是非功过或赏罚予取，遵循公众认可或代表公众意志的规则而不偏私；按照同一的道德标准，同样地对待相同的人和事，不同地对待不同的人和事。依据道德主体的不同，公正可分为个体公正和社会公正。个体公正是指个体行为的公正，其内容主要是待人处事的公而不偏，其功能在于调节人与人之间的关系。社会公正是指社会行为的公正，其内容主要涉及社会制度的道德性质，其功能在于调节社会各方面、各阶层的关系。健康管理者的公正问题涉及的是如何对待人的健康权利、在社会成员之间合理地分配卫生资源。

1. **个体公正层面的行动准则**　从个体公正的角度看，健康管理者的公正原则实际上是一个如何对待服务对象权益、自身权益、第三方的权益及三者之间的平衡协调问题。一般认为，个体公正层面至少有 3 个行动准则。

1）公正地对待每一位服务对象：健康管理者平等观体现在对不同服务对象的人格尊严、健康权益的普遍与平等尊重。其要点是把平等权看作是每一个体享有的不容侵犯的正当权益，进而对每一位服务对象的人格、权利、正当健康需求给予同样的尊重和关心，不因地位、财富、相貌等受到不同对待，并对弱者的需要给予适度倾斜。

2）公正地对待双方的权利与义务：健康服务的主体包括提供者与接受者双方。公正原则要求公平地保障双方的权利，敦促双方履行应该履行的义务。健康管理者在根据国家有关法律规定取得执业资格并注册后，在执业活动中依法享有进行相关职业活动的权利；享有人格尊严、人身安全不受侵犯的权利，以及从事研究、参加专业培训、接受继续教育等权利。同时，健康管理者在执业活动中应遵守法律法规、遵守技术操作规范、遵守职业道德，尽职尽责提供服务；应履行关心、爱护、尊重服务对象，保护其隐私等义务。在接受健康服务的过程中，健康服务接受者享有平等医疗权、知情权、隐私权以及赔偿权等权利，同时也必须承担尊重专业人员的劳动，尊重其人格的义务。

3）公正地对待第三方利益：健康管理活动很多时候会涉及甚至影响到第三方的权益，如与服务对象有密切关系的配偶等亲属、同事朋友、监护人或者雇主、单位、医疗机构、保险公司、社区、政府以至国家。所以，当健康服务购买者的个人利益与第三方利益发生冲突的情形下，健康管理者的权衡应服从公正原则。

2. **社会公正层面的行动准则**　医疗卫生等健康资源在特定的时空是有限的，因而健康管理的社会公正就是指在制度层面对健康资源进行分配的问题。具体包括宏观分配与微观分配。

1）宏观分配层面：在宏观分配层面，国家与政府应该承担起不可推卸的责任。健康公正原则要求国家和政府根据医疗健康保障的不同层面，制定不同的医疗保障政策，形成公共医疗保障个人基本医疗保障、个人非基本医疗消费服务的有机体系。公共医疗保障包括公共卫生系统的建立、清洁水源的提供、健康教育、重大传染病的控制和预防、地方病控制与监测等服务。这类服务关系到社会人群的健康，不具有排他性和竞争性，是以人群为服务为对象而开展的医学健康干预活动。个人属性的医疗保健服务可以分为个人基本医疗保障和个人非基本医疗消费服务。个人基本

笔记栏

医疗保障满足公民基本医疗保健需要，包括影响健康、危及生命的疾病的临床治疗；个人非基本医疗消费服务是享受性的服务，属于私人性质的服务，如高档病房、医疗美容等。政府对于这两种不同层次的医疗保健服务应该有不同的政策。我国对医疗保障领域的干预应把重点放在基本医疗保健需要层面，按需分配资源。在政府财政能力有限的情况下，满足个人基本医疗保障服务所产生的费用应由政府、社会、个人3个方面共同来承担，通过医疗保险体系、合作医疗体系实现。

2）微观分配层面：在微观分配层面，公正原则要求健康管理者依次按照以下标准综合权衡，优化筛选。这些标准是医学标准、社会价值标准、家庭角色标准、科研价值标准、余年寿命标准。其中，医学标准主要考虑健康需要及干预价值；社会标准主要考虑既往和预期社会贡献；家庭角色标准主要考虑诊治对家庭的意义；余年寿命标准主要考虑治疗后生存的可能期限。在这些标准中，医学标准是优先的首要标准。

第二章　健康风险评估与干预

针对健康风险所开展的评估与干预，是健康管理中最基础最核心的内容。因此，全面了解和掌握健康风险的相关知识和健康风险的评估与干预，成为开展健康管理活动必备的知识基础和核心技能。

第一节　健康风险评估概述

一、风险及健康风险的定义

"风险"一词，一般用来描述结果不确定的状况。当实际结果与预期结果存在差异的时候，就产生了风险。风险是一种客观存在，是不可避免的，在一定的条件下还有某些规律性。因此，人们只能把风险缩减到最小的程度，而不可能将其完全消除。人类始终在不断地寻求对安全、健康及生命的保障，这种对保障的寻求推动着人类不断认识风险、规避风险，直至有意识地建立制度，并使用管理技术以逐步实现风险管理。可以说，认识风险、规避风险、管理风险，伴随着人类进化和发展的整个过程。风险不仅存在于人类的社会生产、生活活动中，也存在于人类自身生、老、病、死的过程中。健康风险是指健康的不确定性，也可指健康损失、伤害、疾病或死亡的可能性，是生活中最常见的风险之一。健康风险一旦发生，会给个人、家庭或团体以及社会带来一定程度的损失。因此，健康风险需要积极地干预和管理，健康风险评估则是进行健康风险管理的基础和关键。

1. 健康危险因素　健康危险因素是指能使疾病（主要是慢性非传染性疾病）或死亡发生的可能性增加的因素，或者说是使健康不良后果发生概率增加的因素，也可理解为是那些暴露后导致健康损失或增加患病的因素。健康危险因素是一种危险信号，它的出现在先，某些危险或疾病跟随其后。因此，健康危险因素是导致疾病发生的原因之一，但也可能不完全是原因，而是作为真正原因的伴随因素。比如孕产妇缺乏教育，可能是产生新生儿低体重的真正原因，但更多的是作为与有关因素（如营养不良、缺乏产前保健及吸烟等）起协同作用的一个伴随因素。对健康危险因素的识别是进行健康风险评估的基础。健康危险因素的种类导致人类健康损失、疾病和死亡的危险因素种类很多，包含了极其广泛的内涵，主要包括以下几类。

1）遗传危险因素：慢性非传染性疾病的发生与遗传因素有一定的关系。如高血压病具有一定的遗传倾向，如果父母双方或单方是高血压，其子女患高血压概率明显增加，子女就是高危人群。随着分子生物学和遗传学的发展，遗传特征、家族发病倾向、成熟老化和复合内因学说等都已经找到了客观依据，未来人类有可能从分子水平或更微观的水平上进一步阐明一些遗传性疾病的物质基础，为防止发生这一类疾病提供有效的技术手段，同时为健康管理奠定坚实的物质基础。

2）环境危险因素：环境是人类赖以生存和繁衍的重要条件，环境卫生质量对人类健康至关重要，自然和社会环境中的危险因素对人类健康有重要影响。

（1）自然环境危险因素。由于人类对自然环境的过度改造，不仅严重破坏了我们赖以生存的生态系统，而且导致了大量的危险因素进入人们的生存环境。各种环境危险因素对人类社会的整体生存带来了严重的影响。

① 生物性危险因素：自然环境中影响健康的生物性危险因素如细菌、病毒、寄生虫、生物毒物等，是传染病、寄生虫病和自然疫源性疾病的直接致病原。这些疾病原因清楚，具有明显的流行特征，随着各级政府逐步加强对这些疾病的生物防治措施和相应的健康管理策略，使得上述疾病得到一定程度的控制。病毒等生物性危险因素也是导致慢性非传染性疾病的重要因素，如乙肝病毒感染可导致肝癌。

② 物理、化学性危险因素：自然环境中的物理性因素如噪声、振动、电离辐射、电磁辐射等；化学性危险因素如各种生产性毒物、粉尘、农药、交通工具排放的废气等。物理化学污染是工业化、不良现代化带来的次生环境危险因素，成为日益严重的健康杀手。当前，在我国部分地区出现的环境污染事件中的化学性物质污染环境是环境危险因素中危害人群健康的最为严重的问题之一。

（2）社会环境危险因素。人类的健康不仅受到自然环境的影响，同时也受到社会经济条件等社会环境因素的影响。随着人类现代化、信息化步伐的不断加快，社会环境因素对人类健康的影响越来越大。

3）行为危险因素：于为危险因素是指由于自身选择的行为生活方式而产生的健康危险因素，亦称自创险因素。随着社会经济的发展和生产生活方式的转变，由不良行为生活方式导致的疾病对健康的危害程度日益加重。据统计，前4位主要死亡原因，即心血管疾病、恶性肿瘤、脑血管疾病和意外伤害占死亡总数的70%以上，而造成这些疾病与吸烟、过量饮酒、药物滥用、不合理膳食、缺乏运动、食盐过量、紧张和长期静坐作业方式等行为生活方式密切相关。加强行为危险因素的监测和管理，及时纠正，采取健康、文明的生产生活方式，是提高健康水平和生活质量的重要措施。

4）健康服务中的危险因素：健康服务中影响健康的危险因素是指健康服务系统中存在的各种不利于保护并增进健康的因素，如环境卫生质量不过关、医疗质量差、不必要的医疗消费、药物的滥用、误诊漏诊、医院内的交叉感染等，都是直接危害健康和影响健康服务质量的因素。健康服务资源不合理布局、健康服务网络健全受制约、城乡卫生人力资源配置悬殊以及重治疗轻预防的倾向和医疗保健制度不完善等，是可能危害人群健康的因素。

区分不同的健康危险因素加以分析评估并采取相应的管理措施，是针对人群和个体健康管理的基础性工作。控制行为危险因素是健康管理工作者重点需要掌握的内容，对于预防慢性非传染性疾病最为重要。在行为危险因素的管理中，我们要从正反两方面分析，既要分析促进健康的行为，也要评估危害健康的行为；对促进健康的行为进行鼓励并引导加强，对危害健康的行为进行评估并实施干预并予以控制。对于环境危险因素、健康服务中的危险因素的干预和评价，将更多地由政府采取综合措施来进行干预。

二、健康危险因素影响健康的特点

了解健康危险因素影响健康的特点，加深对危险因素的认识，对于管理慢性非传性疾病以及开展前端的健康管理具有重要意义。健康危险因素对健康的影响具有以下特点。

1）潜伏期长：危险因素暴露到疾病发生称为疾病的潜伏期，病原微生物作为急性传染病的直接病因潜伏期短。大多数慢性非传染性疾病潜伏期长，一般要经过多次、反复、长期的接触后才会发病，而且潜伏期不易确定。例如吸烟是肺癌的一个危险因素，吸烟者往往是吸烟长达数十年后才会得肺癌；又如多盐、高脂肪、高能量饮食等不良膳食结构的生活方式，要通过日积月累的作用才能引起心脑血管疾病。正因为如此，人们容易忽视病因与结果之间的联系，这给疾病的预防和管理带来一定的困难。但也正因为要经过长时间的危险因素接触后才会导致健康损失，所以才会有足够的时间采取有效的防治措施，这又为健康管理提供了机会和切入点。

2）交互协同作用明显：随着大量危险因素越来越多地进入到人类的生产、生活环境中，导致了人类健康危险因素的多重叠加。多种健康危险因素同时存在，可明显增强致病的危险性。如吸烟者同时接触石棉和其他有害金属粉尘，肺癌的发病概率就要比单纯吸烟者增加几倍至十几倍。高血脂是冠心病发病的诱发因素，加上高血压引起了血管内膜损伤显著增加冠心病的发病率。高血压、高血脂和吸烟等危险因素的联合作用可以数倍、甚至数十倍地增加心脑血管疾病的发生机会。影响一个人的健康危险因素一般不是唯一的，而是多元的。多种危险因素同时存在，并发生交互协同作用，其致病的危险性就明显增强。

3）特异性差：健康危险因素对健康的作用，往往是一种危险因素可能与多种疾病有联系，也可能是多种危险因素引起一种慢性非传染性疾病。如吸烟是引起肺癌、支气管炎、心脑血管疾病和胃溃疡等多种疾病的危险因素；食物中纤维素不足是冠心病、结肠癌和糖尿病等疾病的危险因素；冠心病的发生又与吸烟、高脂高盐饮食、紧张、缺乏体育锻炼、静坐作业方式及肥胖等多种因素有关。由于现实生活中的非生物性健康危险因素与疾病之间联系的特异性不那么明显，而且个体对危险因素致病作用的耐受性存在差异，所以人们容易忽视这些危险因素对健康的影响。所以在健康管理过程中，提高健康观念、增强主动认识和管理健康危险因素的意识和行动极其重要。

4）广泛存在：健康危险因素广泛存在于人们的日常生活和工作环境中，有害的社会和自然环境因素、不良的行为与生活方式对健康的影响往往是广泛的、潜在的、持久的，需要长期暴露才能产生明显的危害作用，这就增加了人们认识危险因素致病作用的难度，特别是不良的行为生活方式一旦形成，要改变和对这种危险因素的干预将会非常困难。鉴于影响健康的危险因素广泛存在又和人们日常生活密切相关，对健康资源进行有效管理必须坚持深入、持久、灵活、有效、可行的健康管理干预措施，提高全民健康文化素养，促进人们认识并自觉地远离各种危险因素，达到增进健康和提高生活质量的目的。

健康危险因素存在的上述特征，往往成为阻碍人们积极采取病因预防的原因，这就需要通过健康管理提高人们对健康危险因素和疾病的认识，做到病因预防，维护好健康。

三、健康风险评估的定义

健康风险评估是一种方法或工具，用于描述和评估某一个体未来发生某种特定疾病或因为某种特定疾病导致死亡的可能性，是依据循证医学、流行病学、统计学等原理和技术，预测未来一定时期内具有一定特征的人群的病死率或患病率，同时可将人群按照健康危险水平进行分层或健康评分。健康风险评估的目的在于估计特定时间发生某种疾病的可能性，而不在于做出明确的诊断。健康风险评估包含 3 个关键词：健康状况评估、未来患病和 / 或死亡危险性评估和量化评估。

1. **健康状况评估**　随着医学模式的转变，人们对健康状况的认识和理解不断深入，健康的多维性、阶段性与连续性成为人们对健康认识的最重要的两个方面。健康的多维性是指健康包括躯体健康、心理健康和社会适应能力良好三个方面；健康的阶段性与连续性是指从绝对健康到绝对死亡，个体要经历疾病低危险状态、中危险状态、高危险状态、疾病产生、出现不同的预后等多个阶段，且各个阶段动态连续，逐渐演变。健康的这些特点，直接影响着健康风险评估的需要和发展趋势。近年来，健康风险评估的重点已从评估确定的健康结果（如患病、残疾、死亡等），扩展到评估个人的健康功能（如完成日常生活活动能力、自报健康水平等）。同时，健康风险评估需要阶段性地连续进行，也就是说要根据不同性别、各年龄段健康危险

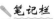

因素、易患疾病和高死亡原因等的差异，设计针对不同性别不同年龄段应该做的健康检查项目，进行周期性的健康检查和健康风险评估，为个体积累连续的健康基础信息的同时，帮助个人进行有效的健康决策和健康维护。

2. 未来患病或死亡危险评估　未来患病或死亡危险的评估是依据循证医学、流行病学、统计学等的原理和技术，预测未来一定时期内具有一定特征人群的患病率或病死率，是健康风险评估的核心。简而言之，健康风险评估是在概率论的基础上，对未来患病或死亡危险的预测。健康风险评估用于估计死亡的概率，即病死率；也被用于估计患病的概率，即患病率。当前，一些健康风险评估机构推出了一系列的工具和量表，其实质是运用一些简化的尺度和标准，将人群按照健康危险水平进行分层或健康评分。这些方法具有结果表达简单、易于理解等特点，在某种程度上弥补了患病率、病死率由于在统计概念上的复杂性而给公众造成的"神秘"错觉。

3. 量化评估　量化评估是健康风险评估的一个重要特点，即评估结果是量化的、可对比的。常用的健康风险评估结果指标有：患病危险性、健康年龄、健康分值等，其基本思想是将健康危险度的计算结果通过一定的方法转化为一个数值型的评分。患病危险性可以用患病的概率值作为结果（一个介于 0 和 1 之间的小数，典型的例子就是死亡危险性，即死亡的概率，0＝永生，1＝死亡），也可以用某一个体在其所在人群中根据危险性的高低排序而得到序位情况来表示（如某人在人群中的患病危险性 20%，表示他 / 她的患病风险位于该人群的第 20 百分位数）。健康年龄则是指具有相同评估总分值的男性或女性人群的平均年龄。为得到健康龄，受评估者的评估危险度要和同年龄、同性别人群的平均危险度相比较。如果某个的评估危险度和人群平均危险度相等，则他的健康年龄就是其自然年龄。如果某人的评估危险度高于人群平均危险度，则他的健康年龄大于其自然年龄；反之，若评估危险度低于人群平均危险度，则其健康年龄小于自然年龄。

为便于理解和说明，健康风险评估的结果多利用图表的形式进行表达，如图 2-1 所示。

四、健康风险评估的种类

健康风险评估最常用的方法是多因素模型法，它建立在多因素数理分析基础上，即采用统计学概率理论的方法得出患病危险性与危险因素之间的关系模型，能同时包括多种危险因素，常用的有 Logistic 回归和 Cox 回归。从不同的角度出发，健康风险评估可进行多种分类。如按应用的领域区分，健康风险评估可分为：①临床评估：包括体检、门诊、入院、治疗评估等；②健康过程及结果评估：包括健康状态评估、患病危险性评估、疾病并发症评估及预后评估等；③生活方式及健康行为评估：包括膳食、运动等的习惯评估；④公共卫生监测与人群健康评估：从人群的角度进行环境、食品安全、职业卫生等方面的健康评估。从评估功能的角度，健康风险评估可分为一般健康风险评估和疾病风险评估。

笔记栏

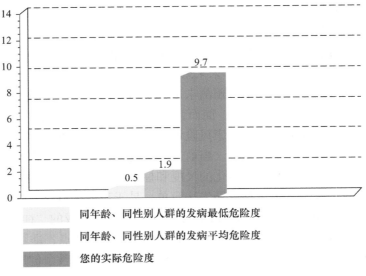

图 2-1   健康风险评估结果的表达方式举例

同年龄、同性别人群的发病最低危险度为：0.5
同年龄、同性别人群的发病平均危险度为：1.9
您的实际危险度为：9.7

以下介绍几种常用的健康风险评估。

1. 一般健康风险评估   通过问卷、危险度计算和评估报告三个基本模块进行的健康风险评估，是以量化评估的方式对个体进行健康状况以及未来患病或死亡危险的评估。

2. 疾病风险评估

（1）疾病风险评估的目的：疾病风险评估指的是对特定疾病患病风险的评估，其主要目的有：①筛查出患有指定疾病的个体，引人需求管理或疾病管理；②测量医生或患者良好临床实践的依从性和有效性；③测量特定干预措施所达到的健康结果；④测量医生和患者的满意度。

（2）疾病风险评估的特点：一般健康风险评估的特点对于疾病风险评估一样适用。另外，疾病风险评估还有具有以下特点：①注重评估客观临床（如生化试验）指标对未来特定疾病发生的危险性；②流行病研究成果是其评估的主要依据和科学基础；③评估模型运用严谨的统计学方法和手段；④适用于医院或体检中心、健康人寿保险中的核保与精算。

（3）疾病风险评估的方法：如同前面特点中所述，疾病风险评估的方法直接来源于流行病学的研究成果。其中，前瞻性队列研究、对以往流行病学研究成果的综合分析以及循证医学是最主要的方法，具体方法包括生存分析法、寿命表分析法、Meta 分析、合成分析法等，可参见相关流行病学、统计学和循证医学专业书籍。

（4）疾病风险评估的步骤：疾病风险评估主要有以下 4 个步骤：①选择要预测

笔记栏

的疾病（病种）：②不断发现并确定与该疾病发生有关的危险因素；③应用适当的预测方法建立疾病风险预测模型；④验证评估模型的正确性和准确性。

（5）应用疾病风险评估注意的问题：在疾病风险评估的实践应用中，应注意：①疾病风险评估选择的疾病病种一般为人群高发，危害严重，以及现代医学对其已有较好的干预或控制效果的疾病；②流行病学的研究成果对于发现和确定与该疾病发生有关的危险因素，并随之建立有效的疾病预测模型起着至关重要的作用；同时，危险因素的个数及其作用随着医学研究的进展和新发现，应能恰当地体现在预测模型中；③模型应具有较好的正确性和准确性，即预测的结果应和实际观测的结果具有一致的方向性和较好的相关性与敏感性；④不同的评估工具可能有不同的患病危险性表示方法，最基本的方法是通过未来若干年内患某种疾病的可能性与同年龄、同性别人群的平均水平相比以及个人患病危险性的高低（人群中的百分位数）进行估计。

（6）疾病风险评估与健康管理策略：疾病风险评估与健康管理措施有着密切的联系。疾病风险评估起着健康管理分流器的作用，通过疾病风险评估可对人群进行分类，对处于不同风险类型和等级的个人或人群实施不同的健康管理策略。

3. 生命质量评估

1）生命质量评估的基本概念：生命质量又称生存质量、生活质量，是以社会经济、文化背景和价值取向为基础，人们对自己的身体状态、心理功能、社会能力以及个人整体情形的一种感觉体验。生命质量包括如个人的生理健康、心理素质、自理能力、社会关系、个人信念等诸多内容。由于人们的文化和价值观念、生活目标、价值期望、行为准则及社会观念的不同，对生命质量这一概念的理解也有所不同。反映生命质量的指标常是主观指标，多采用功能或行为术语来说明个体所处的状态，而非临床诊断和实验室检查结果；多采用自我评价，即个人对自己的生命质量作出评价，或者由他人（如健康管理师）进行评价；评价结果具有时变性，常用作卫生保健、健康促进等的效果指标，且比一些客观的健康指标更为敏感。对生命质量及健康相关生命质量的研究伴随着人们对健康、疾病及生命意义的认识不断深入而产生，到今天已经经历了近 70 年，其研究目的主要在于：①测量个体或人群的健康状况；②定量比较个体或人群的健康状况的变化；③评价由于疾病带来的负担和对生活质量造成的影响；④对治疗进行临床及经济学的评价，选取最佳方案；⑤通过了解生命质量，为卫生政策制定和卫生资源的合理利用提供依据。

2）生命质量评估的基本内容

（1）躯体健康。躯体健康，即生理健康，是指人体结构的完整和生理功能正常。躯体健康是个体体能和活力的反映，对生命质量产生直接影响，是提高生命质量的基础。包括：①活动受限情况：指有无生活自理能力、躯体活动和走动方面的限制以及受限的程度；②体力活动适度性：主要指个人在日常活动中表现出的疲劳感、无力感和虚弱感，如爬山、登楼、举或搬重物的能力等；③卧床时间：指由于健康原因不得不卧床的时间，如过去 30 天内因健康原因卧床或每天大部分时间卧床的天

笔记栏

数；④自感体力状况：即个人对自身体力和自理情况的主观评价。

（2）心理健康：心理是人类大脑反映外界客观事物的过程，它由认识、情感和意志三种活动过程组成。从广义上讲，心理健康是指一种高效而满意的、持续的心理状态。从狭义上讲，心理健康是指人的基本心理活动的过程内容完整、协调一致，即认识、情感、意志、行为、人格完整和协调，能适应社会，与社会保持同步。心理健康的基本特征包括：个体能够适应发展着的环境，具有完善的个性特征；认知、情绪反应、意志行为处于积极状态，并能保持正常的调控能力；在生活实践中，能够正确认识自我，自觉控制自己，正确对待外界影响，使心理保持平衡协调。

（3）社会功能：健康的另一个维度就是社会适应良好，具有较好的社会功能。社会功能是人类生活的一种基本需要，是衡量一个人生活是否正常的标准之一。相对于躯体和心理健康的测量，社会功能研究的较少。社会功能包括两个概念：①社会交往：强调交往的范围和数量、社会资源的充分程度（访问朋友、走亲戚），但没有强调效果和质量。社会资源指个人的社会网络与社会联系，包括网络的质量与数量。数量指可能交往的朋友、亲属、邻居、同事等的数目；质量指各种人际关系的密切程度。②社会支持：指社会交往和社会资源对个人的支持程度，包括情感支持和物质支持。前者对于健康和生命质量更有作用。社会支持的测量是间接的，即是通过接受支持者的个人判断来获得。社会支持的测量结果代表了个人对某相互关系充分性的评价，包括可信赖并能向其倾诉心里话的人以及提供社会支持的数量。个体的社会健康状况体现在体验到别人的关系，自己对别人有用以及能够参与社会生活等方面。

（4）疾病状况：疾病状况即疾病的特征性表现和病人的主观感受和客观反映。包括：①主诉：自诉症状、感觉、疼痛等健康问题，自我报告疾病；②体征：体检发现的症状；③生理测定与临床检查：如血压、体温等的测定、肝肾功能等实验室检查。其中主诉和自我报告疾病等主观指标更为重要。

（5）对健康的总体感受：对健康的总体感受是生命质量评价中较为主观的指标，指个体对自身健康状况的评价和主观满意度及幸福感，与个人的文化背景和价值观念的关系极为密切。其中健康自评可以是个人对自身目前综合健康状态的自我评价，也可以是对自己将来健康状况发展的自我评价，它是一种综合评价，反映个体生命质量的总变化。满意度和幸福感则反映了个人特定需求的满足程度及对自身生活的综合感觉状态，其包括的内容与健康状态的各方面直接相连，如经济状况、婚姻家庭生活、职业、闲暇活动、社会生活等，常用多级排序法来测量。

3）生命质量评估常用量表：生命质量评估多采用量表进行。常用量表有以下几种：①一般性生命质量调查问卷：是一种通用的生命质量调查表，可用于不同的类型、不同严重程度的疾病的治疗，与疾病的特异性无关。常见的有：国家标准生活质量测定量表（SF-12）、简明健康测量量表（SF-36）、欧洲生活质量量表（EuroQol），诺丁汉健康量表（Nottingh am Health Profile，NHP），Rosser Index，疾病影响量表（Sickness Impact Profile，SIP）。②临床生命质量测定方法：如 RKI（Roseer/ Kind Index）、健康质量量表（Quality of Well- being scale，QWB）、15-D、健康效用指数量表 2/3（Health Utilities Index，Mark I and I，HU2and3）、健康相关生活质量的指数（Index of health Related Quality of Life，IHRoL）、生命与健康质量调查问卷（Duality of Life& health Questionnaire，QLHQ）、澳大利亚生命质量量表（Australian Quality of Life，AQOL）、欧洲生存质量测定量表（E05-D）。③特殊病种生命质量调查表：如帕金森病生命质量调查表（PDQ-39）、慢性心力衰竭（CHF）调查表、糖尿病患者生命质量特异性量表、肝癌患者生存质量测定量表（QOL-LC）。SF-36 量表是全球健康研究和实践中使用最为广泛的量表之一，其效度以及一些临床指标的综合测量已得到了广泛的研究，这些指标与临床疾病发病或治愈、疾病的严重度等级，以及一段时间后疾病引起的健康改变有关，这些既适合一般人群，也适合于患者。下面通过对 SF-36 量表进行简单介绍，以帮助了解生命质量评估及其简要过程。SF-36 量表是由 36 个项目组成的健康调查方法，由患者对自己的健康状况进行自我评价，内容分成 8 个方面，分别是：身体功能（PF，躯体活动受限的程度）、体格功能（RF，在工作或其他平常活动中躯体健康受限的程度，引起他们工作或平常活动缺勤的时间数量，以及引起他们完成工作或其他平常活动的困难）、身体疼痛（BP，疼痛或不舒服感的频率以及在平时活动中由于疼痛而受干扰的程度）、一般健康（GH，对自己目前健康状况的总体评价，对疾病的易感性，以及对未来健康的期望）、活力（VT，精力和疲劳的频数来获得自我满足感）、社会功能（SF，躯体健康或平常社会活动中的情感问题的影响力）、情感作用（RE，哪种程度的情感问题会引起他们在工作或其他日常活动中工作量或运动量减少，缺席或工作不认真）以及精神卫生（MH，焦虑、抑郁、行为或情感控制力丧失等心理状态）。最低分值35 分，最高分值 145 分。每个方面还可通过分值转换计算其达到理想标准的百分比，其转换方法为：

转换尺度＝［（实际分值－最低可能的分值）/ 一般平均可能评分］×100%

例如，身体功能最低为 10 分，一般平均评分为 20 分，某患者自评为 21 分

则，［（21－10）/20］×100%＝55%。该患者身体功能只占达到完全健康状况的55%

4. 生活方式 / 行为评估　影响健康的因素主要有生活方式 / 行为因素、环境因素、生物学因素、健康服务因素等 4 大类。生活方式是一种特定的行为模式，这种行为模式受个体特征和社会关系所制约，是在一定的社会经济条件和环境等多种因素之间的相互作用下形成的。众多研究表明，不良生活方式和行为对健康的直接或间接影响巨大，例如，吸烟与肺癌、慢性阻塞性肺病、缺血性心脏病及其他心血管疾病密切相关；膳食不合理、身体活动不足及吸烟是造成多种慢性非传染性疾病的3 大主要行为危险因素。因此，卫生部《慢性非传染性疾病预防医学诊疗规范（试行）》将高血压、糖尿病、肥胖、高血脂等通过改变不良生活方式能预防和控制的疾病称为生活方式病。有数据表明，只要有效地控制不合理饮食、缺乏体育锻炼、吸

笔记栏

烟、酗酒和滥用药物等行为危险因素，就能减少 40%～70% 的早死，1/3 的急性残疾和 2/3 的慢性残疾。生活方式 / 行为评估与疾病风险评估不同，它仅对现在的状况进行评估，不预测未来。生活方式 / 行为评估的重点领域主要有身体活动（包括体育运动、日常生活活动和职业活动等）、饮食因素、精神压力、饮酒和吸烟等。评估的主要目的是帮助个人识别不健康的行为方式，并针对性地提出改善建议。

1）身体活动评估：对普通人群来讲，身体活动评估的主要目的是评估体能与能量消耗情况，为健身及疾病的辅助治疗提供有益指导。气候条件、一天中的不同时刻、活动类型、个人技巧等诸多因素影响能量消耗。一般从强度、持续时间、频度等 3 个侧面评估身体活动。评估时选择的手段必须尽量准确测量能量的消耗水平和完成此评估需要的时间和体能能力之间进行平衡。主要的工具 / 方法有身体活动日记、身体活动回顾等，也可通过一些工具帮助进行能量消耗的监测，如运动心率表、计步器等，但要综合考虑其准确性、敏感性和方便性。身体活动评估一般通过软件平台进行，依赖于身体活动数据库的基础数据。评估中应注意个体自报的数据有可能高估或低估能量的消耗值。

2）膳食评估：膳食评估的目的是评估个人及人群的营养状况，给出膳食建议，其基础是膳食调查。膳食调查的方法主要有 24h 膳食回顾调查、频率调查、称重调查方法等。也可参考血、尿的生化分析结果。膳食评估多通过软件进行，主要依赖于营养数据库的基础数据。

第二节　健康风险评估的方法与应用

一、健康风险评估的 3 个基本模块

健康风险评估包括以下 3 个基本模块：问卷、风险评估、评估报告。

1. **问卷**　问卷是健康风险评估进行信息收集的一个重要手段。根据评估的重点与目的的不同，所需的信息会有所差别。一般来讲，问卷的主要组成包括：①生理、生化数据，如身高、体重、血压、血脂等；②生活方式数据，如吸烟、膳食、运动习惯等；③个人或家族健康史；④其他危险因素，如精神压力；⑤态度和知识方面的信息。这些信息可由个人自行填报或在健康管理服务人员帮助下填写。不论通过何种途径取得或收集数据，首先需要保证准确性，它直接关系着后续的风险度计算及其结果。

2. **风险评估**　健康风险评估是估计具有一定健康特征的个人会不会在一定时间内发生某种疾病或健康的结果。常用的健康风险评估一般以死亡为结果。由于技术的发展及健康管理需求的改变，健康风险评估已逐步扩展到以疾病为基础的危险性评价，因为后者能更有效地使个人理解危险因素的作用，并能更有效地实施控制措施和减少费用。在疾病危险性评价及预防方面一般有两种方法。第一种是建立在

单一危险因素与发病率的基础上，将这些单一因素与发病率的关系以相对危险性来表示其强度，得到的各相关因素的加权分数即为患病的危险性。这种方案简单实用，不需要大量的数据分析，是健康管理发展早期的主要健康风险评估方法。第二种方法是建立在多因素数理分析基础上，即采用统计学概率理论的方法来得出患病危险性与危险因素之间的关系模型。为了能估算出更多的危险因素，并提高评价的准确性，除常见的多元回归外，还有基于模糊数学的神经网络方法及基于 Mote Carlo 的模型等。这种方法的典型代表是 Framingham 的冠心病模型，它是在前瞻性研究的基础上建立的，因而被广泛地使用。

健康风险是前期暴露因素长期作用的结果。前期暴露因素指行为生活方式危险因素（如吸烟、过量饮酒、缺乏运动等）、生理和生化因素（如血压、胆固醇值等）、遗传因素（如乳腺癌的家族史）等，这些都是与一个或多个结局成数量关系的因素。以死亡率为基础的健康风险评估的结局就是死亡的各种原因。如果估算的是发病率，结局变量是疾病或状态。估算前期暴露和结局关系的常用指标有：①绝对危险性。是按病种的评估方法，一般都是用发病率，也就是未来若干年内患某种疾病的可能性。②相对危险性。相对危险性反映的是相对于一般人群危险度的增减量。一般人群的危险度是按照人口的年龄性别死亡率来计算的。如果把一般人群的相对危险性定成 1，那么个体的相对危险性就是大于 1 或小于 1 的值。个人的相对危险性乘以一般人群的相对危险性就是若干年后死于某种疾病的概率。如果引起死亡的危险因素有多个，除了相对危险性外，还要用更准确的方法来估算。例如，在心血管疾病中，很多健康评估用基于 Framingham 心脏疾病研究的 Logistic 回归方程来计算危险性。

3. 评估报告 评估报告一般包括一份给受评估者个人的报告和一份总结了所有受评估者情况的人群报告。个人报告一般包括健康风险评估的结果和健康教育信息。人群报告则一般包括对受评估群体的人口学特征概述、健康危险因素总结、建议的干预措施和方法等。评估结果是健康风险评估报告的主要内容，其形式可以是健康分值、健康年龄、患病危险性及健康风险分级等，其表达方式可以多种多样（如图 2-2、图 2-3 所示）。健康管理师根据个人的评估结果制定健康教育措施和改善的合理化建议。

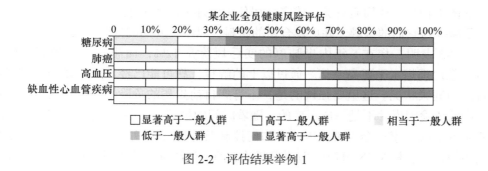

图 2-2 评估结果举例 1

笔记栏

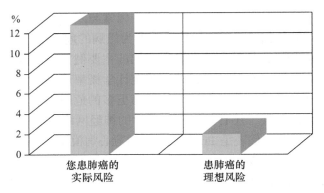

图 2-3　评估结果举例 2

表 2-1　个人疾病风险评价——肺癌

姓名		性别		年龄		个人编码	
工作单位		服务单位				服务医生	
危险因素及相关因素清单		检查结果			参考值		
年龄		51			—		
性别		男			—		
身体活动水平		不足			充分或中等		
肺癌家族史		没有			—		
慢性呼吸系统疾病		没有			—		
吸烟情况		吸烟			不吸烟 / 戒烟		
每日吸烟量		10 支			—		
开始吸烟年龄		24			—		
总吸烟年限		20			—		
被动吸烟情况		没有			—		
新鲜水果蔬菜食用量		500g			≥500g/d		
精神压力		没有			—		
职业							

　　除了表 2-1 所列举的各项危险因素外，引起肺癌的因素还可能有石棉、氡等。如果您的工种与上述物质有关，或者您居住工作环境所用的装饰材料中有上述物质，请尽量减少与它们的接触，并更换合格的材料，以减少发病的危险程度。

　　图 2-3 表明，您在 5 年内患肺癌的实际风险是 12%，而患肺癌的理想风险是 1.4%，您比理想水平要高 9 倍。通过以上的解释，您可能已经比较清楚地了解了自己目前的健康状况。这里要强调的是，不管您目前患病的危险性是高还是低，影响您健康的危险因素并不是一成不变的。随着时间的推移，有些危险因素会逐步加重，一些新的危险因素也会出现。因此，如何控制及降低有关危险因素对您的健康是极为重要的，这也是 KYN 健康管理项目所关心的，请继续阅读项目为您提供的"个人

健康管理处方"。

二、健康风险评估的方法

1. 健康风险评估主要的评价步骤　收集死亡率资料疾病死亡率可以通过死因登记报告、疾病监测等途径获得，也可通过回顾性调查获得。健康风险评价要阐述疾病的危险因素与发病率、死亡率之间的数量关系，选择哪一些疾病及有关的危险因素作为研究对象，对取得结论及合理解释非常重要。通常应选择一种疾病而不是一类疾病作为调查对象，如选择冠心病而不选心脑血管系统疾病；有的疾病目前还找不到明确因果关系的危险因素，不宜列入评价的疾病之列；一般选择当地该年龄组最重要的并具有确定危险因素的、死亡率在前 10～15 的疾病作为评价对象。

表 2-2 为某地某 41 岁男性健康危险因素评价表。表中第（1）、（2）项是该地区男性 40～44 岁组疾病每 10 万人口的平均死亡概率，如冠心病死亡概率为 1877，车祸为 285 等。

2. 收集个人危险因素资料　个人健康危险因素一般采用自填式问卷调查法，辅以一般体格检查、实验室检查等手段获得。需要收集的有关个人的危险因素如下：①行为生活方式。吸烟、饮酒、体力活动和使用安全带情况等。②环境因素。经济收入、居住条件、家庭关系、工作环境、心理刺激和工作紧张程度等。③生物遗传因素。年龄、性别、种族、疾病遗传史等。④健康服务。是否定期健康体检、X 线检查、直肠镜检查、乳房检查和阴道涂片检查等。⑤病史。详细了解个人的患病史、症状、体征及相应检查结果。包括个人疾病史；婚姻与生育状况；初婚年龄、妊娠年龄、生育胎数等；家庭中是否有人患冠心病、糖尿病乳腺癌、直肠癌、高血压和自杀等。⑥体格检查、实验室检查。如身高、体重、腰围血脂、血糖等。

3. 将危险因素转换成危险分数　将危险因素转换成危险分数是健康风险评估的关键步骤，只有通过这种转换才能对健康危险因素进行定量分析。危险分数是根据人群的流行病学调查资料，如各种危险因素的相对危险度（RR）及其人群中的发生率（P），经过一定的数理统计模型如 Logistic 回归模型、综合危险因素模型等计算得到；还可以采用经验评估方法，邀请不同专业的专家，参照目前病因学与流行病学研究的成果，对危险因素与死亡率之间联系的密切程度，提出将不同水平的疾病存在的危险因素转换成各个危险分数的指标。总之，危险因素与死亡率之间的数量依存关系是通过危险分数转换这个中间环节来实现的。个体所具有的危险因素相当于人群平均水平时，危险分数为 1.0，即个体发生某病死亡的概率大致与当地平均死亡水平相等。危险分数小于 1.0，即个体发生某病死亡的概率小于当地平均死亡水平。危险分数越大，死亡概率越大。表 2-2 中第（3）、（4）项列举各种疾病的相应危险因素及其指标值。表 2-3 是男性 40～44 岁组冠心病危险因素的危险分数转换表，列举了不同危险因素的不同水平对应的危险分数，在应用中可依据此表对冠心病进行危险分数计算。

笔记栏

表 2-2　某地 41 岁男性健康危险因素评价表

死亡因素 (1)	死亡概率 (1/10万) (2)	疾病危险因素 (3)	指标值 (4)	危险分数 (5)	组合危险分数 (6)	存在死亡危险 (7)	根据医生建议改变危险因素 (8)	新危险因素 (9)	新组合危险分数 (10)	新存在死亡危险 (11)	降低量 (12)	危险程度降低百分比 (%) (13)
冠心病	1877	血压/mmHg	120/70	0.4			—	0.4				
		胆固醇/mmol/L	4.8	0.6			—	0.6				
		糖尿病史	无	1.0			—	1.0				
		身体活动	坐着工作	2.5	1.91	3585.07	定期锻炼	1.0	0.11	206.47	3378.6	47
		家族史	无	0.9			—	0.9				
		吸烟	不吸	0.5			—	0.5				
		体重	超重30%	1.3			降到平均体重	1.0				
		饮酒	不饮	0.5			—	0.5				
车祸	285	驾车里程	25000km/年	2.5	1.9	541.5	—	2.5	1.9	541.5	0	0
		安全带使用	90%	0.8			100%	0.8				
自杀	264	抑郁	经常		2.5	2.5	治疗抑郁	1.5	1.5	369.0	264.0	4
		家族史	无	1.0	2.5	660.0		1.0				
肝硬化	222	饮酒	不饮	0.1	0.1	22.2	—	0.1	0.1	22.2	0	0
脑血管病	222	血压/mmHg	120/70	0.4			—	0.4				
		胆固醇/mmol/L	4.8	0.6	0.19	42.18	—	0.6	0.19	42.18	0	0
		糖尿病史	无	1.0			—	1.0				
		吸烟	不吸	0.8			—	0.8				
肺癌	202	吸烟	不吸	0.2	0.2	40.4	—	0.2	0.2	40.4	0	0
风心	167	心脏杂音	无	1.0	0.1	16.7	—	1.0	0.1	16.7	0	0
		风湿热	无	1.0			—	1.0				
		症状体征	无	0.1			—	0.1				

续表

死亡因素 (1)	死亡概率 (1/10万)(2)	疾病危险因素 (3)	指标值 (4)	危险分数 (5)	组合危险分数 (6)	存在死亡危险 (7)	根据医生建议改变危险因素 (8)	新危险因素 (9)	新组合危险分数 (10)	新存在死亡危险 (11)	降低量 (12)	危险程度降低百分比/% (13)
肺炎	111	饮酒	不饮	1.0				1.0				
		肺气肿	无	1.0	1.0	111.0	—	1.0	0.1	111.0	0	0
		吸烟	不吸	1.0				1.0				
肠癌	111	肠息肉	无	1.0			—	1.0				
		肛门出血	无	1.0	1.0	111.0	—	1.0	0.3	33.3	77.7	1
		肠炎	无	1.0				1.0				
		直肠镜检查	无	1.0			每年检查一次	0.3				
高血压	56	血压/mmHg	120/70	0.4	0.7	39.2						
心脏病		体重	超重30%	1.3			降到平均体重	1.0	0.4	22.4	16.8	0.2
肺结核	56	X线检查	阴性	0.2	0.2		—	0.2				
		结核活动	无	1.0	0.2	11.2	—	1.0	0.2	11.2	0	0
		经济和社会地位	中等	1.0				1.0				
其他	1987			1.0		1987		1.0		1987	0	0
合计	5560					7167.45				3430.35	3737.1	52.2

笔记栏

表 2-3 冠心病危险因素转换表（男性 44～44 岁组）

危险指标	测量值	危险分数
收缩压 /mmHg	200	3.2
	180	2.2
	160	1.4
	140	0.8
	120	0.4
舒张压 /mmHg	106	3.7
	100	2.0
	94	1.3
	88	0.8
	82	0.4
胆固醇 /（mmol/L）	7	1.5
	5.5	1.0
	4.5	0.5
糖尿病史	有	3.0
	已控制	2.5
	无	1.0
运动情况	坐着工作和娱乐	2.5
	有些活动的工作	1.0
	中度锻炼	0.6
	较强度锻炼	0.5
	坐着工作，有定期锻炼	1.0
	其他工作，有定期锻炼	0.5
家庭史	父母均 60 岁以前死于冠心病	1.4
	父或母 60 岁以前死于冠心病	1.2
	父或母健在（＜60 岁）	1.0
	父母健在（≥60 岁）	0.9
吸烟	≥10 支 / 天	1.5
	＜10 支 / 天	1.1
	吸雪茄或烟斗	1.0
	戒烟（不足 10 年）	0.7
	不吸或戒烟 10 年以上	0.5
体重	超重 75%	2.5
	超重 50%	1.5
	超重 15%	1.0
	超重 10% 以下	0.8
	降到平均值	1.0

笔记栏

4. 计算组合危险分数 某一疾病的发生常常是多种危险因素协同作用的结果，因此计算危险分数时，要考虑危险因素的联合和协同作用，计算组合危险分数。可分两种情况：一是与死亡危险因素有关的危险因素只有一项时，组合危险分数与该死因危险分数相等，如40～44岁组男性每天吸烟20支时，肺癌的危险分数和组合危险分数都是1.9。二是与死亡危险因素有关的危险因素是多项时，要考虑到每一项危险因素的作用。组合危险分数的计算：①将危险分数大于1.0的各项分别减去1.0后，剩下的数值作为相加项分别相加，1.0作为相乘项；②小于或等于1.0的各项危险分数值作为相乘项分别相乘；将相乘项之积和相加项之和相加，就可得到该死亡原因的组合危险分数。例如：表2-2中冠心病的危险因素有7项，组合危险因素要考虑每一项危险因素对冠心病死亡率的综合作用。从第（5）项可以看到，冠心病相关的危险因素中，危险分数大于1.0的有体力活动中的坐着工作，危险分数为2.5；体重超过正常体重的30%，危险分数为1.3。其余危险分数小于1.0。计算组合危险分数方法：2.5－1.0＝1.5，1.3－1.0＝0.3，1.5和0.3就是相加项。相乘项则包括所有危险分数小于或等于1.0的危险分数值及坐着工作和超重被减去的1.0共有7项。计算全过程为相加项之和：1.5＋0.3＝1.8 相乘项之积：0.4×0.6×1.0×1.0×0.9×0.5×1.0＝0.108

$$组合危险分数：1.8＋0.108＝1.91$$

5. 计算存在死亡危险 存在死亡危险表明在某种组合危险分数下，因某种疾病死亡的可能危险性。存在死亡危险＝疾病平均死亡率×该疾病危险分数，即表2-2第（2）项和第（6）项之乘积结果列于第（7）项。例如：40～44岁男性冠心病平均死亡率为1877/10万人口，某41岁男子的冠心病组合危险分数为1.91，则该男子冠心病死亡存在风险值为1877×1.91＝3585/10万人口，是当地平均水平的1.91倍。

除进行评价的主要疾病外，其余的死亡原因都归入其他原因一组，因无明确危险因素可以评价，故用平均死亡率表示其他这一组的存在死亡危险，即将其他死因这一组的组合危险分数视为1.0。

6. 计算评价年龄 依据年龄和死亡率之间的函数关系，按个体存在的危险因素计算的预期死亡率水平求出的年龄称为评价年龄。具体计算方法是将各种死亡原因的存在危险因素求和，得出总的死亡危险值。用合计存在死亡危险值检查健康评价年龄表（表2-4），可得出评价年龄值。健康评价年龄表左边一列是男性合计的存在死亡危险值；右边一列是女性合计的存在死亡危险值；中间部分的上面一行数值是个体实际年龄的末位数；主体部分是评价年龄值。例如：41岁男子总的存在死亡危险为7167.45/10万人口。查评价年龄表，左边一列中无此数值，但其介于6830和7570之间，前者的评价年龄为43岁，后者为44岁，因此得出该男性的评价年龄为43.5岁。

7. 计算增长年龄 增长年龄指通过努力降低危险因素后可能达到的预期寿命，是根据已存在的危险因素提出可能降低危险因素的措施后预计的死亡水平求出的评价年龄。表2-2的第（8）～（11）项都用于计算增长年龄，方法同计算评价年龄

笔记栏

相似。第（8）项是健康管理工作者根据评价对象存在危险因素的性质和程度所建议的可能改变的危险因素。危险因素中有些是属于可改变的危险因素，如吸烟、饮酒、体育活动等；有些是不可改变的危险因素如疾病史、家族史等。第（9）、（10）项是根据去除可改变危险因素后，计算出新的危险分数和新的组合危险分数。第（11）项为新存在的死亡危险值＝第（2）×（10）项。如上述 41 岁男子如果依据健康管理师的干预计划，使可改变的危险因素达标，重新计算的合计死亡危险为 3430.35/10 万人口，查表得增长年龄为 36 岁。

8. 计算危险因素降低程度　危险因素降低程度是指如果能够根据健康管理工作者或医生建议改变现有的危险因素，危险能够降低的程度，用存在死亡危险降低百分比表示。表 2-2 第（12）项是危险降低的绝对数，由第（7）项存在死亡危险减去第（11）项新存在死亡危险求得。第（13）项是危险降低的数量在总存在死亡危险中所占的百分比，由每种死因的危险降低量第（12）项除以总存在死亡危险得到。例如：冠心病的危险降低量＝3585.07－206.47＝3378.60，危险降低百分比＝3378.60/7167.45×100%＝47%。

表 2-4　健康评论年龄表

男性存在死亡危险	实际年龄最末一位数					女性存在死亡危险	男性存在死亡危险	实际年龄最末一位数					男性存在死亡危险
	0	1	2	3	4			0	1	2	3	4	
	5	6	7	8	9			5	6	7	8	9	
530	5	6	7	8	9	350	1590	23	24	25	26	27	750
570	6	7	8	9	10	350	1600	24	25	26	27	28	790
630	7	8	9	10	11	350	1620	25	26	27	28	29	840
710	8	9	10	11	12	360	1660	26	27	28	29	30	900
790	9	10	11	12	13	380	1730	27	28	29	30	31	970
880	10	11	12	13	14	410	1830	28	29	30	31	32	1040
990	11	12	13	14	15	430	1960	29	30	31	32	33	1130
1110	12	13	14	15	16	460	2120	30	31	32	33	34	1220
1230	13	14	15	16	17	490	2310	31	32	33	34	35	1330
1350	14	15	16	17	18	520	2520	32	33	34	35	36	1460
1440	15	16	17	18	19	550	2760	33	34	35	36	37	1600
1500	16	17	18	19	20	570	3030	34	35	36	37	38	1760
1540	17	18	19	20	21	600	3330	35	36	37	38	39	1930
1560	18	19	20	21	22	620	3670	36	37	38	39	40	2120
1570	19	20	21	22	23	640	4060	37	38	39	40	41	2330
1580	20	21	22	23	24	660	4510	38	39	40	41	42	2550
1590	21	22	23	24	25	690	5010	39	40	41	42	43	2780
1590	22	23	24	25	26	720	5560	40	41	42	43	44	3020

续表

男性存在死亡危险	实际年龄最末一位数 0/5	1/6	2/7	3/8	4/9	女性存在死亡危险	男性存在死亡危险	实际年龄最末一位数 0/5	1/6	2/7	3/8	4/9	男性存在死亡危险
6160	41	42	43	44	45	3280	23260	56	57	58	59	60	11720
6830	42	43	44	45	46	3560	25140	57	58	59	60	61	12860
7570	43	44	45	46	47	3870	27120	58	59	60	61	62	14100
8380	44	45	46	47	48	4220	29210	59	60	61	62	63	15450
9260	45	46	47	48	49	4600	31420	60	61	62	63	64	16930
11190	46	47	48	49	50	5000	33760	61	62	63	64	65	18560
11160	47	48	49	50	51	5420	36220	62	63	64	65	67	20360
12170	48	49	50	51	52	5860	38810	63	64	65	66	67	22340
13230	49	50	51	52	53	6630	41540	64	65	66	67	68	24520
14340	50	51	52	53	54	6850	44410	65	66	67	68	69	26920
15530	51	52	53	54	55	7440	47440	66	67	68	69	70	29560
16830	52	53	54	55	56	8110	50650	67	68	69	70	71	32470
18260	53	54	55	56	57	8870	54070	68	69	70	71	72	35690
19820	54	55	56	57	58	9730	57720	69	70	71	72	73	39250
21490	55	56	57	58	59	10680	61640	70	71	72	73	74	43200

三、健康风险评估的应用

健康风险评估广泛应用的可行性：①通过问卷调查进行信息收集，价格相对便宜，使用上简单易行；②通过量化、系统的方法来组织和传达疾病预防与健康维护的信息，倾向于强调可以改正的健康危险因素；③可以增加个人改善健康的动力；④可提供人群数据，对主要的健康问题和危险因素进行总结和概括；⑤可在一定程度上帮助提高健康管理项目的参加率。

健康风险评估应遵循的原则：①从伦理的角度来说，健康评估信息应该被有效保密、可得并可控制；②从信息交流的角度来说，健康评估信息应该能够清楚、准确地传达评估结果，并对改善健康具有影响力。

根据进行健康危险因素评价的对象和性质，健康风险评估通常应用于个体评价和群体评价两个方面。

1. **个体评价**　个体评价主要通过比较实际年龄、评价年龄和增长年龄三者之间的差别，以便了解危险因素对寿命可能影响的程度及降低危险因素后寿命可能增长的程度。一般来说，评价年龄高于实际年龄，说明被评价者存在的危险因素高于平均水平，即死亡概率可能高于当地同年龄性别组的平均水平，反之则低。增长年龄与评价年龄之差，说明被评价者接受健康管理工作者的指导并采取措施降低危险因素后，可能延长寿命的年数。根据实际年龄、评价年龄和增长年龄三者之间不同的量值，评价结果可以分为以下 4 种类型：

（1）健康型：评价年龄小于实际年龄者，其个体危险因素低于平均水平，预期健康状况良好。如被评价者实际年龄为 58 岁，其评价年龄为 53 岁，说明其个体危险因素低于平均水平，其预期健康状况良好，亦即 58 岁的个体可能处于 53 岁年龄者的死亡概率，健康水平优于 58 岁的同龄人群。

（2）自创性危险因素型：个体的评价年龄大于实际年龄，并且评价年龄与增长年龄的差值大，说明危险因素较平均水平高。例如被评价者的实际年龄为 41 岁，评价年龄为 43.5 岁，增长年龄为 36 岁，评价年龄与增长年龄之差值为 7.5 岁（较大），说明其个体危险因素明显高于平均水平。由于这些危险因素多是自创性的，即可以通过自身的行为改变降低和去除的，因而干预这些危险因素可较大程度地延长预期寿命。

（3）难以改变的危险因素型：个体的评价年龄大于实际年龄，但评价年龄与增长年龄之差较小。例如，被评价者实际年龄 41 岁，评价年龄 47 岁，增长年龄 46 岁，评价年龄与增长年龄之差值为 1 岁。这表明个体的危险因素主要来自生物遗传因素或既往疾病史，个体不容易改变或降低这些因素，因此，降低这类危险因素的可能性小，延长预期寿命的余地不大。

（4）一般性危险型：个体的评价年龄接近实际年龄，死亡水平相当于当地的平均水平，个人存在的危险因素类型和水平接近当地人群的平均水平。其危险因素接近于轻微危害程度，降低危险因素的可能性有限，增长年龄和评价年龄接近。

健康危险因素的个体评价除了上述方式外，还可以针对某一特殊危险因素进行分析。如仅减少某一种危险因素，用同样的方法计算增长年龄，从评价年龄的差值大小说明某种危险因素对个体预期寿命可能影响的程度。例如，表 2-1 列举的结果，如接受健康管理工作者建议改变行为生活方式从而降低危险因素后，总危险程度可降低 52.2%，冠心病的危险程度可降低 47%。

2. 群体评价　健康危险因素的群体评价是在个体评价的基础上，进行的以下几方面的评价与分析。

（1）不同人群的危险程度：首先进行个体评价，根据实际年龄、评价年龄和增长年龄三者之间的关系将被评价者划分为健康型、自创性危险因素型、难以改变的危险因素型和一般性危险型等 4 种类型。然后，可将人群分为健康组、危险组和一般组 3 种类型。根据人群中上述 3 种类型人群所占比重，确定不同人群的危险程度，将危险水平最高的人群列为重点防治对象。一般而言，某人群处于危险组的比重越大，危险水平越高，越应重点加以干预。另外，还可以根据不同性别、年龄、职业、文化和经济水平等人群特征分别进行危险水平分析。

（2）危险因素属性分析：大多数与慢性非传染性疾病有关的危险因素都可归类

于行为生活方式，是自我行为选择的结果。这一类危险因素是可以通过健康教育和行为干预发生转变或消除的。通过计算危险型人群中难以改变的危险因素与自创性危险因素的比例，可以说明有多大比重危险因素能够避免，以便有针对性地进行干预，提高人群的健康水平。例如，某社区居民健康危险因素调查显示（见表 2-5），男性的危险因素多属于自创性的危险因素，可以通过改变不良生活方式而去除；而女性则主要是不易消除的危险因素。因此，对男性居民进行健康管理以建立健康的生活方式比女性更为适宜和重要。

表 2-5　不听性别人群危险因素的属性

	男		女	
	人数	百分百 /%	人数	百分比 /%
不易去除危险因素	15	13.51	78	70.27
可去除危险因素	96	86.49	33	29.73
合计	111	100.00	111	100.00

（3）分析单项危险因素对健康的影响：某一单项危险因素对整个人群健康状况的影响程度，不但与它对个体的影响程度有关，还与其在人群中的分布范围有关。有些危险因素虽然对个体影响程度较大，但这一因素在人群中分布范围有限，对人群总体的危险程度并不严重；相反，有些危险因素对健康影响并不十分严重，但在人群中分布范围广泛，就成为值得重视的因素了。分析单项危险因素对健康的影响一般方法是：计算某一单项危险因素去除后，人群增长年龄和评价年龄之差的平均数，将其作为危险强度，以该项危险因素在评价人群中存在比例作为危险频度，以危险强度乘以危险频度所反映的危险程度指标，来表达危险因素对健康可能造成的影响。通过分析多种危险因素对预期寿命可能影响的程度，发现其中对人群健康影响最大的危险因素，从而有针对性地制定预防措施。例如：某男性健康状况研究显示（表 2-6），去除饮酒这一危险因素后，被评价者的增长年龄与评价年龄之差的均数为 1.73 岁，在被调查人群中饮酒者所占比例为 44.78%，因此，饮酒的危险程度为 $1.73 \times 44.78\% = 0.77$ 岁。

表 2-6　单项危险因素对男性健康状况的影响

危险因素	危险强度 / 岁	危险频度 /%	危险程度 / 岁
饮酒	1.73	44.78	0.77
吸烟	0.84	60.70	0.51
缺乏常规体检	0.33	83.08	0.27
常感压抑	0.94	17.91	0.17
常生闷气	0.89	12.44	0.11
血压高	0.34	11.44	0.04
缺乏锻炼	0.07	43.28	0.03

笔记栏

四、健康风险评估的主要用途和应用领域

1. 健康风险评估的主要用途　健康风险评估的目的是将健康数据转变为健康信息。众所周知，信息与数据的一个重要区别就是：信息是处理后的数据所形成的一种形式，它可用来辅助作决策或支持其他行动。健康信息是指与人的健康有关的信息，泛指一切有关人的身体、心理、社会适应能力的知识、技术、观念和行为模式等，表达了人们对健康的判断、观点、态度以及情感。健康风险评估的主要用途有以下几个方面：

1）帮助个体综合认识健康危险因素：健康危险因素是指机体内外存在的使疾病发生和死亡概率增加的诱发因素，包括个人特征、环境因素、生理参数、疾病或亚临床疾病状态等。个人特征包括不良的行为（如吸烟、酗酒、运动不足、膳食不平衡、吸毒、迷信、破坏生物节律等）、疾病家族史、职业等；环境因素包括暴露于不良的生活环境和生产环境等；生理参数包括有关实验室检查结果（如血脂紊乱）、体型测量（如超重）和其他资料（如心电图异常）等。健康危险因素在个体身上发生和表现纷繁复杂，综合起来说，可以是多元化的危险因素并存且相互影响，可以出现病征也可以不表现病征。健康风险评估通过对健康状况及未来患病危险性的全面考察和评估，有利于帮助个体综合、正确地认识自身健康的危险因素及其危害。

2）鼓励和帮助人们修正不健康行为：健康教育不是简单的健康宣教，它是通过有计划、有组织、有系统的教育活动和社会活动，促使人们自愿地改变不良的健康行为和影响健康行为的相关因素，消除或减轻影响健康的危险因素，预防疾病、促进健康、提高生活质量。可以说，健康教育的核心任务就是促使个体或群体改变不健康的行为和生活方式。健康风险评估通过个性化、量化的评估结果，帮助个人认识自身的健康危险因素及其危害与发展趋势，指出个人或人群应该努力改善的方向，有利于健康服务提供者制订针对性强的系统教育方案，帮助人们有的放矢地修正不健康的行为和生活方式。

3）制定个体化的健康风险干预措施：通过健康风险评估，可以明确个人或人群的主要健康问题及其危险因素，并对评估结果进行仔细地分析和判断，如区分引起健康问题的行为与非行为因素、可修正和不可修正因素（不可修正因素如年龄、性别、疾病家族史和遗传特质）；区分重要行为与非重要行为（行为与健康问题相关的密切程度及是否是经常发生的行为）；区分高可变性行为与低可变性行为（即通过健康风险干预，某行为发生定向改变的难易程度）等。由于危险因素往往是多重的，故健康风险干预的内容和手段也应该是多方位的。对健康风险评估结果的详细分析，有利于制定有效而节约成本的健康风险干预措施。

4）评价健康管理效果：评价是指客观实际与预期结果进行的比较，其实质是不断地进行比较，包括结果的比较、实施情况的比较等，只有比较才能找出差异、分析原因、修正计划、完善执行，使工作取得更好的效果。对健康风险干预依从性的测量、对健康评价指标及经济评价指标的定量定性测量，以及对参与者满意度的测量等是评价成功的保障，健康风险评估通过自身的信息系统，收集、追踪和比较重

点评价指标的变化，可对健康风险干预措施的有效性进行实时评价和不断修正。主要包括 4 个方面：

（1）危险因素的控制：通过观察常见危险因素，如体重、总胆固醇、甘油三酯、血压、血糖等指标在健康风险干预前后的变化和差异，考察单个服务对象危险因素改善的情况，检测指标变化的方向、程度、预计的发展趋势，考察群体服务对象中危险因素得到控制的比例。

（2）患病危险性的变化：针对特定的疾病，考察一年或连续几年中，服务对象患病危险性的变化方向和变化幅度，评价健康管理效果。

（3）成本效果评价：运用卫生经济学的方法和手段，对个人和人群在健康风险评估及健康管理服务前后的经济投入与健康效果（如危险因素的控制程度、患病危险性的下降幅度等）进行比较，以评价干预措施和干预服务的成本效果比，了解个人和人群在经济上的回报。

（4）满意度评价：通过对个人或人群的调查，收集服务对象和健康管理师的反馈意见或建议，了解健康管理服务各个流程与细节，健康管理效果方面的满意程度，以改善和促进今后工作的开展与提高。

2. 健康风险评估的主要应用领域　　健康风险评估可以应用在各种组织机构和场合中，主要体现在以下 3 个领域。

（1）医院、体检中心、社区卫生服务中心等医疗卫生服务机构

医院、体检中心、社区卫生服务中心等医疗卫生服务机构通过健康风险评估，可延伸目前已有的服务内容，开展个体化的健康教育与健康促进以及有针对性的疾病管理等服务，有效地稳定和拓展服务人群。

（2）企业等工作场所

企业可通过健康风险评估，引入适合自身的健康管理项目，提高本企业人群的职业安全系数，降低员工的健康风险，收获员工健康、企业医药费节约、凝聚力提高、竞争力增强等综合回报。

（3）健康保险行业

健康保险行业可通过健康风险评估，确定更合理的保险费率，量化投保人群的健康和医疗花费风险，帮助降低自身经营风险。同时，健康保险公司还可通过与相关机构的合作，开展专业化的健康管理服务，打造专业化的服务内容与经营模式。

第三节　健康风险干预

一、健康风险干的概念

健康风险干预是对个体或群体的健康危险因素进行全面管理的过程，即对健康

笔记栏

危险因素的检查监测（发现健康问题）→评价（认识健康问题）→干预（解决健康问题）的过程。在这一过程中，监测是基础，评价是手段，而干预是核心。健康风险干预每循环一周，即解决部分健康问题，通过循环往复、不断运行最终使干预对象走上健康之路。实施健康风险干预是变被动的疾病治疗为主动的管理健康，调动干预对象的自觉性和主动性，有效地利用有限的资源来达到最大的健康改善效果。健康风险干预的具体做法是通过健康管理师对个人和群体提供有针对性的健康指导，并监督实施，从社会、心理、环境、营养、运动等角度对每个人进行全面的健康保障服务，帮助、指导人们成功有效地把握与维护自身的健康。由于不同病例有不同的危险因素，因此针对每个病例的危险因素，制定相应的健康风险干预措施。

二、健康风险干预的程序

健康风险干预包括计划的制订、实施和评价的全过程，这是所有健康风险干预活动中都不可缺少的 3 个重要组成部分，是相互制约、相互联系、密切结合的整体。

1. 健康风险干预计划的制订　健康风险干预计划的制订是健康管理机构根据实际情况，对个体或人群健康通过科学的预测，提出在未来一定时期内所要达到的目标及实现这一目标的方法、途径等所有活动的过程。

1）计划需要解决的问题：每项健康风险干预项目的规模、对象、内容和目标虽有所不同，但对计划设计的要求大体一致。需要解决问题包括：①做什么（内容、目标）；②为什么做（目的）；③何时做（活动日程）；④在哪里做（地点、范围）；⑤何人做（执行人员）；⑥如何做（方法、步骤、技术、所需设施、资料）。

2）计划制订的原则

（1）多方参与：邀请拟干预对象、人群或社区管理者等与计划制订者共同参与项目的制订，是保证项目成功的一个重要原则。

（2）目标明确：每一项健康风险干预计划都必须有明确的目的和目标，所要达到的目标必须是明确的和可以测量的。

（3）实际出发：在制订计划前必须作周密细致的深入调查研究，明确目标人群的健康需求，以及可供利用的资源。根据人力、物力、财力因地制宜地制订计划。

（4）重点突出：根据重要性和可改变性确定拟解决的优先问题，注意突出重点。面面俱到，势必造成目标含混不清，干预分散，计划难以奏效，同时也难以进行效果评价。

3）计划制订的步骤：健康风险干预项目计划的程序可归纳为以下 6 个步骤。

（1）需求评估　在制订健康风险干预计划时，首先不是考虑我们主观上要解决什么问题，而是某个个体或人群需要我们解决什么问题，目前应优先解决的健康问题是什么，哪些问题可以通过健康风险干预得到解决。因此，必须做好需求评估，为计划的制订提供必要的资料、数据与依据。需求评估可通过召开座谈会、分析文献资料、流行病学调查等方法进行。

（2）确定优先项目。确定优先项目在于真实地反映个体或人群最关心的健康问题，决定最重要、最有效的、所用的人财物最少而能达到最高效益的项目。确定优选项目可遵循重要性、有效性和可行性的原则。

（3）确定计划目标和指标。当项目确定后，就要针对项目计划干预的内容，确定干预人群、范围、计划所要达到的目标以及为实现目标要求而制订的各项指标。①制订目标：目标是健康风险干预计划活动的总方向，即在执行计划后，预期要达到的理想结果。目标一般是比较宏观、笼统、长远的，它只是给整个计划提供一个总体上的要求或努力方向。例如：通过本项目计划的实施，使人群中吸烟人数减少，吸烟率降低，与吸烟有关的慢性非传染性疾病发病率得到控制。②制订指标：指标即具体的目标，是目标要达到的具体结果，要求是明确的、具体的、可测量的而又必须达到的指标。其要求可归纳为"SMART"5个英文字母（即 sspecial 具体的、M- measurable 可测量的、A- achievable 可完成的、R- reliability 可信的、T- time bound 有时间性的）。可根据计划的内容、对象、时间以及期望产生的效果来定。通常包括以下3方面，即教育指标、行为指标和健康指标。教育指标是指为实现行为改变所应具备的知识、态度、信念和技巧等，是反映近期干预效果的指标。例如：实施社区控制高血压项目1年后，知识方面：100%的患者能说出高血压的危害；信念方面：100%的患者相信他们能够通过调整行为生活方式控制高血压；技能方面：90%的患者能够掌握调整行为生活方式的技巧。行为指标：是指健康教育计划实施后，干预对象特点行为变化的指标，也是反映计划中期效果的指标。例如：实施社区控制高血压项目2年后，使社区90%的患者调整了行为生活方式。健康指标：是指通过健康教育计划的实施，反映干预对象健康状况改善情况的指标，通常为远期效果。包括发病率的降低、健康水平和生活质量、平均期望寿命的提高等。例如：实施高血压健康风险干预计划3年后，使社区内40岁以上的居民高血压患病率由目前的15%下降至10%以下。

（4）确定干预策略、措施和资源。在确定目标后，就要确定达到目标的方式、方法和途径，即干预策略。主要包括以下几项内容：①确定教育方法：可分为信息传播类、行为干预类和社区组织方法3大类。不论采用哪一种方法，都必须以如下原则作评价：是否容易为受教育者所接受？方法是否简便？效率与效果如何？是否经济？②确定教育内容：针对目标人群的知识水平、接受能力、项目的目的和要求来确定要讲究教育内容的科学性、针对性、通俗性和实用性。③确定教育材料：主要有视听材料和印刷材料两大类。可购买出版发行物，也可自行编印。不论选择哪一种教材，其内容设计都必须符合干预内容的要求。④组织与培训：组织网络以健康教育专业人员为主体，吸收政府各部门、基层组织、各级医药卫生部门、大众传播部门、学校等参加，组成具有多层次、多部门、多渠道的网络，确保计划目标的实现。同时，对执行计划的各类人员，要根据工作性质和担任的任务，分别进行培训，以保证健康风险干预计划的执行质量。⑤经费：根据项目的活动，分别测算出每项活动的开支即所需费用，然后汇总，列出整个项目的预算。

（5）安排干预活动实施日程。健康风险干预计划的实施日程大致分为4个阶段：

①调研与计划设计阶段：包括基线调查、确定教育对象、制定教育目标、设计监测和评价方案等。②准备阶段：包括确定教育内容、选择教育方法、制作教育材料、建立教育网络、培训教育执行人员、准备物资、材料等。③执行阶段：包括争取领导和社会支持、各种传播、干预手段的运用、对活动过程进行监测和评价等。④总结阶段：包括收集、整理、分析资料、数据，撰写活动执行情况和项目总结报告，找出存在的问题和不足，提出今后改进的意见。

（6）计划的监测与评价。在项目的设计阶段就要考虑评价问题。对监测与评价的活动、指标、方法、工具、时间、监测与评价负责人等进行明确的规定。

2.　健康风险干预计划的实施　健康风险干预计划的实施，就是按照计划设计的要求，有序而有效地组织实施社区干预等活动，以保证计划目标得以实现。在落实执行计划中，应重点做好5项工作：制订实施计划表、建立实施组织、实施质量控制、培训执行人员、配备材料与设备。

1）制订实施计划表：为了使项目活动有步骤地落实进行，在计划执行之前，应该制订项目各项工作的时间表。明确规定工作内容、要求、实施时间、地点、负责人、经费预算等内容。如在执行计划中有特殊要求，也应在时间表内列出或说明。

2）建立实施组织：实施组织通常包括项目领导小组与项目技术小组。项目领导小组由与项目执行直接有关的部门领导和项目计划的业务主持负责人组成。领导小组成员应该了解或熟悉计划的目的、意义、主要项目或内容以及工作日程，负责审批计划设计方案，组织项目计划的实施，审批项目计划经费预算，提供政策支持，协作解决计划执行中的重大疑难问题。项目技术小组是具体执行、实施计划活动的组织。可以由一个专业机构或由业务相关单位抽调人员组成课题组或项目办公室。协调、组织各类人员落实、实施计划，定期检查和监测，确保计划的顺利执行。建立项目执行组织，应充分利用社会动员和行政干预的功能，协调社区内各有关部门的关系，采取多部门合作方式，这是保证计划顺利实施的重要组织措施。

3）实施质量控制：质量控制应贯穿于整个健康风险干预活动实施的始终，主要是对实施过程进行监测和评估来完成。主要内容包括：①建立质控专家组，负责全部质量控制；②建立持续的监督体系对每一项活动进行检查，保证活动按质按量地完成；③采用过程记录表记录每项活动执行情况，便于及时发现问题、及时改进；④加强对资源、资金使用的内部审计、资料收集与保存的计算机化及系统化等。

4）培训执行人员：培训的目的是使项目执行人员全面了解计划执行的目的、目标、意义，掌握计划活动的内容、方法和要求，学习项目工作相关的专业知识和技能，帮助建立良好工作关系，并激发他们的工作热情。培训的原则是：时间要短，内容要精，针对性要强，要重视技能训练与参与式教学。制订培训计划要具体规定培训的意义、目标、内容、对象、时间、地点、教师、考评方法、组织与承办单位及经费预算等。培训评价包括对学员学习效果的评价，对教师教学质量的评价，对组织和后勤工作的评价及对远期效果的评价。

5）配备材料与设备：按照计划的各项活动要求选择订购或自制教材。健康风险干预设备主要包括：办公设备，如电话机、计算机、打印机、其他办公用品等；音像设备，如照相机、摄像机、录像机、录音机、电视机、VCD播放机等；教学设备，如幻灯机、投影仪、黑板等；医疗仪器，如身高体重计、血压计，以及交通工具等。

3. 健康风险干预计划的评价 健康风险干预计划的评价，是全面监测计划执行情况，控制计划实施质量，确保计划实施成功的关键性措施，也是评估项目计划是否成功，是否达到预期效果的重要手段。目的和目标是计划存在与效果评价的依据。目的是指在执行某项计划后预期达到的最终结果。目的是宏观性、远期性，一般用文字表述。目标是目的的具体体现，用指标描述，具有可测量性。值得注意的是，评价不是在计划实施结束后才进行，而是贯穿于计划实施的全过程。根据评价的内容、指标和方法的不同，可将项目计划的评价分为过程评价和效果评价两大类。

1）评价的类型、内容和方法

（1）形成评价：形成评价主要关注正在设计中的计划，主要用于计划设计阶段，以确保所制订的计划是基于各相关人员的需求，所选择的干预策略、措施和干预材料有效且适合所在社区的实际情况。主要包括以下内容：需求评估、可评价性评估、受众分析等。

（2）过程评价：过程评价关注的是已在实施的计划。包括监测、评估计划执行中的各项活动是否按计划要求进行；追踪计划覆盖人群的数量以及人群特征；计划实施是否取得预期效果；及时发现计划执行中的问题，有针对性地对计划以及干预方法、策略等进行修订，使之更符合客观实际，保证计划执行的质量和目标的实现。

（3）总结评价：总结评价关注的是正在实施或已经完成的计划。可分为影响评价和结局评价两部分，分别回答"各具体干预措施产生了什么作用"和"是否实现了确定的目的和目标"。①影响评价：又称近中期效果评价，主要是对目标行为及影响因素的改变程度进行评价。如社区高血压干预项目，影响评价可以评价居民参与率。②结局评价也称远期效果评价，主要是一些健康状况、生活质量指标（患病率、死亡率、日常活动能力、满意度等）。也可进行成本—效果分析、成本—效益分析、成本—效用分析。

2）计划评价的基本步骤：若把评价作为一个持续质量提高的工具，则不应该停留于得出结果上，而至少要完成结果的解释和应用（指导行动）。评价可简单归纳为以下10个步骤：

（1）阐明计划：明确计划设定的目的、靶人群、目标及相关评价指标、具体干预措施和产出等。

（2）调动相关人员参与：干预对象、社区领导、技术人员等始终参与其中。

（3）评估评价所需资源：确定评价所需人员、资金及设备等。

（4）评价设计：包括选择评价的类型、评价实施的框架及考虑资料准确性、伦理学等问题。

（5）选择恰当的测量方法及资料收集方式：包括确定评价工具、选择合适的定性定量方法以及合理的抽样方法。

（6）制订评价的工作计划、预算及时间表：主要是使各评价工作能非常明确的实施。

（7）收集资料：包括资料收集方法、工具的预实验、调查方法及原则。

（8）资料处理及分析：资料的录入及分析。

（9）结果的解释及传播：对分析结果做出合理解释，必要时与相关人员分享。

（10）采取行动：将评价结果用于指导下一步的改进和提高，便于更广泛、更有效地持续开展和传播。

3）影响评价的因素

（1）资料的有效性：有许多不同来源的偏移会影响评价所得出的结论及研究的可信度。如果不对这些偏移加以控制，将很难回答计划实施后目标人群的改变是否是计划干预的结果。

（2）资料的可靠性：许多因素会影响资料的可靠性，如：调查表中问题项的表述干预对象的人群语言、受教育程度、文化的不同等。

第四节　吸烟和饮酒的健康风险评估与干预

针对个体的健康风险因素干预主要集中在对行为因素的干预。日常健康管理工作中，很多情况下会面对吸烟者需要戒烟技能或寻求戒烟帮助的问题，以及针对过量饮酒的干预。因此，作为健康管理工作者，不仅要了解烟草使用和过量饮酒的危害，同时应该对戒烟及限酒的技能有所掌握。

1. 吸烟的风险评估与干预　烟草使用已经被世界卫生组织确认是一种慢性成瘾性疾病，同时吸烟是多种慢性非传染性疾病的重要危险因素。烟草是一个无声但致命的杀手，因吸烟引发的疾病和死亡通常数十年甚至更长时间后才能显现，致使烟草的危害常被严重低估和忽略。

1）流行特点：我国现有 3.5 亿吸烟者，占世界烟民总数的 1/3。我国每年因烟草死亡人数超过 100 万，约占全球因吸烟死亡人数的 1/5。如果目前这种现状不加控制，到 2020 年，我国因吸烟死亡的人数将达到每年 200 万。同时，我国约有 5.4 亿人被动吸烟，而每年因被动吸烟死亡的人数达 10 万人。

2）吸烟的危害：烟草烟雾中，92% 为气体，如一氧化碳、氢氰酸及氨等；8% 为颗粒物，这些颗粒物统称焦油，内含尼古丁、多环芳香羟、苯并芘及 β- 萘胺等，已被证实的致癌物质 40 余种。吸烟的主要危害有：

（1）致癌作用。流行病学调查表明，吸烟是肺癌的重要致病因素之一，吸烟者患肺癌的危险性是不吸烟者的 13 倍；如果每日吸烟在 35 支以上，则其危险性比不吸烟者高 45 倍。吸烟者喉癌发病率较不吸烟者高十几倍。此外，吸烟与唇癌、舌癌、口腔癌、食道癌、胃癌、结肠癌、胰腺癌、肾癌和子宫颈癌的发生都有一定关系。临床研究和动物实验表明，烟草烟雾中的致癌物质还能通过胎盘影响胎儿，致使其子代的癌症发病率显著增高。

（2）对心、脑血管的影响。许多研究认为，吸烟是许多心、脑血管疾病的主要危险因素，吸烟者的冠心病、高血压病、脑血管病及周围血管病的发病率均明显升高。统计资料表明，冠心病和高血压病患者中 75% 有吸烟史。冠心病发病率吸烟者较不吸烟者高 3.5 倍；冠心病病死率前者较后者高 6 倍；心肌梗死发病率前者较后者高 2～6 倍；病理解剖也发现，冠状动脉粥样硬化病变前者较后者广泛而严重。据报告，吸烟者发生中风的危险是不吸烟者的 2～3.5 倍；如果吸烟和高血压同时存在，中风的危险性就会升高近 20 倍。

（3）对呼吸道的影响。吸烟是慢性支气管炎、肺气肿和慢性气道阻塞的主要诱因之一。实验研究发现，长期吸烟可使支气管黏膜的纤毛受损、变短，影响纤毛的清除功能。此外，黏膜下腺体增生、肥大，黏液分泌增多，容易阻塞细支气管。

（4）对消化道的影响。吸烟可引起胃酸分泌增加，一般比不吸烟者增加 91.5%，并能抑制胰腺分泌碳酸氢钠，致使十二指肠酸负荷增加，诱发溃疡。烟草中的烟碱可使幽门括约肌张力降低，使胆汁易于反流，从而削弱胃、十二指肠黏膜的防御因子，促使慢性炎症及溃疡发生，并使原有溃疡延迟愈合。此外，吸烟可降低食管下括约肌的张力易造成反流性食管炎。

（5）妇女吸烟的危害。吸烟对妇女的危害更甚于男性。吸烟妇女可引起月经紊乱受孕困难、宫外孕、雌激素低下、骨质疏松以及更年期提前。吸烟的妇女如果正使用口服避孕药，会增加心脏疾病发作和下肢静脉血栓形成的机会。吸烟孕妇的胎儿易发生早产和体重不足，婴幼儿期免疫功能降低，容易生病。

（6）被动吸烟。被动吸烟是指生活和工作在吸烟者周围的人们，不自觉地吸进烟雾尘粒和各种有毒物质。被动吸烟者所吸入的有害物质浓度并不比吸烟者低，吸烟者吐出的冷烟雾中，烟焦油含量比吸烟者吸入的热烟雾中的多 1 倍，苯并芘多 2 倍，一氧化碳多 4 倍。有学者分析了 5000 多名孕妇后发现，当丈夫每天吸烟 10 支以上时，其胎儿产前死亡率增加 65%；吸烟越多，死亡率越高；同时，孕妇被动吸烟的婴儿致畸率明显增高。调查显示，吸烟家庭 16 岁以下的儿童患呼吸道疾病的比不吸烟家庭多；5 岁以下儿童，在不吸烟家庭，33.5% 有呼吸道症状，而吸烟家庭却有 44.5% 有呼吸道症状。

3）影响烟瘾难以戒除的因素：烟草依赖三链式模型认为导致烟草依赖的因素主要包括生理学因素、心理学因素和社会文化因素，而且这 3 种因素相互关联，相互影响。

笔记栏

（1）生理学因素。导致烟草成瘾的第一链是烟草中的尼古丁。①尼古丁引起的成瘾性类似于阿片类毒品（如海洛因、吗啡）、苯丙胺兴奋剂（如冰毒），以及可卡因；②尼古丁通常只需几秒钟的时间就可进入大脑，让人产生各种愉悦感和被奖赏的感觉；③尼古丁在体内停留的时间很短，很快就会被排出体外；④当突然停止使用烟草，或体内尼古丁含量下降时，机体就会出现一系列的戒断症状，尼古丁的成瘾性导致吸烟者无法停止吸烟，会强化吸烟者的吸烟行为，并使吸烟者不愿放弃他们的习惯。正因为如此，使用尼古丁被称为"自我药疗"。尼古丁戒断症状都是很难受的，这些戒断症状在停止吸烟几小时之内就会出现，并在戒烟后的头几个星期最为严重；而且强烈的吸烟渴求欲望可能会在以后的几个月甚至几年之内再现。

（2）心理学因素。吸烟除了生理因素之外，还有强大的心理因素。这是导致烟草成瘾的第二链。吸烟者的行为取决于某些条件，这意味着吸烟与某些行为相关。尼古丁引起的生理性依赖通常还会导致吸烟行为的依赖，如在开始吸烟的时候，吸烟者会不自觉地有掏烟和点烟的动作，一旦这种习惯形成，吸烟者再吸烟的时候可能就不会意识到他们正在使用烟草产品。这些不断被强化的行为不仅可以导致躯体依赖，而且可以导致精神依赖，也即产生中枢性成瘾。久而久之，掏烟和点烟就成为吸烟者的一种无意识的习惯性行为。

人们有可能也没有意识到，当打电话的时候，吃完饭、喝完咖啡、喝完酒，或看完电视后都会吸烟，这些行为使得尼古丁依赖变得更加复杂。吸烟者还会将吸烟作为一种心理应对方式，当吸烟者感到有压力、无聊、孤独或者生气时，经常会用吸烟来缓解这些不良情绪。这些不断被强化的行为最终可导致精神依赖，也即产生心理上依赖。其他些负面情绪，也是类似，如出现抑郁或忧虑，他们也可能会通过尼古丁来进行自我调节。

（3）社会文化因素。烟草在当今社会扮演着一个非常重要的角色。在我国，吸烟通常被认为是拓展及维护人际交往关系的重要方式之一，这使得吸烟行为变得更加复杂。随着交往程度的加深，朋友、同事、上下级之间彼此递烟的行为更为频繁。因此，在进行戒烟干预时，健康管理师应该考虑到这些因素对吸烟行为的影响。

4）戒烟干预计划及措施：戒烟干预之前，健康管理师应该与戒烟者建立一种良好的互信关系，真诚关注他们现在所面临的吸烟问题，向他们表达一种共同的情感。干预过程中，更多采用正面而乐观的言语，避免消极或歧视的言语；注重戒烟者本人，而非他们所呈现的问题；注意交流过程中所表现出来的关爱，而非片面追求纯粹的戒烟理论。最终由健康管理师和戒烟者共同来克服戒烟过程中遇到的困难和障碍。

健康管理师，在进行健康风险分析和干预过程中，针对吸烟者提供专业的戒烟建议和帮助。在每一次干预实施过程中，健康管理师应该尽可能为吸烟者提供明确的、有针对性的戒烟建议，评估他们的戒烟意愿，为他们提供行为支持，并根据需要将他们转诊到专业的戒烟门诊进行强化干预，或者通过建立专业的戒烟团队进行强化干预。

（1）评价戒烟意愿。戒烟是一项非常强的行为改变，戒烟过程中，吸烟者通常也会经历5个不同的阶段：尚未准备戒烟期、戒烟思考期、戒烟准备期、戒断行动期、戒断维持期。部分吸烟者在戒烟维持一段时间后会重新再次规律吸烟，也即进入复吸期，从而有可能再次经历思考、准备、行动并维持的戒烟循环。并非每一个吸烟者都想戒烟，戒烟意愿改变模型是用于判断吸烟者是否准备戒烟，以及判断吸烟者处于戒烟行为改变哪一阶段的简易模型（见表2-7）。

表 2-7　戒烟意愿改变模型

分期	表现
尚未准备戒烟期	在未来 6 个月内尚未打算戒烟
戒烟思考期	打算在未来的 6 个月内戒烟
戒烟准备期	打算在未来的一个月内戒烟
戒烟行动期	已经戒烟，但时间少于 6 个月
戒烟维持期	保持戒烟状态达 6 个月以上
复吸期	戒烟一段时间后重新规律吸烟

（2）5A戒烟干预模型。一个较完整的戒烟干预步骤可以用5个词来概括：①询问（ask）：询问并了解吸烟者目前的烟草使用情况以及健康状况；②建议（advise）：提供有针对性的戒烟建议；③评估（assess）：评估吸烟者的戒烟意愿，根据需要评估烟草依赖程度；④帮助（assist）：在吸烟者采取行动之后，予以行为支持和帮助；⑤随访（arrange）：在开始戒烟后安排随访。

步骤一：询问

在每次见面时都询问吸烟者的烟草使用情况。戒烟干预询问的主要目的是了解吸烟者的吸烟年限、烟草使用量、是否尝试过戒烟（至少维持一天一支烟不抽）、尝试戒烟的次数、最长戒烟维持时间、曾经采用的戒烟方法，以及复吸的原因，等等。不管吸烟者以往采取过何种戒烟尝试，都应该对他们所做出的尝试给予鼓励。另外，为了更好地征求吸烟者的配合，获得吸烟相关信息，必须对进行干预的场所或环境进行恰当的布置，比如，陈列一些烟草相关知识健康宣传手册或海报，桌面摆放一些禁止吸烟的标志，或者陈列一些其他看得见的戒烟相关信息，以帮助吸烟者更能接受戒烟干预，并让他们感觉到询问他们的吸烟情况是此次交流过程中一个常规的，而且是必须进行的过程。

步骤二：建议

以清晰、强烈且个性化的方式建议吸烟者戒烟。戒烟干预的建议应该从吸烟者的身体健康状况等实际情况出发，并根据吸烟者戒烟意愿的不同给予清晰、强烈且有针对性的戒烟建议，根据需要进行简短的动机干预。

针对尚未准备戒烟者实用有效的戒烟建议应该向吸烟者强调吸烟与其健康的相关性，同时应该告知吸烟的危害和戒烟的好处，告知戒烟过程可能遇到的困难和障碍，并在每次与吸烟者接触过程中反复重申戒烟建议，即采用5R模型（见图2-4）来提供建议。最终吸烟者能够根据健康管理师提供的这些建议，在权衡利弊之后，做出正确的选择。同时，要向吸烟者陈述吸烟的危害及戒烟的好处。吸烟者在戒烟

笔记栏

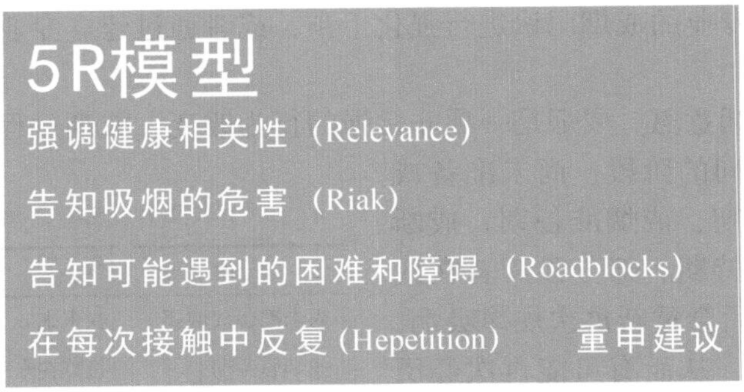

5R模型

强调健康相关性（Relevance）

告知吸烟的危害（Riak）

告知可能遇到的困难和障碍（Roadblocks）

在每次接触中反复（Hepetition） 重申建议

图 2-4　戒烟建议 5R 模型

后其体内器官会发生系列有益的变化，其变化大致表现如下：20min 内，血压降到标准水平，脉搏降到标准速度，手、脚的温度升到标准体温；8h 肉，血液中一氧化碳的含量降低到正常水平，血液中氧的含量增至正常水平；24h 内，心肌梗死危险性降低；48h 内，神经末梢的功能逐渐开始恢复，嗅觉和味觉对外界物质敏感性增强；7h 内，支气管不再痉挛，呼吸大为舒畅，肺活量增加；2 星期至 1 个月，血液循环稳定，走路稳而轻，肺功能改善 30%；1～9 个月，咳嗽、鼻窦充血、疲劳、气短等症状减轻，气管和支气管的黏膜上出现新的纤毛，处理黏液的功能增强，痰减少，肺部较干净，感染机会减少，身体的能量储备提高，体重可增加 2～3kg；1 年内，冠状动脉硬化危险减至吸烟者的一半；5 年内，比一般吸烟者（每天一包）的肺癌死亡率下降，即由 1.37% 降至 0.72%，或接近于不吸烟者的死亡率，口腔、呼吸道、食管癌发生率降到吸烟者发病率的一半，心肌梗死的发病率几乎降低到非吸烟者的水平上；10 年内，肺癌的发生率降至非吸烟者的水平；口腔、呼吸道、食管、膀胱、肾脏、胰腺等癌症发病率明显下降；15 年内，冠状动脉硬化的危险与不吸烟者相同。

因此，任何时间戒烟都不算晚，而且如果吸烟者能在 35 岁以前戒烟，则死于烟草相关疾病的危险性明显下降，几乎与不吸烟者相近。

戒烟过程中遇到的各种可能的障碍都有可能影响到吸烟者的戒烟意愿。告知他们可能会遇到的障碍，并帮助他们克服障碍，会很有效地增加他们戒烟的意愿和成功戒烟的可能性。典型的戒烟障碍包括戒断症状、缺乏支持、体重增加、抑郁，以及吸烟所带来的愉悦感。反复重申戒烟建议可显著提高吸烟者的戒烟成功率。对吸烟者每实施一次干预，都应当提出一次戒烟建议。只要你表现出对吸烟者的尊重，并真心诚意地提供建议，大部分吸烟者都会愿意倾听。而且，你永远无法预知何时是戒烟的"最佳时机"。因此，每次接触时，健康管理师都应该反复重申戒烟的建议。

步骤三：评估

评估吸烟者的戒烟意愿和烟草依赖程度。戒烟干预评估的主要任务是确定吸烟者的戒烟意愿，并根据需要来评估吸烟者的尼古丁依赖程度。判断吸烟者的戒烟意

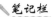

愿是根据以下问题的回答来确定的：

问："您是否打算在未来 1 个月内开始戒烟？"

如果吸烟者回答"是"则说明吸烟者准备戒烟，反之，则说明该吸烟者尚未准备好戒烟。

评估尼古丁依赖程度的大小是根据国际通用的尼古丁依赖检验量表（FTND）的得分来确定的（见表 2-8）。该量表的分值范围是：0～10 分。不同分值代表的依赖程度分别是：0～2 分为极低；3～4 分为低；5 分为中度；6～7 分为高；8～10 分为极高。当 FTND≥6 时，通常认为该吸烟者对尼古丁高度依赖，这些吸烟者戒烟过程中后复吸的可能性比较大，戒断症状会比较明显。

表 2-8 尼古丁依赖检验量表（FTND）

问题	答案	分值
您早晨起来后多长时间吸第一支烟？	5min 以内	3
	6～30min 以内	2
	31～60min 以内	1
	60min 后	0
您是否在许多禁烟场所很难控制吸烟的需求？	是	1
	否	0
您认为哪一支烟最不愿意放弃？	早晨第一支	1
	其他	0
您每天吸多少支烟？	10 支或以下	0
	11～20 支	1
	21～30 支	2
	31 支或更多	3
您卧病在床时仍旧吸烟吗？	是	1
	否	0
您早晨醒来后第一个小时是否比其他时间吸烟多？	是	1
	否	0

步骤四：帮助

在戒烟过程中对吸烟者予以行为支持和帮助。①针对准备戒烟者：健康管理师主要帮助他们制订一份简单的戒烟计划，并为他们提供一些自助材料；②针对尚未愿意戒烟者：健康管理师需要做的主要是提供自助材料，根据前面提到的 5R 模型对吸烟者进行简短的动机干预，并鼓励吸烟者今后考虑戒烟。

步骤五：随访在开始戒烟后，根据可能的时间，安排随访。随访的主要目的是了解吸烟者在采取戒烟行动后是否仍在坚持戒烟，并对戒烟过程中出现的戒断症状

笔记栏

予以指导和帮助，以防复吸。针对不同的戒烟状态，继续提供支持与鼓励。①针对戒烟维持者：祝贺这些戒烟者，并鼓励他们继续坚持；②针对复吸者：对他们的戒烟尝试给予肯定，并鼓励他们重新开始戒烟。

（3）戒烟干预过程中应注意的问题。①戒烟支持。由于烟草的高度成瘾性，吸烟者在戒烟过程中通常需要外界的帮助和支持才能成功戒除烟瘾。该支持不仅来自于专业人士，更密切且更直接的关怀则来自于家人、朋友和同事。除了这些社会支持以外，还需要有一定的环境支持，因为任何与吸烟相关的场景和物质都可能让吸烟者在戒烟一段时间后重新燃起对吸烟的记忆。营造这种戒烟环境，需要家人、朋友和同事的共同努力，同时也需要吸烟者采取切实的行动来维持，如清除家庭、工作场所中的烟具。②戒烟障碍。戒烟过程中可能遇到的困难和障碍，不仅包括各种可能的戒断症状，如紧张、易怒、焦虑、抑郁、失眠、体重增加等，同时也包括一些心理上的障碍，如缺乏信心、同伴压力等，以及社会交往时所承受的环境压力。戒烟过程中遇到的各种可能的障碍都有可能会影响到吸烟者的戒烟意愿。告知他们可能会遇到的障碍，并帮助他们克服障碍，会很有效地增加他们戒烟的意愿和成功戒烟的可能性。③应对戒断症状。应对戒断症状，首先要有正确的认识，其中以下几点需加以注意：戒断症状在最强烈的时候通常只会维持 3～5min，此后会逐渐减弱；戒断症状在停止吸烟后几小时之内就会出现，并在戒烟后的头 3 个星期，尤其是第 1 周最为严重；通常 2～3 周后，所有的戒断症状均基本消失，如果症状维持在 3 周以上，则需要向医生咨询或采用戒烟药物来缓解。④体重增加的处理。体重增加是戒烟后常见的表现，主要是因为戒烟后味觉得到改善、食欲增加、胃肠吸收功能恢复；为替代吸烟而吃的零食也更多。所以，一般来说，戒烟后体重会增加 2～3kg 左右。只要在戒烟的过程中坚持适量的运动，合理饮食就不会导致体重过度增加。

（4）戒烟药物。世界卫生组织推荐的一线戒烟药物主要包括：①尼古丁替代制品，具体形式有尼古丁贴片、口香糖和鼻雾剂；②处方药，如安非他酮和伐尼克兰。尼古丁替代治疗一般使用的都是非处方药，而其他药物治疗则需要医生开具处方。需要强调的是，以上所有药物的使用均应该始终与行为改变、心理辅助支持和干预相结合。

2. 饮酒的风险评估与干预

1）适量饮酒可能存在的益处

有研究表明，中老年人每天饮用相当于含有 14～28g 酒精的酒可以降低总死亡率。与不饮酒的人相比，每天饮用相当于含有 14～28g 酒精的饮料的成年人患冠心病的风险更小，而在大量饮酒的人群中发病率明显增高。饮酒与血压也有类似的曲线关系。中国居民营养与健康状况调查结果显示，在分量饮酒（每天摄入酒精 10～30g）者的血压比不饮酒或戒酒者低，但每天摄入酒精 30～59 岁的中年人中，每天酒精消费 5～10g 可能有利于高血压和血脂异常的预防。葡萄酒中含有多种植物活性物质，对预防心血管疾病及延缓衰老有一定作用，如白藜芦醇、原花青素等黄酮类物质以及鞣酸等具有抗氧化作用；多酚能抑制血小板的凝集，防止血栓形成等。到目前为止，适量饮酒对心血管系统保护作用及机制尚待深入研究证实，因此，不建议任何人出于预防心脏病而饮酒。

2）过量饮酒的危害

（1）急性酒精中毒。一次饮酒过量可引起急性酒精中毒。早期酒精中毒表现为语无伦次、情感爆发、哭笑无常；中期酒精中毒表现为语言不清、意识模糊、步态蹒跚；后期酒精中毒表现为昏迷、面色苍白、瞳孔散大、体温下降，需及时救治。一般人的酒精致死量与其体重的关系为5～8g/kg。

（2）慢性酒精中毒。长期饮酒主要导致以下损伤：

① 对机体营养的影响。酒是纯热能食物之一，在体内可分解产生能量，只含有有限的营养素，因此，长期大量饮酒可导致机体营养状况低下。过量饮酒还影响脂肪代谢，使血清中甘油三酯含量增高。

② 脏器损伤。摄入的酒精主要依赖肝脏进行氧化分解，长期酗酒者肝脏负担加重，使肝细胞受损变性、坏死、纤维组织增生而致肝硬变，引起酒精性脂肪肝。酗酒影响消化吸收功能，增大食道癌患发率，也易引起急性胰腺炎。长期过量饮酒会增加心脏负担使心肌纤维变性，失去弹性，严重者可出现心律失常、心力衰竭，甚至突然死亡。长期过量饮酒还会增加高血压、脑卒中危险。

③ 对生殖健康的影响。即使少量的酒精都会对胎儿造成无法弥补的伤害。酒精可使精子畸形、精子和卵子的基因突变，产生"胎儿酒精综合征"，引起胎儿智力发育差、先天性缺陷、生长缓慢等。

④ 对脂肪代谢的影响。过量饮酒影响脂肪代谢。乙醇减慢脂肪酸氧化，可能有利于膳食脂质的储存，肝脏脂肪合成增多，使血清中甘油三酯含量增高，发生甘油三酯血症的可能性增大。

⑤ 其他。饮酒行为与性别、吸烟、打架行为、使用违禁药品、异性性行为、参与赌博、通宵娱乐、醉酒闹事等8项相关因素和危害行为呈正相关。另外，酒精还会增加患乳腺癌和消化道癌症的危险。长期过量饮酒使矿物质代谢发生显著变化，例如血清钙和磷酸盐水平降低和镁缺乏，这些都可导致骨骼量异常，容易增加骨质疏松症的发生和容易导致骨折。过量饮酒还可改变人的判断能力。长期饮酒还可导致酒精依赖症、成瘾以及其他严重的健康问题。

3）对酒瘾的判断：酒瘾，准确说应该是慢性酒精中毒与酒依赖，属于精神活性物质所致精神障碍的种，是指饮酒者反复大量饮酒而导致的躯体和精神两方面对酒精的强烈渴求与耐受性（见表2-9）。这种渴求导致的行为已极大地优先于其他重要活动，此类患者的社会功能有明显损害。有酒瘾的人为了获得初期饮酒的舒适体验，饮酒量和频度会不断增加，越喝越多。酒瘾大的人一旦断了酒，便会出现一系列的不适，包括焦虑、烦躁、易怒、恶心、呕吐、出汗、心悸、失眠、抑郁等症状，严重者可出现震颤、谵妄等意识障碍和惊厥，这些表现即为戒断综合征。

笔记栏

表 2-9　是否有酒瘾判断表

问题	是否
社交饮酒时您是否主动要求别人多给您倒酒？	
您是否有时想自己多喝酒而让别人少喝些酒？	
您独处时是否有时想自己喝上几杯？	
您是否有过因喝酒而与别人争吵过，或在争吵后就喝上 1 杯？	
您是否清晨一起床就想喝酒？	
您是否在每天特定的时间，如下班后或睡觉前都要喝些酒？	
您是否因喝酒而耽误过大事，例如在工作、学习上出过大问题？	
在别人说您喝酒过量时，您是否对此并不感到内疚？	
您是否在遇到难事时，自然而然地借酒消愁？	
假如停止饮酒，您是否会觉得身体不自在、没劲或心理不踏实？	
您是否曾有晚上喝酒，次日早晨醒来将前晚事情全部忘记的经历？	

以上问题中如果没有或仅有 1 个回答肯定，您就仅是一般的饮酒而没有酒依赖；如果有 2 个回答肯定，就应该注意了；如果有 3 个或 3 个以上回答肯定，就应该采取管理措施或进行专业医生的咨询或就诊。

4）不适宜饮酒的人群：适量饮酒与健康的关系受诸多个体因素的影响，如年龄、性别、遗传、酒精敏感性、生活方式和代谢状况等。妇女在怀孕期间，即使是对正常成人适量饮酒也可能会对胎儿发育带来不良后果，酗酒更会导致胎儿畸形及智力迟钝。实验研究表明，酒精会影响胎儿大脑各个阶段的发育，如在胚胎形成初期孕妇大量饮酒可引起严重变化，在怀孕后期大量饮酒可造成胎儿大脑特定区域出现功能性缺陷。儿童正处于生长发育阶段，各脏器功能还不很完善，此时酒精对机体的损害甚为严重。儿童即使饮少量的酒，其注意力记忆力也会有所下降，思维速度将变得迟缓。特别是儿童对酒精的解毒能力低，饮酒过量轻者会头痛，重者会造成昏迷甚至死亡。在特定的场合，有些人即使饮用适量的酒也会造成不良的后果，例如准备驾车、操纵机器，或从事其他需要注意力集中、技巧或者协调能力的人。有的人对酒精过敏，微量酒精就会出现头晕、恶心、出冷汗等明显的不良症状。因此，青少年、准备怀孕的妇女、孕妇和哺乳期妇女、正在服用可能会与酒精产生作用的药物的人，患有某些疾病（如甘油三酯血症、胰腺炎、肝脏疾病等）及对酒精敏感的人都不应饮酒。血尿酸过高的人不宜大量喝啤酒，以减少痛风症发作的危险。

5）适量饮酒的推荐剂量：中国营养学会建议的成年人适量饮酒的限量值是成年男性一天饮用酒的酒精量不超过 25g，相当于啤酒 750ml，或葡萄酒 250ml，或 38°的白酒 75g，或高度白酒 50g；成年女性一天饮用酒的酒精量不超过 15g，相当于啤酒 450ml，或葡萄酒 150ml，或 38° 的白酒 50g。

第三章 健康教育与健康促进

第一节 概　　述

一、健康教育

1. **健康教育的概念**　健康教育是通过信息传播和行为干预，帮助个人和群体掌握卫生保健知识、树立健康观念，并自愿采纳有利于健康的行为和生活方式的教育活动过程。

2. **健康教育的核心与实质**　健康教育的核心是通过以健康为中心的全民教育活动，改变人们对健康问题的知晓率、认识、态度，帮助人们形成有益于健康的行为和生活方式，其实质是一种有计划、有组织、有评价、有系统的教育和干预活动过程。健康教育为人们提供行为改变所必需的知识、技术和服务，使人们在知情同意的前提下，有能力在促进健康和疾病预防、治疗、康复等健康问题上作出行为抉择。

3. **健康教育的目的与原则**　健康教育的目的是为了消除和减轻人们的行为危险因素，提高大众的自我保健能力进而降低发病率、伤残率和死亡率，提高生活质量。进行健康教育的原则是：①科学性；②群众性；③针对性；④艺术性。健康教育不同于一般的卫生宣传，健康教育在健康促进中起主导作用。

笔记栏

二、健康促进

1. 健康促进的概念　"健康促进"一词出现于 20 世纪 20 年代，随着人们认识的深入和社会需要以及健康促进本身的不断发展，健康促进的含义也在不断深入和扩展。世界卫生组织（WHO）曾经的定义是："健康促进是促进人们维护和提高他们自身健康的过程，是协调人类与他们环境之间的战略，规定个人与社会对健康各自所负的责任。"美国健康教育专家格林（Lawrence W. Green）则认为："健康促进是指一切能促使行为和生活条件向有益于健康改变的教育与环境支持的综合体。"其中环境包括社会的、政治的、经济的和自然的环境，支持包括政治、立法、财政、组织、社会开发等各个系统的支持。1995 年 WHO 亚太区办事处发表《健康新视野》中指出："健康促进是指个人与其家庭、社区和国家起采取措施，鼓励健康的行为，增强人们改进和处理自身健康问题的能力。"

综上所述，健康促进的基本内涵包括了个人、群体行为改变和政府行为（社会环境）改变两个方面，尤其重视发挥个人、家庭、社会的健康潜能。基本内涵包括：①健康促进工作的主体不仅是卫生部门，而且是社会的各个领域和部门；②健康促进强调个体、家庭、社区和各种群体有组织地积极参与；③必须促进社会公平与平等，需要组织机构的改变和社会变革；④健康促进建立在大众健康生态基础上，强调健康、环境、发展三者的结合。可见，健康促进是一个综合的教育，是调动社会、经济和政治的广泛力量，改善人群健康的活动过程。

2. 健康促进的领域　1986 年在首届健康促进国际大会上通过的《渥太华宣言》中明确指出，健康促进涉及以下 5 个活动领域：

（1）制定促进健康的公共政策：把健康问题提到各个部门、各级政府和决策者的议事日程上来。明确要求非卫生部门建立和实行健康促进政策的责任。

（2）创造能够支持健康的环境：创造安全的、满意的和愉快的生活及工作环境。

（3）增强社区解决问题的能力：充分发动社区力量，积极有效地参与卫生保健计划的制订和执行。

（4）发展个人健康生活的技能：通过提供健康信息，教育并帮助人们控制自己的健康和环境，有效应对各种健康问题。

（5）调整社区卫生服务方向：朝着有利于建立一个将卫生服务的责任由个人、社会团体、卫生专业人员、卫生部门、工商机构等共同承担的健康保障体系的方向调整。

3. 健康促进的重点　1997 年，第四届健康促进国际大会上发表的《雅加达宣言》中明确了 21 世纪健康促进的重点内容，包括：①提高社会对健康的责任感；②增加健康发展的投资；③巩固和扩大有利于健康的伙伴关系；④保证健康促进的基础设施；⑤行动起来。为完成健康促进的任务提供了策略和指导方向，也对健康管理工作者提出了更高的能力要求。

第二节　健康相关行为

一、概　述

1. 行为的内涵

1）行为的概念：人的行为是指具有丰富心理活动的人，对内外环境因素刺激作出的能动反应，这种反应可以以外显和内隐两种方式体现。外显行为是人们可以直接看到的，而内隐行为则需要通过测量和对外显行为的推测间接了解。同一个体在不同环境条件下的行为表现可能有所不同，而不同个体在相同环境条件下的行为表现也可能差异颇大；甚至同一个体在同样的环境条件下，由于其生理、心理等因素的影响，行为表现也不尽相同。

2）行为的分类：人的行为可分为两类：一类是本能行为，包括与基本生存有关的行为、与种族保存有关的行为和攻击与自我防御行为；另一类是社会行为，包括在社会化过程中为了自身的生存和发展而形成的一系列行为。

3）行为的影响因素

（1）形成过程中的影响因素。指与人的遗传、环境和学习有关的因素

（2）发展过程中的影响因素。可分为4个阶段：①被动发展阶段（0～3岁）：表现为由遗传本能的驱使的无意识的模仿，其特征是初步形成多种动作、简单语言、基本情绪和部分社会行为；②主动发展阶段（3～12岁）：表现为由遗传本能驱使的主动的模仿、探究，特征是行为发展有明显的主动性，对本能行为的克制力提高，已有行为进步发展；③自主发展阶段（12岁至成年）：表现为开始对自己、他人、环境、社会进行综合认识，特征是能够调整自己的行为发展；④巩固发展阶段（成年以后）：表现为行为定势形成，特征是行为发展主要体现在巩固、完善、适当调整几个方面。

2. 健康相关行为的概念　健康相关行为指的是个体和群体与健康和疾病有关的行为。在健康管理师的工作过程中，开展健康教育主要作用对象就是具有健康相关行为的人。

3. 健康相关行为的分类　按行为对行为者自身和他人健康状况的影响，健康相关行为可分为促进健康行为和危害健康行为两种。

1）促进健康行为：促进健康行为是指个体或群体朝向健康或被健康结果所强化的，客观上有益于自身和他人健康的一组行为。这些行为具有5个基本特征：①有利性。行为有利于自身和他人的健康。②规律性。行为有规律的发生，不是偶然的。③和谐性。个体的行为表现与所处环境和谐。④一致性。个体外在行为表现与内在的心理认知和情绪一致。⑤适应性。行为的强度与频度适宜，不示弱也不冲突。

笔记栏

促进健康行为可分为以下 5 个类别：

（1）基本健康行为。指日常生活中一系列有益于健康的基本行为。

（2）戒除不良嗜好行为。指以主动的态度努力戒除日常生活中对健康有危害的个人偏好的行为。

（3）预警行为。指对可能发生的危害健康的事件预先给予警示，从而预防事件发生和事件发生以后正确处置的行为。

（4）避开环境危害行为。主动地以积极或消极的方式，避开人们生活和工作的自然环境与心理社会环境中各种有害健康因素的行为。

（5）合理利用卫生服务。指有效合理地利用现有卫生保健服务，以实现三级预防维护自身健康的行为。

2）危害健康行为：危害健康行为指的是偏离个人、他人乃至社会的健康期望，客观上不利于健康的行为。这些行为具有 3 个基本特征：①危害性：行为对个人、他人乃至社会的健康有直接或间接的危害；②习得性：行为都是个体在后天的生活经历中学会的；③稳定性：行为不是偶然发生，有一定强度的行为造成健康危害需保持相当的时间。

危害健康行为分为 4 个类别：

（1）不良生活方式。生活方式是指在特定环境条件下，为生存和发展而进行的一系列日常活动的行为表现形式，是人们一切生活活动的总和。不良生活方式则是一组习以为常的、对健康有害的行为习惯，其对健康的影响具有 5 个特点：①潜伏期长：一般不良生活方式要持续相当长的时间，才能对健康产生影响，出现明显的致病作用；②特异性差：不良生活方式与疾病没有明确的对应关系；③协同性强：不良生活方式对于疾病的影响不仅可以是单因多果，更多地表现为多因单果或多因多果；④变异性大：不良生活方式对健康危害的大小、发生时间的早晚及严重程度等，都存在着明显的个体差异；⑤广泛存在：不良生活方式可以渗透在日常生活的方方面面。

目前，我国城乡居民的生活中最常见的不良生活方式有 7 种：①膳食结构不合理，如饮食过度，营养过剩，食用高脂肪、高钠盐、低纤维食品，喜食烧烤、油炸食品和甜食，暴饮暴食，不吃早餐，等等；②缺乏运动；③吸烟；④过量饮酒；⑤心理失衡；⑥生活无规律，睡眠不足；⑦乱吃补药，滥用保健品。

（2）致病性行为模式。致病性行为模式是导致特异性疾病发生的行为模式。目前国内外研究较多的是 A、C 两型：A 型行为是一种与冠心病密切相关的行为模式，核心表现为不耐烦和敌意；C 型行为是一种与肿瘤发生相关的行为模式，核心表现是情绪过分压抑和自我克制。

（3）不良疾病行为。疾病行为指个体从感知到自身患病到疾病康复全过程所表现出来的一系列行为。不良疾病行为是指可能发生在上述任何阶段的不利于疾病康复的行为表现形式常为：瞒病行为、恐惧行为、自暴自弃行为、角色行为超前、角色行为缺失及角色心理冲突等。

（4）违反道德法律危害健康的行为。指既直接危害行为者个人健康，又严重影响社健康与正常秩序的行为，如吸毒行为、性行为混乱等。

二、健康相关行为的改变理论

1. **知信行理论模式** 知信行是知识、态度、信念和行为的简称，"知"是知识和学习；"信"是正确的信念和积极的态度；"行"指的是行动，包括产生健康行为和消除危险行为的行为改变过程。知信行理论模式是改变健康相关行为的模式之一，该理论模式将人们行为的改变分为获取知识、产生信念及形成行为3个连续过程。

知信行模式认为，知识是行为的基础，通过学习改变原有目标，消除旧观念的影响，重新学习获取达到新目标的知识和技能；信念或态度是行为改变的动力，通过对知识进行有根据的独立思考，逐步形成信念与态度，由知识转变为信念和态度就能支配人的行动；所谓行动就是将已经掌握并且相信的知识付诸行动，促成有利于健康的行为形成。当人们从不同的信息来源中接受了有关的健康知识后，必须建立起积极、正确的信念与态度，才有可能主动地形成有益的健康行为，改变危险行为，最终达到增进健康的目的。其中最为关键的步骤是信念的确立和态度的改变。将知识转变为行为的过程中，各种因素都将影响行为转变的结果。

知识、信念与态度、行为之间只存在着因果关系，而没有必然性。当一个人的信念确立以后，如果没有坚决转变态度的前提，实现行为转变的目标也不会成功。因此，在健康行为的形成和改变危险行为的实践中，只有全面掌握知、信、行转变的复杂过程，才能及时、有效地消除或减弱不利影响，促进形成有利环境，进而达到目的。

2. **健康信念模式** 健康信念模式是运用社会心理学方法解释健康相关行为的理论模式。该理论认为信念是人们采纳健康行为的基础，人们如果具有与疾病、健康相关的信念，就会采纳健康行为，改变危险行为。该模式强调个体的主观心理过程，即期望、思维、推理、信念等对行为的主导作用，健康信念是人们接受劝导、改变不良行为、采纳健康行为的关键该理论模式认为，健康信念的形成主要涉及5个方面。

1）感知疾病的威胁：对疾病威胁的感知由对疾病易感性的感知和对疾病严重性的感知构成。对疾病易感性和严重性的感知程度高，即对疾病危险的感知程度高，是促使人们产生行为动机的直接原因。

（1）感知疾病的易感性。指个体对自身患某种疾病或出现某种健康问题的可能性的判断。人们越是感到自己患某种疾病的可能性大，就越有可能采取行动避免疾病的发生。

（2）感知疾病的严重性。疾病的严重性既包括疾病对躯体健康的不良影响，如

笔记栏

疾病会导致疼痛、伤残和死亡，还包括疾病引起的心理、社会后果，如意识到疾病会影响到工作、家庭生活、人际关系等。人们往往更有可能采纳健康行为，以防止严重健康问题的发生。

2）感知健康行为的效果：感知健康行为的效果指个体对行为所带来的益处和障碍的预测。

（1）感知健康行为的益处。指个体对采纳行为后能带来的益处的主观判断，包括对保护和改善健康状况的益处和其他边际收益。只有当人们认识到自己的行为有益时，比如可减缓病痛、减少疾病产生的社会影响等，才会自觉地采取行动。

（2）感知健康行为的障碍。指个体对采纳健康行为会面临的障碍的主观判断，包括行为复杂、时间花费以及经济负担等。如果感觉到障碍过多，则可能会阻碍个体对健康行为的采纳。因此，个体对健康行为益处的感知越强，采纳健康行为的障碍越小，个体采纳健康行为的可能性就越大。

3）自我效能：也称为效能期待，是指对自己实施和放弃某种行为能力的自信，是个体对能力的评价和判断，即是否相信自己有能力控制自己与外在因素而成功采纳健康行为，并取得期望结果。自我效能的重要作用，在于当认识到采取某种行动会面临的障碍时，需要有克服障碍的信心和意志，才能完成这种行动。自我效能高的人，更有可能采纳所建议的有益于健康的行为。

4）社会人口学因素：社会人口学因素包括人口特征（年龄、性别、种族）和社会心理因素（人格、社会地位、同事、团体等）。具有卫生保健知识的人更容易采纳健康行为。对不同类型的健康行为而言，不同年龄、性别、个体特征的个体采纳行为的可能性相异。

5）提示因素：提示因素是指诱发健康行为发生的因素，如传媒活动、他人忠告、医务人员提醒、亲友的疾病经验、某种标识物等。提示因素越多，个体采纳健康行为的可能性越大。

健康信念模式是最常用于各种健康相关行为改变的一种模式。这种模式在运行中常遵循以下步骤：首先，是让人们对他们目前的不良行为方式感到害怕（感觉到威胁和严重性）；其次，是让人们坚信一旦他们改变不良行为会得到非常有价值的后果，同时清醒地认识到行为改变中可能出现的困难；最后，是使人们感到有信心、有能力通过长期努力改变不良行为。

3. 行为改变阶段理论　行为改变阶段理论认为，人的行为变化是一个连续的、动态的、逐渐推进的过程，在不同的行为阶段，每个改变行为的人都有不同的需要和动机，对于目标行为会有不同的处理方式。该模式注重个体的内在因素，并认为人们修正负向行为或采取正向行为实质上是一个决策的过程。人的行为变化不是一次性的事件，而是一个渐进的和连续的过程，是由 5 个不同的阶段构成的过程。

（1）无转变打算阶段。通常指在最近 6 个月内人们没有改变行为的想法。人们处于这一阶段往往是由于：①不知道行为的结果；②缺乏对行为危害的感知；③曾试图多次改变行为，但因最终失败而心灰意冷。这些人属于无动机群体，他们常会提出一些理由来对行为干预进行抵触，不愿意参加健康促进、预防保健活动。

（2）打算转变阶段。指在最近 6 个月内人们打算改变行为，但却一直无任何行动和准备行动的迹象。处于这一阶段，人们会意识到改变行为的益处，也会意识到改变行为的代价。利益和代价的均衡常使人们处于极度的矛盾之中，导致他们在很长时间内停留在这一阶段。以上两个阶段合称为准备前阶段。

（3）转变准备阶段。指在最近 30 天内，人们承诺将要做出行为改变，并开始有所行动，如制订行动计划、参加健康教育课程、购买有关资料、寻求咨询指导、了解自我改变的方法等。

（4）转变行为阶段。人们在最近 6 个月内已做出了行为改变。要强调的是这只是五个阶段之一，不是所有的改变都称之为行动，行动应该有明确标准。

（5）行为维持阶段。保持已改变了的行为状态长达 6 个月以上。在这一阶段，减少诱惑和增加信心有利于保持行为改变的状态，防止旧的行为习惯反弹或复发。如果人们经不住诱惑和没有足够的信心和毅力，他们就可能返回到原来的行为状态，即终止阶段，这种现象称为复返。

行为改变阶段模式将行为的改变分为 5 个阶段，但人们的行为变化并不总是在这 5 个阶段间单向移动。很多人在达到目标前，往往尝试过很多次，有些会退回到无转变打算阶段。行为者能从任何阶段退回到一个早前的阶段，包括从转变行为阶段或行为维持阶段复原到一个比较早期的阶段。一种健康行为的形成并非易事，往往要经过多次尝试才能成功。

三、健康相关行为的矫正

1. **行为矫正的含义** 行为矫正是指按照一定的期望，在一定条件下采取特定的措施，促使矫正对象改变自身的特定行为的行为改变过程。行为矫正由 3 个要素组成：①行为矫正对象：根据矫正对象对行为指导的态度，可将其分为需要型、冷漠型和无需要型。②行为矫正的环境：包括行为指导者、矫正场所和矫正时机；健康管理师是行为指导者中的重要生力军，当然也可以发动更多的健康维护者。矫正场所可以是固定的，也可以是灵活多变的。矫正的时机则要根据各方面的有利条件来确定和把握控制。③行为矫正的过程：就是行为矫正技术的选择和实施过程，其核心是针对矫正对象的具体行为来选择矫正技术。

2. **群体行为矫正的方法** 群体行为的改变的根本原则和依据是相关的政策、法规和制度等。因此，必须重视利用文件、报告、案例、数据和各种媒体来影响决策者，以制定有益于健康的公共政策，并使群体行为干预得到组织、资源、舆论等的支持。

要改变群体行为可以从个体入手，但更重要的是利用群体特有的优势。改变群体行为的常用方法有：①信息传播：利用各种传播媒介传播有关如何改变行为的信息，为行为转变奠定基础。②心理支持和压力：利用群体成员间的亲密关系、归属感和集体荣誉感，以及骨干示范作用等对个体形成群体支持和压力。③竞争与评价：利用群体凝聚力，激发成员对健康行为的追求，促使成员健康行为的形成和巩固。利用定期的总结分析，督促和监督落后成员的改变，以达到整个群体健康水平的提高。④环境改善：社会环境的改善，需要依靠社会舆论的倡导，形成关注健康、促进健康行为的社会氛围，从而约束损害健康的各种行为。

3. 个体行为矫正　在参照群体行为矫正方法的基础上，针对个体运用较多的行为矫正方法有：①脱敏疗法：以认知原理为基础，在矫正中有目的、循序渐进地主动提供刺激因素，适时修正个体对刺激因素的错误认知，再通过反复的操作、强化，常可以达到消除这种过于敏感行为的目的。这种方法主要用于个体因对某种因素过于敏感而产生的不良表现，如恐惧症、焦虑症和紧张症等。②厌恶疗法：当矫正对象出现目标行为或出现该行为的欲望冲动时，就给予矫正对象一个引起负性心理效应的恶性刺激。反复作用后，在矫正对象的内心建立起该行为与恶性刺激间的条件反射，引起内心的由衷厌恶，直至消除该目标行为。③示范疗法：将要形成的健康行为或所要改变的危险行为分解成不同阶段或不同表现，设计相应的模拟场景，让行为矫正对象扮演其中的角色或观察角色行为，身临其境模仿角色的示范，从而形成自己的行为。④强化疗法：指在行为发生后，通过正强化或负强化来矫正行为的方法。当矫正对象表现出有益于健康的行为时就给予正强化，形式表扬和物质奖励等。当矫正对象表现对健康有危害的行为时给予非强化，使矫正对象为了逃避负强化而放弃不健康的行为。

第三节　健康传播

一、概　述

1. 健康传播的概念　传播是一种社会性的行为，是人们通过符号和媒介传递信息的活动，是个人之间、集体之间或集体与个人之间进行交流的过程。健康传播是指以"人人健康"为出发点，运用各种传播媒介渠道和方法，为维护和促进人类健康的目的而获取、制作、传递、交流、分享健康信息的过程。

2. 传播的基本特性

（1）社会性：信息传播是人们建立相互联系、维系社会生活和社会关系的一种纽带。人有社会交往活动的需要，如果不能进行正常交往，则影响一个人的正常发育和健康状况。

（2）普遍性：人类传播行为无处不在，只要有人类生存的地方就有传播活动的进行。

（3）工具性：传播是人类检测、适应、改造环境的工具。

（4）互动性：传播是一种双向活动，是人与人之间相互作用的互动行为。

（5）目的性：信息传播是本着某种目的为出发点，力求传播某种观点、知识、事实达到最终的目的。

（6）共享性：在目标明确的基础上，传播者希望传播双方共同占有某种观点、知识、事实，并分享某种感情等。

3. 传播的模式　传播模式是指为了研究传播现象，采用简化而具体的图解模式来对复杂的传播现象、传播结构和传播过程进行描述、解释和分析，以揭示传播结构内各因素之间的相互关系。最著名、流行最广的模式，是由 1948 年传播学奠基人之一、美国的哈罗德·拉斯韦尔提出的拉斯韦尔五因素传媒模式（见图 3-1）。他认为一个描述传媒的简便方法，就是回答 5 个问题，即：①谁？②说了什么？③通过什么渠道？④对谁？⑤取得什么效果？所以该模式又称为 5W 模式。

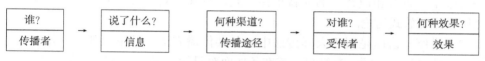

图 3-1　拉斯韦尔五因素传播模式

4. 传播的社会功能　从传播目的和所发生的效应来看，传播对人类的主要作用主要表现在 4 个功能方面：

（1）探测：探测是指收集、储存、整理和传递各种情报信息、数据、资料等，供个人、团体和国家了解周围环境，认识自己所处的地位，确定自己应采取的态度和行动。

（2）协调：协调人类依赖传播了解社会动态，调节行动目标，并同社会其他成员采取一致行动。

（3）教导：人类学习知识，获得各种技能，改变或调节生活行为都离不开信息的传递和接收。

（4）娱乐：通过各种传播渠道和方式，使个人得到娱乐和享受，不断充实精神状态。

二、人 际 传 播

1. 人际传播的概念　人际传播又称人际交流和亲身传播，是指人与人之间面对面直接的信息沟通的一类交流活动。这类沟通，既可以通过语言来完成，也可以同时辅助以语言的方式进行，如动作、表情、信号（包括文字和符号）等。人际传播是个体之间相互沟通、共享信息最基本的传播形式和建立人际关系的基础。

2. 人际传播的特点　通常认为人际传播的特点体现在 6 个方面：①直接的人际传播一般不需要任何非自然的媒介；②在人际传播活动中，交流双方可互为传播者

笔记栏

和受传者；③人际传播中反馈及时，所以交流容易充分；④人际传播有益于提高传播的针对性；⑤相对于大众传播而言传播速度较慢，信息量相对较小；⑥在人际传播活动中，尤其是多级别人际传播过程中，信息容易走样。健康管理师掌握人际传播的特点，有利于更好地发挥人际传播的作用，取得好的传播效果。

3. 人际传播的应用　在进行健康教育活动中，健康管理师应用比较多的人际传播形式有 5 种。

（1）个别劝导：在健康教育活动中，个别劝导是行为干预的主要手段，也是采用最多的人际传播形式。健康管理师可利用这一方法，对某一对象的特殊不健康行为和具体情况进行健康干预，包括传授健康知识和技能、启迪其健康信念、说服其改变态度和行为等。

（2）小组讨论：小组讨论是一种小群体交流方法。健康管理师为了某一目的，将一定数量、具有相似背景的人召集在一起，对某一共同关心的主题或大家某一共同经历进行开放式讨论。

（3）讲座：讲座是属于人际传播中的公共传播方法。健康管理师根据受众的某种需要，针对某一专题，有组织、有准备地面对目标人群进行健康教育活动。

（4）培训：健康管理师运用教育的手段，对干预对象的需求进行保健技能的培训。这种方式是健康教育活动中，促使干预对象建立健康行为的重要环节。

（5）咨询：健康咨询是为满足人们的健康需求而提供的一种健康服务形式。咨询的目标和任务是向求助者提供所需要的科学的健康信息和专业技术帮助，使求助者能够自己选择有利于健康的信念、价值观和行为，了解和学习有关保健技能。

4. 人际传播的技巧

1）二人传播技巧

（1）语言传播技巧。

① 开场技巧。开场是为了进一步了解对方的信息，一般多用招呼、寒暄、介绍和问候等语言和非语言形式。

② 说话技巧。健康管理师要用干预对象熟悉、能懂的语言，用词通俗易懂，口气和蔼可亲，语气生动，语速适中，声音有起伏，吐字清晰，重点内容注意重复，根据干预对象的反应调整说话方式。

③ 倾听技巧。健康管理师在听对方讲话时，应始终保持对干预对象的一种鼓励和重视的态度，包括耐心和集中精力听对方讲话；交流中不要轻易打断对方，不在听对方讲话时干其他事情；对方讲话内容离题时给予适当的引导；倾听中适当用虚词、微笑、点头等来表达对谈话的反应；注意辨别和理解干预对象的真实情感和思想；不轻易对对方的话作出结论；不急于表达自己的观点等。

④ 提问技巧。健康管理师可以根据咨询中获取干预对象的信息的不同需要选用不同的提问方式。常用的有开放式（即提问者对所问的问题答案没有任何限定）、封闭式（即提问者对所问问题限制在有限的答案中）、倾向式（即提问者在问题中表达

了自己的倾向，给对方以暗示和诱导）、试探式（即提问者对对方进行试探，以证实某种估测）、追索式（即为了了解对方存在某种观点、认识、现象、行为的原因，提问者要进一步问"为什么"）及复合型问题等不同的提问方式。

⑤ 反馈技巧。反馈有多种形式，如积极性反馈表示一方对另一方言行的理解或赞同；消极性反馈表示一方对另一方的言行不理解、不赞同或反对；模糊性反馈表示信息一方对另一方没有表达明确的态度和立场；鞭策性反馈表示一方对另一方言行作出客观性的评价，或说明对方的言行留下的印象，或向对方提出要求对问题作出最后的回答等；情感性反馈表示健康管理师运用移情方法，对干预对象的感情流露作出恰当的反应，以表达已经理解对方的情感或思想之意。

⑥ 结束技巧。结束多指一次传播活动的完成，但常常预示着下一次传播活动的继续，所以，结束语常用感谢、激励和期待类的语言和非语言形式。

（2）非语言传播技巧。

① 表情。表情常常是传播活动中最早、最丰富的一种表达，尤其是在近距离沟通时健康管理师与干预对象都会不断地看着对方的面部，观察其反应。所以，健康管理师要善于控制自己的面部表情，以通过丰富的面部表情向干预对象传递应传递的信息。

② 眼神。眼睛是心灵之窗，内心的思想常可能不自觉地通过眼神流露出来。目光的接触，常表示了健康管理师对干预对象的尊重，但通常对视时间不宜超过10s，否则可能会引起不必要的误解。

③ 姿态。在传播活动中健康管理师举手投足、站立行走，都会在一定程度上透露他的内心活动、情绪状态、健康状况。所以，健康管理师要表现出自身健康的良好姿态。

④ 动作。动作主要是辅助解释和传授某种技能所用，无关的动作尽量少做。作为健康管理师，尤其要尽量克服一些习惯动作，如甩头、抖腿、手指敲打等。

⑤ 距离。这里主要是指交流双方的空间位置和距离。人际空间距离的大小取决于不同民族的文化传统及不同的场合。东方人喜欢群聚，人际交往距离相对较近；西方人个人隐私感较强，人际交往距离相对较远。健康管理师与干预对象交流时的距离一般掌握在 0.5～1.2m 之间。

⑥ 触摸。触摸主要指抚摸、握手、搀扶、拥抱等沟通行为。健康管理师在应用时要特别注意地域、文化、场合对沟通双方的特殊要求，以免产生不当影响。

（3）观察技巧。

① 敏锐。来访者的目光、表情、步态、语调都可以一定程度上反映其性格、心态、情绪等信息。因此，要求健康管理师应具备敏锐的领悟能力。

② 全面。健康管理师在头脑中应有一个基本的观察项目的框架，以免丢失该观察的信息。

③ 客观。健康管理师在观察中，不能因为任何原因影响对来访者状况的真实性观察，不允许带有主观色彩对来访者的情况作出判断。

笔记栏

2）公众传播技巧

（1）授课前准备技巧。

① 调查听众的背景和需要。健康管理师在讲演前应对听众的来源、年龄、职业、文化水平、关注的焦点、希望解决的问题等方面有一定的了解，这样讲演才可能有的放矢。

② 了解活动的内容和程序。讲演可以是一项单一的活动，也可以是综合活动的一部分。健康管理师应尽早了解活动的内容和程序，以赢得充分的准备时间。

③ 备好讲演的教案和课件。教案中至少包含对讲演内容、具体时间和方法的安排，如开场序言的导入方式、重点内容的强化方式、难点内容的讲解方式、课终结论的归纳式、授课进程的反馈方式以及授课意图的课件反映方式等。

④ 熟悉场地和教具的使用。讲演前最好能进行预授课的演练，使得健康管理师在现场能对教具、课件运用自如，对授课内容的把握恰到好处。

⑤ 预设听众的问题和答案。根据对听众背景的了解，健康管理师可以尽可能地准备一些听众可能提出的问题，以避免临时的紧张和慌乱。

（2）讲演中情绪控制技巧。

① 学会排解紧张的情绪。健康管理师在上场前和讲演中都可能产生紧张情绪，可用些舒缓方式来减轻压力，如一些暗示性语言等。

② 随时处理演讲的障碍。在讲演时如遇到中途停电、部分听众因故临时撤离、音响效果不佳、对听众提的问题无法作答等，健康管理师都应在心中有很充分的心理准备和处理预案。

③ 注意调整听众的情绪。在讲演中健康管理师需要随时调动和活跃气氛以配合效果，如设问、举例、引用、游戏、故事、录像、图片等，使听众一直处于精力集中、情绪兴奋的状态中，最大限度地吸收知识。

（3）讲演中综合表达技巧。

① 熟练运用语言表达的技巧。健康管理师不仅要言词通俗规范、语句完整贴切、语调抑扬恰当、逻辑自然流畅，而且还要逐渐形成一定的个人风格，如既庄重又不失风趣既严谨又隐含幽默，力求使讲演给听众留下较深刻的印象。

② 恰当使用体态表达的技巧。健康管理师应做到目光坚定亲切、姿态稳健大方、表情庄重自信、情绪饱满热情、手势明了恰当等，以更好地辅助对讲演内容的表达。

③ 巧妙设计讲演程序的技巧。健康管理师要根据受教育对象的接受特点，精心设计一每一次讲演，其中至少应包括三部分内容：开场的设计，如方式的选择、时间的控制等；过程的设计，如内容讲解的顺序、重点的陈述方式、案例的选择加工、反馈的时机和方法等；结尾的设计，如归纳的形式、结束的方法等。

④ 随机控制时间和节奏技巧。时间和节奏技巧，是指讲座时间和内容的有效安排。研究者表明，听众的最有效时间是前 15min，所以讲演者要学会充分利用这一点，把握好讲课的节奏，最好 40～45min 休息一次，总时间一般不超过 3h。

笔记栏

3）小组传播技巧

（1）讨论技巧。在讨论过程中，健康管理师首先要把握 3 个基本问题：①理想的小组参与人数为 10～20 人；②讨论人员的座位排列应以平等型座次为原则；③时间通常控制在 1.5～2h 之间。

在个人技巧方面，健康管理师还应注意掌握以下 7 个方面的技巧：

① 营造好气氛。健康管理师作为主持者要使参与者尽早感受现场的气氛。

② 相互间认识。健康管理师要会通过已掌握的参与者的相关信息，尽快找出合适的切入点来介绍他们，并让他们感觉到在小组中的平等地位。

③ 用引发材料。健康管理师要善于熟练运用各种引发讨论话题的材料，如一个耐人寻味的问题、故事、相片及录像等。

④ 提开放性问题。向讨论者提一个值得争论的开放性问题供大家议论，健康管理师将记录下的每一种意见逐一提供给大家进行分析，最后作出总结得出结论。

⑤ 轮流式发言。营造一个平等发言的机会，防止"一言堂""一边倒""不吭声"等情况的发生。

⑥ 分散式议论。健康管理师在提出某种难以一下子回答清楚的问题时，可考虑采用先让参与者分小组议论的方法，再汇总意见，集中讨论后得出结论。

⑦ 无记名提法。健康管理师让每个人将自己的意见写在统一格式的纸片上，集中放在纸箱中，然后每个人再随机抽取一张，宣读纸上写的内容，根据发现的问题进行讨论。此方法适用于对敏感性问题的讨论。

（2）同伴教育技巧。同伴教育作为小组传播模式的一种，已广泛应用于各种健康教育活动领域。如戒烟、戒酒、纠正不良生活方式、预防各种疾病的教育等。"同伴"，是指具有相同背景、相同经历或由于某种原因使其具有共同语言的人，这种共性主要体现在年龄、性别、生活环境和精力以及文化和社会地位等方面，如同事、好友，同种疾病患者，健康俱乐部的成员。同伴教育是通过同伴在一起分享信息、观念和行为技能，以实现教育目标的一种教育形式，一般由经过培训的同伴教育者向同伴讲述自身经历和体会，充当积极的榜样角色，以唤起共鸣，激发情感。

同伴教育使用最多的方式有 3 种：①在目标人群中选择一定数量的人，经培训成为同伴教育者，然后再由他们对目标人群进行教育。训练内容为讲授、讨论、游戏、知识竞赛、讲故事、小品等多种教育技巧。②目标人群自由讨论和交流，由健康管理师制定讨论过程中的组织者，也可由目标人群自发组织，推选出带头人，如召开小组讨论会、座谈会等。③两人或更多人之间自由地进行信息、观念和技能的分享与交流。如在某社区的高血压俱乐部，患者之间以现身说法、交流保健信息。

同伴教育在组织实施中要注意几个关键点的把握：第一，同伴教育者应具备 4 方面的特征：①与目标人群具有某些共性，并熟悉该人群的文化和思想，这将有利于他们更好地鼓励同伴接受健康的生活方式。②自愿接受培训，且有高度的责任心。③具备良好的表达和表演能力以及人际交流技巧。④能以倡导者和联络员的身份在健康管理机构和干预对象之间架起桥梁。第二，同伴教育者通过培训做到：①了解

笔记栏

项目目标，干预政策与活动，了解同伴教育在其中的作用，以及如何与其他干预活动进行配合。②掌握与教育内容有关的卫生保健知识和技能。③掌握人际交流基本技巧和同伴教育中常用的其他方法，如组织游戏、辩论、小组讨论、幻灯片放映等。第三，实施同伴教育通常是以固定的组织方式在社区、学校、工作场所等地进行。在活动开始前，应注意场地、桌椅、使用仪器设备等的准备和调试，以保证同伴教育的质量。同伴教育可以利用多种多样的形式，包括咨询、展览、发放教育手册、社区动员、聚会、角色扮演、讲演、录像VCD、专题研讨会等。第四，同伴教育评价主要关注实施过程和同伴教育的工作能力，可以采用研究者评价、同伴教育对象评价、同伴教育者自我评价的形式进行。

（3）自我导向学习技巧。自我导向学习是指学习者不论在有没有他人协助的情况下，以个人责任为出发点，主动诊断自己的学习需求，形成学习目标，应用人、物资源，选择、安排、执行适用自己的学习计划，评估自己的学习成果，达成自我实现目标的学习方式。简言之，自我导向学习就是学习者自动、自主、自我负责地学习，学习者能够决定自己要学什么，怎样学习，用什么资源来学习，以及如何评价自己的学习是否成功。

自我导向学习的类型有4种：①集体式学习：指自愿与他人一起学习，课程内容是既定的，如听保健课、参加培训班。②小团体式学习：指自愿参加某学习组织，大家共同学习，资源共享，互通有无，学习内容弹性很大。③独立式学习：指自己一个人学习，在学习内容的选择上有很大的自主性，如查找资料、请教别人。④个人式学习：同样也是自学，但学习内容弹性较小，而是依据某种指导程序进行自学，如跟着网络、广播电视中的教育节目一起学习。经研究证明，在这4种类型中，以小团体式自我导向学习的效果最好。

小团体式自我导向学习的步骤：①建立开放、和谐、温馨的团体气氛；②诊断学习需求，设立学习目标；③成立学习小组，拟定学习方法并收集资料；④组织小团体学习活动，展示学习成果；⑤学习成果评估并计划未来。

健康管理师在自我导向学习中的职责是：①协助学习者确立学习计划的起始点，了解自我导向学习的方式；②鼓励学习者认识自身健康状况，认识自我学习的价值，树立自信心；③协助学习者组成小团体，商议学习计划、目标、方法及评估标准；④分析学习者的人格特征和学习特点；⑤协助学习者获得确定学习目标、方法、资源、评价的技能；⑥为学习者提供范例和学习指导等适用教材、教具；⑦协助学习者发现和利用学习资源；⑧运用现身说法、问题解决、经验交流等技巧，使学习者得以发挥其丰富的经验；⑨为学习者提供反馈、交流其学习心得的机会；⑩当学习者达到其学习目标时，及时给予承认和积极性反馈。

三、大众传播

1. 大众传播的概念　大众传播是指职业性传播机构通过报刊、广播、电视、书籍、电影等大众传播媒介向范围广泛、为数众多的社会大众传播社会信息的过程。在信息社会中，社会的核心资源是信息。大众传播媒介在向人们公开、迅速、大量地提供信息的同时，也在通过舆论导向、公众人物的示范、社会教育、发布广告等形式改变人们的健康观念，引导健康行为乃至健康消费。

2. 大众传播的特点　大众传播具有以下特点：①大众传播者是职业性的传播机构和人员，控制着信息传播的过程和内容。②大众传播的信息是公开的、公共的，面向全社会人群，且传播速度快，扩散距离远，覆盖区域广泛。③大众传播的对象是社会上的一般大众，它是以满足社会上大多数人的信息需求为目的的大面积传播活动。受众的广泛性，意味着大众传播具有广泛的社会影响。④大众传播媒介是以先进技术为基础的分发系统和设备，决定着信息的物理形式、时空范围、速度和数量。传播材料是统一的成批生产和重复利用，可保证信息的标准化和规范化。⑤从传播过程讲，大众传播属于单向性很强的传播活动，信息反馈间接延缓，且缺乏主动性。⑥大众传播是一种制度化的社会传播，在维护特定的社会秩序方面发挥着作用。

3. 大众传播媒介的选择原则

（1）重效果原则：重效果原则是指要根据此次健康传播预期达到的目标和信息内容来选择传播媒介。即强调媒介对信息内容表达的适应性及效果。

（2）针对性原则：针对性原则是指传播要针对目标人群状况来选择传播媒介，即媒介对目标人群的适用情况。

（3）速度快原则：速度快原则是指传播要力求将健康信息以最快、最通畅的渠道传递给目标人群。

（4）可及性原则：可及性原则是指传播者要根据媒介在当地的覆盖情况、受众对媒介的拥有情况和使用习惯来选择媒介。

（5）经济性原则：经济性原则是指传播者要根据当地和自身掌握的人力、物力、财力和技术力量等资源情况，从经济角度考虑媒介的选择。

4. 大众传播实施的常用技巧

（1）歌颂法："母乳是孩子的生命之泉""母爱是孩子的阳光"等。

（2）有意丑化法：健康管理师在传播时，将某种观点或事物加以有意的丑化，如"毒品是杀人不见血的魔鬼"等。

（3）借用权威法：健康管理师在传播时，以某种受尊重的人或组织的公认权威性来对要阐述的观点施加信任的分量。如世界卫生组织在 20 世纪就曾经告诫说："21 世纪人类健康的头号杀手是生活方式疾病。"所以，现在大家应该更加重视日常生活中不健康行为习惯的改变。

（4）加以倾向法：健康管理师在传播时，在陈述事件或描述现象过程中，有明显的倾向性。如"21 世纪的新时尚，不是请吃饭而是请出汗"。

（5）平民自居法：健康管理师在传播时，不摆出一种专家权威的姿态，尽量靠近受传者的身份。

（6）同病相怜法：健康管理师在传播时，为了阐述某种观点，有意暴露自己的问题，回忆自己曾经的感受或苦恼，进而有力地说明树立健康观点的重要性。也可利用一些典型人物，通过现身说法产生更好的传播效果。

（7）指桑骂槐法：健康管理师在传播时，痛斥某些人的某种行为，详尽解释这些行为的危害性，但并不直视受传者，甚至也不证实受传者中有无类似的人。

（8）故意设伏法：健康管理师在传播时，设计一条既符合逻辑、又有一定隐蔽性的事件发展思路，使受传者按一般的生活常识和推理规律，走向健康管理师需要的结果方向，以最终说明这种行为的有害性。

（9）黑白对比法：健康管理师在传播时，将某一观点或行为的"好"与另一观点或行为"坏"进行适度夸张的对比，以强调结果的显著性。

（10）利用常识法：健康管理师在传播时，善于捕捉其中的深刻含义，并解释其中的奥秘。如在进行合理膳食传播中，用身体中营养素的含量知识来说明"一方水土养一方人"的道理。

5. 大众传播效果常见的干扰因素　大众传播时经常会遇到一些在传播过程中干扰信息形成强弱的因素，包括机械性干扰和人为干扰（包括社会性干扰和心理性干扰）。

（1）信息障碍：信息是由一组传播符号组成的，它表现为一定的信息内容，又以媒介为载体，传递到目的地和受传者一方。信息障碍就是指信息形成模糊不清；包括机械障碍和人为干扰。前者常见于自然形成的通道杂音，如电视广播中的噪声干扰、影视图像失真、重影、不清，印刷品质量不好，如油污、字体模糊、套色定位不准、彩色模糊，装订质量低等；后者常见于操作者的技术水平低或由于消极把关作用。

（2）语意障碍：主要表现在含混、歧义、双关语、程度的差异等4个方面，以至于造成受传者听不懂说什么，或根本没有说明问题。

（3）符号障碍：主要表现为两个方面：一方面，传播者对符号意义的认知缺乏共同经验，而符号的形式和意义的结合，是来自于共同经验的群体在信息交流中社会约定俗成的经验；另一方面，传播者是对符号与事物本体之间的认识距离过大，即这种符号与事物本体之间的认知距离，是由概略性的认识和推论所产生的错误所致。

（4）心理障碍：受传者的心理障碍主要表现在两个方面：一方面，是受传者接受信息符号时的心理障碍；另一方面，是受传者对传播内容的归因判断错误。

四、如何提高传播效果

1. 健康管理师方面

（1）发挥促进健康信息的把关人作用：把关人是指对采集、制作、发放信息等各个环节发生影响的人，他们决定着信息的取舍和流向。在健康传播过程中，主管部门、社区的决策人和健康管理师都是健康信息的把关人。要提高"把关质量"，健康管理师就必须做到：①不断更新知识、更新观念、更新技术，提高自身的业务水平；②对基层专业人员加强培训和业务指导，帮助他们不断提高健康教育基本理论和技能水平；③加强媒介管理，建立监督机制，对信息流通渠道和传递过程进行质量监控，防止内容陈旧或者有害健康、违背科学内容的传播材料进入传播渠道，发放到群众手中。

（2）树立健康管理师的良好传播形象：研究与实践均表明，传播者的信誉和威望越高，传播效果就越好。健康管理师要成为高威望、可信赖的传播者，主要通过在健康传播过程中显示自身扎实的专业知识、高超的理论水平、严谨的科学态度和准确、及时传递的可靠信息。只有建立权威性的健康信息网，不断提高健康教育机构和健康管理师的业务水平，加强自身修养，树立言行一致、健康向上的良好形象，使健康教育与健康促进活动贴近群众、贴近生活，才能不断提高健康管理师在人民群众中的威望。

（3）加强传播双方有共通的意义空间：所谓共通的意义空间，又称共同经验域，是指交流双方大体接近的生活经验和文化背景，及对传播中所使用的语言、文字等符号含义的共通的理解。健康管理师要努力寻找和扩大与受传者之间的共同语言，并以此为切入点，传播新知识、新观念，使双方的共通意义空间越大，传播效果越好。从认知上讲，要注意传播对象的价值观念、知识结构、文化程度和接受能力；从语言、文字等传播符号的使用上，要注意准确、通用，能够被对方理解和接受；从态度上讲，要获得传播对象的好感，争取成为他们的"知心朋友"。

2. 健康信息方面

（1）提高健康信息的科学性和指导性：意义完整的健康信息才是科学的，科学的信息才能有效地指导人们的健康行为。因此，健康管理师在选择信息时，应充分认识到完整的健康信息内容不仅要包括"是什么""为什么"，还要告诉人们"如何做"。为了达到传播效果，其选择的内容还要符合信息内容单一，行为目标明确的要求，实现目标的方法具体、简便、易行而且可行的要求。

（2）根据目标人群恰当使用传播主题：目标人群虽然是受传者，但他们的生活和成长的经历和背景大不相同，使得他们的健康需求和动机也有所不同。健康管理师要因人、因地、因时选择他们可能感兴趣的话题，结合重大的卫生宣传日，选择热点话题等。

（3）满足目标人群对信息的接受习惯：由于目标人群以往生活的文化环境不同，他们的理解能力和接受传播的习惯各异，所以，健康管理师必须选择合适的传播形式。例如，虽然对传播的所有健康信息都要求符合正确、易懂、实用、中肯、适当、正面的原则，但对于老人和儿童，应更加注意传播过程中的形象、直观的特点，多用画刊、VCD光盘等。

（4）创造机会反复强化同一健康信息：通过大众媒体和多种传播手段，进行一次大面积的信息覆盖，如开展创办国家卫生城市宣传月活动，可以形成社会舆论，起到轰动效应。但要将这一效应保持下去，必须以不同方式反复强化同一信息。研究表明，简短反复出现的信息可使受传者加强记忆。这就要求健康管理师在传播时尽量将健康信息编制得生动形象，短小精悍，朗朗上口，易于反复播放。

笔记栏

（5）注重及时反馈掌握受传者的动态：健康管理师所在的健康传播机构应建立健全信息反馈机制，不断了解目标人群的反应，分析传播工作状况，找出存在问题，从而提高健康传播质量。

3. 媒介和渠道方面

（1）媒体渠道的选择：健康管理师应注意传播媒介对目标人群的适应性。根据健康内容本身的特点以及传播的广度等选择不同的传播方法。

（2）多媒介组合策略：根据心理学家测定，人类对外界信息的接受能力是有很大差别的，但多感官同时感受信息，更容易唤起兴趣、获取较多的信息量和加深记忆。

4. 受传者方面

1）受传者的生理因素：健康管理师应首先了解目标人群的健康水平、身体状况、基本需要的满足程度等，以避免因以上原因对传播效果的干扰。

2）受传者的心理因素：健康管理师在了解目标人群的心理状况时要特别关注以下两个方面。

（1）熟悉受传者的共同心理。受传者在接受信息传播过程中，对信息往往有些共性的要求，即所接受的信息必须符合5个方面的标准：①真实（信息可信）；②新鲜（新奇有趣）；③简明（短小精悍）；④亲近（似曾见过）；⑤有情（有人情味）。有人归纳为5个"求"，即求真、求新、求短、求近和求情。

（2）掌握受传者的个性心理。受传者可能因为遗传、年龄和以往生活经历而形成不同的人格特征。如一方面可能有不同的需要、动机、兴趣、信念，另一方面显现出来不同的气质、性格、能力等。健康管理师应善于揣测和分析受传者的心理状况，因人而异地实施健康传播活动。

3）受传者的社会因素

（1）收集受传者的社会特征。如民族特征、宗教信仰、文化程度等，以方便健康管理师在进行健康活动中尊重受传者。

（2）了解受传者的家庭状况。如家庭模式、人物关系、健康状况、生活方式等，以方便健康管理师开展社区健康教育活动时，更多地利用家庭的有利条件，避免不利因素的影响。

（3）调查受传者的工作环境。如职业特征、人际关系、经济收入、事业前景等。健康管理师应根据全面的了解和综合的评估，来判定他们的认知能力和接受信息的程度从而选择恰如其分的健康传播方法。

5. 环境方面

1）自然环境

（1）噪声。可能阻碍健康传播的效果，甚至产生不必要的误会。

（2）光线。健康管理师在与受传者沟通时，室内光线不宜过强，避免使受传者产生暴露感；也不能过暗，否则受传者容易产生压抑感。

（3）距离。健康管理师与受传者之间的谈话距离一般为 0.5～1.2m。过近，受传者可能会感觉不舒服；过远，双方都难以听清对方陈述的内容。

2）社会环境

主要指受传者所处的社会大环境，其中包括整个社会经济状况、文化习俗、政策法规、政府的支持力度、社区的重视程度等。这些社会环境因素，同样会对传播效果产生一定的影响。

第四节 健康教育和健康促进计划的设计与评价

一、健康教育和健康促进计划的设计

1. 计划设计的概念　健康教育与健康促进计划设计是一个组织机构根据实际情况，通过科学的预测和决策，提出在未来一定时期内所要达到的目标及实现这一目标的方法、途径等所有活动的过程。

2. 健康教育与健康促进计划设计原则

（1）目标性原则：健康教育与健康促进计划有明确的近期和远期目标。强调预期目标可提高计划的特殊性和整体性，如果计划设计中目标含糊，就会浪费精力、时间和资源，吃力不讨好。如健康管理师能事先确定规划的远期目标，就会使设计者更加自信而使计划更趋完善，更赋于实践的目的和意义，同时也使接受计划的目标人群有更大的积极性。

（2）整体性原则：健康教育与健康促进计划在整个卫生发展系统中是一个子系统，或者说是一个专项。在制订计划时必须明确卫生保健的总体目标，并为总体目标服务。

（3）重点性原则：健康教育与健康促进计划，要抓准重点解决的问题，切忌面面俱到、包罗万象，没有重点的规划必然是目的含糊不清，全面出击则会导致干预的分散，有限的资源不能集中使用而使计划难以奏效。所以，只有重点突出，目标人群才能接受并积极参与。

（4）前瞻性原则：实施计划的过程是一个相当长的时间段，所以，计划的制订必须既能够面向未来，又能够预测未来和把握未来，要具有前瞻性。

（5）灵活性原则：既然健康教育与健康促进计划都是面向未来的，那么在制订计划时要尽可能预见到在实施过程中可能发生的情况，要留有余地并事先预定应变对策，以确保计划的顺利实施，这就是所谓的"弹性计划"。但在没有评价反馈、没有修改规划的指征时，不能随意更改计划，这是一项重要的原则。

（6）实际性原则：一切健康教育与健康促进计划都要从实际出发，根据人力、物力、财力因地制宜地制订计划，而不是从主观愿望出发。这就要求健康管理师在制订计划前，作周密细致的调查研究，不仅要研究健康问题，还要深入研究社会问题，研究目标人群生活和工作的背景因素，揣测出工作中可能遇到的困难和障碍。

笔记栏

（7）参与性原则：吸引和鼓励目标人群积极参与健康教育与健康促进计划项目的制订和各项工作活动中，使计划在实施过程中真正受到目标人群的理解、喜欢和支持。

3. 健康教育与健康促进计划设计的程序　根据多年的实践，健康教育与健康促进计划的设计过程已逐渐形成了一个基本程序。下面介绍的两个已经或正在引进中国，并已结合中国工作实际较广泛地被健康管理师所采用的模式。

1）联合国儿童基金会提出的计划设计步骤：联合国儿童基金会资助中国"生命知识"项目，在为项目编写的传播培训教材中提出了计划设计的9个基本步骤。其中前3个步骤为计划前研究阶段，即指在正式设计之前的准备工作阶段，中心任务是评估需求，包括：①问题与政策分析；②形势分析；③目标人群分析。后6个步骤为计划活动研究，即指就计划本身的具体内容进行研究设计的活动，中心任务是确定对策，包括：④制定目标；⑤确定教育策略（干预策略）；⑥材料制作与预试验；⑦人员培训计划；⑧活动与日程管理；⑨监测与评价。

2）格林模式：格林模式（PRECEDE-PROCEED模式）由美国著名健康教育学家劳伦斯·格林主创，是近年来应用最广、最具权威性的一种模式。自20世纪80年代末引入中国后，对指导和推动中国的健康教育起了突破性的作用。随着健康促进的发展，格林教授又将其进一步扩展和完善，并形成了两大特色：一是从结果入手的程序，用演绎的方法进行推理思考，即从最终的结果追溯到最初的起因，先问"为什么"要进行该项目，然后再"问如何去进行"该项目，避免以主观猜测去代替一系列的需求诊断。二是考虑了影响健康的多重因素，即影响行为与环境的社会因素。一切个人、群体行为与环境变革的努力必须是多元的。因此，健康教育与健康促进计划也应该是多层面的。

根据 PRECEDE-PROCEED 模式的程序，将计划分成社会诊断、流行病学诊断、行为与环境诊断、教育与组织诊断、管理与政策诊断以及评价阶段6个基本步骤（见图3-2）。除评价阶段外，其余5个步骤实际为社区需求评估的内容，它是确定健

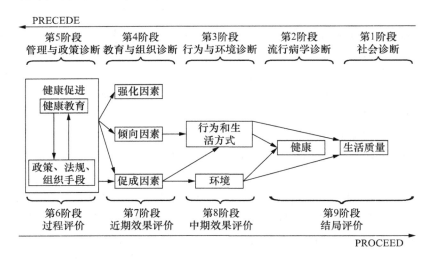

图 3-2　PRECEDE-PROCEED 模式

康教育与健康促进计划的实际依据，通过评估了解社区需要解决的优先问题。

PRECEDE-PROCEED 模式为计划设计、实施及评价提供一个连续的步骤，可分为两个阶段：一是诊断阶段（即 PRECEDE 阶段），是指在教育/环境诊断和评价中应用倾向因素、促成因素及强化因素；二是执行阶段（即 PROCEED 阶段），是指实施教育和环境干预中运用政策、法规和组织手段。

PRECEDE-PROCEED 模式中 9 个步骤的基本含义如下。

步骤 1：社会诊断。是通过估计目标人群的生活质量入手，评估他们的需求和健康问题。最好有目标人群亲自参与自身的需求和愿望的调查，因他们最了解、最能深刻地体会他们自己所经历的各类社会问题对生活质量最实际、最真实的影响。其内容包括社会环境（政策环境、经济环境、文化环境、卫生服务系统特征、资源环境等）和人群生活质量。

步骤 2：流行病学诊断。通过流行病学调查和医学调查确定目标人群特定的健康问题和希望达到的目标。为确定健康问题，流行病学诊断要描述人群的躯体、心理、社会三方面的健康问题，以及相对应的各种危险因素的发生率、分布、频率、强度等。通常流行病学诊断要求最终应回答 5 个问题：①威胁社区人群生命与健康的疾病或健康问题是什么？②对该疾病或健康问题有影响的是哪些危险因素？其中最重要的危险因素是什么？③哪一些人群是这些疾病或健康问题的受累者？他们的性别、年龄、种族、职业有什么特征？④这些疾病或健康问题在地区、季节、持续时间上有什么规律可循？⑤对哪些（或哪个）问题进行干预可能最敏感？预期效果和效益可能最好？

步骤 3：行为与环境诊断。这一阶段要做的工作有两个方面：一是行为诊断，包括：①区分引起健康问题的行为和非行为因素；②区别重要行为和不重要行为；③区别高可变性行为和低可变性行为；④具体分析行为流程。二是环境诊断，包括：①找出与健康问题相关性强的环境；②找出环境与健康问题的具体关系；③找出改变造成健康问题的环境的方法。

步骤 4：教育与组织诊断。为制定教育和组织策略，用于健康促进规划，以促使行为和环境的改变，应从影响行为与环境的因素着手，这些因素可归为 3 类：第一是倾向因素（又称动因因素、前置因素）。该因素先于行为，是产生某种行为的动机、愿望，或是诱发某种行为的因素。包括：①知识：指对康保健知识和信息的掌握，这是个人和群体行为改变的基础和先决条件。②信念：指对某一现象或某一事物存在确信无疑。③态度：指个体对人或对事物所持有的一种具有持久性又有一致性或说是相对稳定的情感倾向，反映人们的爱憎。④价值观：指人们认为最重要的信念和标准。如绝大多数人都很珍惜自己的健康和生命，并以此作为处理问题的最高准则；有些人则不是如此，宁愿损害健康也不放弃享受。⑤个人技巧：是指个人掌握教育和组织方面的一些方法。第二是促成因素（又称实现因素），是指促使某种行为动机或愿望得以实现的条件，即实现某行为所必需的技术和资源。包括保健设施、医务人员、诊所、医疗费用、交通工具、个人保健技术。行政的重视与支持、法律政策等也可归

笔记栏

结为促成因素。第三是强化因素（又称加强因素）是激励行为维持、发展或减弱的因素。主要来自社会支持同伴的影响和领导、亲属以及保健人员的劝告，也包括人们对行为后果的感受。强化因素虽然多指与个体行为有直接关系的人，但也不能忽略社会的支持（如社会风气、大众传媒）、社区组织的态度等对其的影响。值得注意的是，上述3类因素中既要考虑到其中的积极的正向影响，也要考虑到消极的负向影响。

步骤5：管理与政策诊断。其核心内容就是评估组织与管理能力以及在计划执行中资源、政策、人员能力和时间安排。通过社区开发、协调、完善组织与政策，以利于规划的顺利开展。

步骤6～步骤9：评价阶段。评价不是 PRECEDE-PROCEED 模式的最后步骤，而是贯穿于模式始终的。

3）健康教育与健康促进计划设计的基本步骤

根据联合国儿童基金会提出的计划设计和 PRECEDE-PROCEED 模式的设计步骤的共同特点，我国在健康教育与健康促进计划的设计时一般分为6个步骤：

（1）社区需求评估。主要是指 PRECEDE-PROCEED 模式中的社会诊断、流行病学诊断、行为与环境诊断、教育与组织诊断和管理与政策诊断步骤中的相关内容。

（2）确定优先项目。通过社区需求评估，明确社区的主要健康问题，然后对健康问题的行为因素和非行为因素作出诊断，综合健康问题和行为问题并确定优先项目。确定优先项目的基本原则：①严重性：该项目能反映社区存在的最严重的健康问题，反映群众最关心的问题，也是促进健康、预防疾病密切相关的问题；②可行性：该项目所针对的危险因素是可干预的，且易为群众所接受、便于执行，有客观的评价指标或定量测定效果的可行性，能够系统长期地随访观察；③有效性：该项目不仅能对结果产生显著有效的影响，如降低发病率、死亡率等，而且该干预通过成本—效益估测证明能用最低成本达到最大效果，同时还有很好的社会效益。在具体实施时可基于问题的重要性和可改变性来考虑（见图3-3）。第Ⅰ种情况：问题非常重要，经干预后效果非常好，可列为优先项目；第Ⅱ种情况：问题非常重要，但干预后无法改变或效果不佳；第Ⅲ种情况：重要性不高，但干预后效果很好；第Ⅳ种情况：重要性低，干预后效果也不明显。

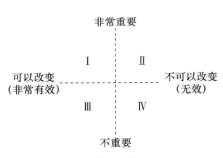

图3-3　问题的重要性和可改变性的评估

（3）确定总目标和具体目标。计划的总体目标（又称计划的目的）是指计划理想的最终结果。它是宏观的，甚至计划者并不能亲自看到这种结果，它只是给计划提供一个总体的努力方向。例如，青少年的控烟计划，其总目标可以提出"造就不吸烟的新一代"。

计划的具体目标（又称计划的目标）是为实现总体目标设计的具体的、量化的指标。其要求可归纳为 SMART5 个英文字母。（S—special 具体的、M—measurable

可测量的、A—achievable 可完成的、R—reliable 可信的，以及 T-time bound 有时间性的）具体地说，计划目标必须回答 4 个 "W" 和 2 个 "H"。

W：Who—对谁？

W：What—实现什么变化（知识、信念、行为、发病率等）？

W：When—在多长时间内实现这种变化？

W：Where—在什么范围内实现这种变化？

H：How much—变化程度多大？

H：How to measure—如何测量这种变化？

例1：通过某社区控烟计划的实施，1 年后 50% 的中学、2 年后 80% 的中学建立有关学校控烟的规章制度。

例2：通过某社区青少年控烟计划实施的 1 年后，使 15～22 岁青少年的吸烟率由计划执行前的 50% 下降至 30%，两年后下降至 20%。

在例 1 和例 2 中具体回答了对谁：某区中学、15～22 岁的青少年；什么变化：建立有关学校控烟的规章制度，吸烟率；在多长时间内实现变化：执行计划后 1 年、2 年；在什么范围内实现这种变化：某社区；变化程度多大：例 1 第一年 50%，第二年 80%；例 2 第一年下降 20%，第二年下降 10%。关于如何测量问题则应在方法学上加以阐述。

健康教育的具体计划目标应分类制订，一般应该分教育目标（为实现行为改变所必须具备的知识、态度、信念、价值观及个人技巧等）、行为目标和健康目标 3 个方面（以控烟为题）。

① 教育目标。在执行该计划 1 年后，知识方面：80% 的青少年能说出 3 项以上吸烟对健康的危害；60% 的青少年能说出吸烟成瘾的主要原因。信念方面：50% 吸烟的青少年相信自己能把烟戒掉；70% 的青少年相信不吸烟的行为能得到家长的支持。态度方面 70% 的少年表示非但现在不吸烟，以后长大工作了也不吸烟；80% 的青少年更喜欢与不吸烟的人交朋友。价值观方面：50% 的青少年认为健康最为重要，为了健康应摒弃烟草；70% 吸烟的青少年认为，即使戒烟要失去要好的朋友亦在所不惜。技巧方面：50% 的青少年学会如何拒绝第一支烟的技巧；90% 不吸烟的青少年，掌握在公共场所劝阻他人吸烟的语言技巧。

② 行为目标。60% 青少年吸烟者戒了烟；40% 的青少年能劝阻家人不吸烟。

③ 健康目标。从执行健康教育与健康促进计划至目标人群健康状况的变化，往往是个较长期的过程。因此，健康目标的选择取决于该项目计划的性质、持续时间、是否可能在执行期内产生健康效应。例如一个社区高血压干预的中、长期目标（5 年、10～20 年）采用诸如高血压发病率、脑卒中发病率等指标是适宜的，对于一个短期计划来说就未必需要制定健康目标，何况短期内健康目标的变化不一定能全部归因于干预的实施。

（4）制定干预策略：对于健康管理师来说，最重要的是干预策略的制定。具体包括：

① 确定目标人群。目标人群可分为 3 类，一级目标人群是指计划希望这些人群

将实施所建议的健康行为。如婴幼儿保健教育计划，一级目标人群是婴幼儿的母亲、祖母、外祖母、其他婴幼儿实际的监护人；二级目标人群是指对一级目标人群有重要影响的人，或能激发教育和加强一级目标人群行为和信念的人，如卫生保健人员、有关行政领导、朋友等；三级目标人群是指决策者、经济资助者和其他对计划的成功有重要影响的人。在此分类基础上，可根据目标人群内部的一些重要不同特征分成亚组：如同为婴幼儿母亲又可因城乡、职业、文化程度等的不同而分成若干亚组。某些疾病防治项目计划，可根据人群的生理指标、遗传倾向及行为危险因素等分成高危人群、重点人群和一般人群。

② 确定干预内容。健康教育内容的确定要遵照教育目标的要求有的放矢地进行。任何一项行为改变，按理论流程分析，都要先有知识、态度、信念和价值观的转变。因此知识、态度、信念、价值观的教育是各类计划教育内容的共同点。

③ 确定教育策略。包括 4 个方面的策略。一是健康教育策略，即信息交流类策略（人际传播中的讲课、小组讨论、个别咨询，大众传播中以电子媒介为载体的电视讲座、广播讲座、公益广告、录像带、录音带、光盘等，以及以印刷媒介为载体的各种文字资料、健康日历、挂图等）和技能培训类策略（如技能培训性讲座、组织观摩学习、设计示范家庭和示范学校等）；二是社会策略，包括政策、法规，政府、学校、商业机构制订的正式和非正式的规定；三是环境策略，包括对健康的倡导（如商店提供低脂食品，在工作场所为职工提供一些锻炼设施；公共场所不设立售烟亭，不摆设烟草售卖机，在期望目标人群采用安全套的场所设置启动售套机等）；四是资源策略，即动员、筹集、分配、利用社区中各种有形和无形的资源、途径和方法。

④ 确定干预场所。可分为 5 类场所。第一类是教育机构，包括幼儿园、小学、中学（包括职业学校）、大学等各级各类从事教育的场所；第二类是卫生机构，包括卫生保健机构、医院、诊所、康复机构等；第三类是工作场所，包括工厂、车间、办公室等，是劳动者一天主要的工作环境和人事环境；第四类是公共场所，包括街道、商场、公园车站、机场、港口等公共场所；第五类是居民家庭。

⑤ 确定干预的框架结构。上述中的健康教育策略、社会策略、环境策略和 5 类不同的教育场所，组成了教育干预的框架结构。以控烟为例，其框架结构（见表 3-1）说明"用什么方法干预"和"怎样干预"的问题。综合的干预策略和多场所的干预往往适用于一个较大的课题项目。

表 3-1　控烟干预的框架结构

干预策略	教育场所				
	教育机构	卫生机构	工作场所	公共场所	居民家庭
健康教育策略	在学校开设有关吸烟危害的专题讲座在学校传授如何抵御吸烟的知识和技巧	对医生进行健康教育技术培训 医生提供患者进行吸烟危害的咨询	开办戒烟培训班在工间进行有关吸烟危害的讲座	标语、板报、橱窗、宣传画等多种媒介宣传	分发吸烟有害的宣传资料

续表

干预策略	教育场所				
	教育机构	卫生机构	工作场所	公共场所	居民家庭
社会策略	学校制定禁止吸烟的规定 学校制订奖罚办法	医院诊所禁止吸烟 卫生机构内禁止出售香烟	工作场所禁止吸烟 工作场所内不许出售香烟	公共场所禁止吸烟 禁止烟草广告	家中无人吸烟作为评选模范家庭的必要条件
环境策略	学校布告栏张贴控烟宣传资料 动员教师和家长不吸烟	医院门口禁止摆放烟摊 有禁止吸烟标志	工作场所门口禁止摆放烟摊有禁止吸烟标志	禁止向未成年人销售香烟 宣传人际和公共交往不以香烟做媒介	家中不摆放烟具

（5）制定实施方案：①确定教育活动的日程。整个教育活动大致可分为4个阶段第一是调研计划阶段，包括基线调查、制订项目计划、制订监测和评价计划；第二是准备阶段，包括制作健康教育材料和预试验、人员培训、物质资源准备等；第三是执行（干预）阶段，包括争取领导，各种媒介渠道应用，监测与评价计划的执行等；第四是总结阶段，包括整理、分析所收集的材料和数据，撰写项目总结评价报告，规划今后工作等。每一项活动都要认真评估起止时间，安排好详细的工作日程，并以图或表的形式加以表示。②确定组织网络和人员。组织具有多层次、多部门、多渠道特点的网络，确保计划目标的实现；执行人员可以以专业人员为主体，吸收政府各部门、大众传播部门、各级医药卫生部门、中小学校等参加。对于执行计划的各类人员要根据工作性质分别给予培训，提高执行计划和评价计划的多种技能。

（6）制订计划评价方案。主要是确定监测和评价计划。评价计划是在不断监测的基础上进行的评价。包括首先要建立一个严密的监测与评价系统，然后对监测与评价的活动、指标、方法、工具、时间、监测人、评价人、负责人做出明确的计划。

二、健康教育和健康促进计划的评价

1. 概述

1）评价的概念：评价是指客观实际与预期目标进行的比较。计划评价是一个系统地收集、分析、表达资料的过程，旨在确定健康教育与健康促进计划的价值，帮助健康教育与健康促进计划中的决策。计划评价不仅能使我们了解健康教育与健康促进项目的效果如何，还能全面监测、控制，最大限度地保障计划的先进性和实施的质量，从而也成为计划取得预期效果的关键措施。

2）评价的目的：健康教育与健康促进计划的评价目的：①确定计划的先进性与合理性；②确定计划的执行情况，包括干预活动的数量与质量，以确定干预活动是否适合目标人群，各项活动是否按计划进行，以及资源利用情况；③确定计划是否达到预期目标，达到预期目标的程度，以及对可持续性的预测；④计划项目的效果受到哪些因素的影响，影响程度如何；⑤向公众和投资者说明计划项目的结果，以期扩大该

笔记栏

项目影响，改善公共关系，以取得目标人群、社区、投资者的更广泛支持与合作；⑥总结项目的成功经验与不足之处，提出下一步的项目方向，争取完善的条件。

3）评价的意义：健康教育与健康促进计划的评价意义：①评价是计划取得成功的必要保障；②评价可以科学地说明计划的价值；③评价是一种改善计划，为决策者提供决策依据的管理工具；④评价结果可以科学地向公众、社区阐述项目效果，扩大项目影响，争取更广泛的支持；⑤评价可以提高健康教育专业人员的理论与实践水平。

2. 评价的种类和内容

1）形成评价

（1）形成性评价概念。形成性评价又称为诊断评价或需求评估，是一个为健康教育与健康促进计划设计和发展提供信息的过程，包括在计划设计阶段进行的目标人群需求评估，政策、环境、资源评估等。其目的在于使计划符合目标人群的实际情况，且更科学、更完善。在计划实施开始之前，使其具有最大的成功机会，在计划实施过程中及时获取反馈信息以纠正偏差。

（2）形成评价的具体内容。①了解目标人群的各种基本特征；②了解干预策略、活动的可行性；③进行传播材料、测量工具等的预试验与完善；④收集反馈信息，根据计划适度调整。

（3）形成评价的方法与指标。形成评价方法包括：文献、档案、资料的回顾，专家咨询、专题小组讨论、目标人群调查、现场观察、试点研究等；形成评价的指标一般包括：计划的科学性、政策的支持性、技术上的适宜性、目标人群对策略和活动的接受程度等。

2）过程评价

（1）过程评价的概念。过程评价起始于健康教育与健康促进计划实施开始之时，贯穿于计划执行的全过程。完善的过程评价资料可以为解释计划的产出提供丰富信息，过程评价还可以有效地监督和保障计划的顺利实施，从而促进计划目标成功实现。

（2）过程评价的内容。过程评价可分为3个层面：第一个层面是针对个体的评价内容，包括：①哪些个体参与了健康教育与健康促进项目？②在项目中运用了哪些干预策略和活动？③这些活动是否在按计划进行？计划是否做过调整？为什么调整？是如何调整的？④目标人群对干预活动的反应如何？是否满意并接受这些活动？是用什么方法了解目标人群的反应的？⑤目标人群对各项干预活动的参与情况如何？⑥项目资源的消耗情况是否与预计相一致？不一致的原因是什么？⑦对上述各方面的改进建议。第二个层面是针对组织的评价内容，包括：①项目涉及了哪些组织？②各组织间是如何沟通的他们参与项目的程度和决策力量如何？③是否需要对参与的组织进行调整，该如何调整？④是否建立了完整的信息反馈机制？项目执行档案和资料的完整性、准确性如何？第三个层面是针对政策和环境的评价内容，包括：①项目涉及哪一层的政府？具体与政府的哪些部门有关？②在项目执行过程中有无政策环境方面的变化？这些变化对项目有什么样的影响？③在项目进展方面是否与决策者保持良好沟通？

（3）过程评价的指标。

① 项目活动执行率：

$$项目活动执行率 = \frac{某阶段已执行项目活动数}{某阶段应执行项目活动数} \times 100\%$$

② 干预活动覆盖率：

$$干预活动覆盖率 = \frac{参与某种活动的人数}{目标人群总人数} \times 100\%$$

③ 干预活动暴露率：

$$干预活动暴露率 = \frac{实际参与项目干预活动人数}{应参与该干预活动的人数} \times 100\%$$

④ 干预活动有效指数（EI）：

$$干预活动有效指数（EI）= \frac{实际达到的参与百分比}{预期达到的参与百分比} \times 100\%$$

在计算每项干预活动的有效指数的基础上，还可以求出项目的总有效指数（PEI），即各项干预有效指数算数平均数。

$$PEI = \sum_{i=1}（EI）i/n$$

⑤ 目标人群满意度：包括对干预活动的内容、形式、组织和人际关系等的满意情况。

3）效应评价

（1）效应评价的概念。效应评价是评估健康教育与健康促进项目导致的目标人群健康相关行为及其影响因素的变化。与健康结果相比，健康相关行为的影响因素及行为本身较早发生改变，故效应评价又称为近中期效果评价。

（2）效应评价内容。效应评价包括对目标人群健康行为产生主要影响的 4 方面因素：①倾向因素，在项目执行前后目标人群的卫生保健知识、健康价值观、对健康相关行为的态度，对疾病易感性和严重性的信念等发生的变化；②促成因素，目标人群实现促进健康行为所需要的政策、环境、条件、服务、技术等方面的变化；③强化因素，与目标人群关系密切的人、社会舆论等对目标人群采纳促进健康行为的支持程度、个人感受等方面在项目前后的变化；④健康相关行为，项目实施前后目标人群健康相关行为发生的改变，各种变化在人群中的分布如何。

（3）效应评价的指标。

① 卫生知识均分：

$$卫生知识均分 = \frac{受调查者知识得分之和}{被调查者总人数} \times 100\%$$

② 卫生知识合格率：

$$卫生知识合格率 = \frac{卫生知识达到合格标准人数}{被调查者总人数} \times 100\%$$

③ 卫生知识知晓率：

$$卫生知识知晓率（正确率）=\frac{知晓（正确回答）卫生知识人数}{被调查者总人数}×100\%$$

$$卫生知识总知晓率（正确率）=\frac{被调查者共知晓（正确回答）卫生知识题数}{被调查者人数 × 回答问题数}×100\%$$

④ 信念持有率：

$$信念持有率=\frac{持有某种信念的人数}{被调查者总人数}×100\%$$

⑤ 行为流行率：

$$行为流行率=\frac{有特定行为的人数}{被调查者总人数}×100\%$$

⑥ 行为改变率：

$$行为改变率=\frac{在一定时期内改变某特定行为人数}{观察期开始时该行为的人数}×100\%$$

4）结局评价

（1）结局评价的概念。结局评价是指健康教育与健康促进项目实施后导致的目标人群健康状况乃至生活质量发生的变化。对于不同的健康问题，从行为改变到出现健康状况改善所需的时间长短不一，但均在行为改变之后出现，故结局评价也常被称为远期效果评价。

（2）结局评价的内容。结局评价的内容有两个方面：第一是健康状况，包括生理（身高、体重、体质指数、血压、血脂、血色素等）和心理健康指标（人格、抑郁的测量等）、疾病与死亡指标［发病率、患病率、死亡率、婴儿死亡率、减寿人年数（PYIL）等］；第二是生活质量。

5）总结性评价

（1）总结评价的概念。总结评价是指形成评价、过程评价、效应评价和结局评价的综合以及对各方面资料作出的总结性概括。总结性评价能全面反映健康教育与健康促进项目的成功之处与不足，并为今后的计划制订和项目决策提供依据。

（2）总结评价的内容（见表3-2）。

表 3-2　健康教育计划评价内容

	计划设计阶段	计划实施阶段	评价阶段			
			中间目的	行为改变	健康状况	生活质量
评价内容	计划设计的合理性	计划实施情况	健康相关行为的影响因素	健康相关行为	健康状况	生活质量
评价指标	科学性、适宜性、可接受性	干预活动次数、干预活动暴露率、有效指数	知识知晓率、信念持有率、资源分配、社会支持	行为流行率、行为改变率	生理指标、疾病指标、死亡指标	物质生活质量指数、生活满意度

3. 影响评价结果因素 在健康教育与健康促进项目实施后，对目标人群改变程度的干扰因素很多，都将直接或间接地影响评价结果。一般最常见的因素有5个方面。

1）时间因素：时间因素有称为历史因素，指在健康教育与健康促进执行或评价期间发生的重大的、可能对目标人群健康相关行为及其影响因素甚至健康状况产生影响的因素，如与健康相关的公共政策的出台、重大生活条件的改变、自然灾害等。虽然时间因素不属于干预活动，但却可以对目标人群的行为、健康状况等产生积极或消极影响，以致加强或减弱健康教育与健康促进项目本身的效果。此外，随着社会的发展，经济、文化等因素的变化，人群的行为、健康状况也会发生相应的改变。因此，当健康教育与健康促进项目周期长时，这些自然变化和历史事件也作为一种时间因素影响到项目效果真实性的评价过程。

2）测试或观察因素：在评价过程中，需要对项目实施情况、目标人群健康相关行为、健康状况等的真实性、准确性进行观察和测量，包括测量（观察）者、测量工具、测量对象（目标人群）3个方面。

（1）测量者因素。

① 暗示效应。测量者或评价者的言谈、态度、行为等使目标人群受到暗示，并按照测量者的希望进行表现的现象称为暗示效应。尽管测量者测量到的是测量对象当时的表现，但其知识、态度、行为等表现并非健康教育与健康促进干预所致，而是受暗示的结果。

② 测量者成熟性。随着项目的进展，测量者及其他项目工作人员越来越熟练地开展项目活动，运用测量工具和技术，从而出现测量偏倚，表现为即使是用同样的工具测量同样的内容，早期的测试结果也不同于后期的测试结果。

③ 评定错误。项目实施后，测量者的主观愿望是项目取得预期效果，达到预定目标。这种愿望可能导致测量者在效果评价中有意无意地放松对评价标准的掌握，也可能使表现出来的项目效果偏离真实情况。

（2）测量工具因素。测量工具包括问卷、仪器、试剂等，其有效性和准确性也会直接影响对项目结果的准确评价。在进行测量之前，应选择适宜的测量方法和工具，并检验工具的可靠性，这样才能进行有效测量。

（3）测量对象。

① 测量对象成熟性。在项目进行过程中，目标人群也在不断成熟，更加了解并关注项目内容，这可能使测量结果好于项目干预的真实结果。

② 霍桑效应。人们得知自己正在被研究或观察而表现出的行为异乎寻常的现象称为霍桑效应。在项目评价中，霍桑效应也可能影响项目效果的客观反映。

3）回归因素：回归因素指的是由于偶然因素，个别测量对象的某特征水平过高或过低，在以后又回复到实际水平的现象。回归因素的影响不像其他因素一样比较容易被识别，可采用重复测量的方法来减少回归因素对项目效果的影响。

4）选择因素：在健康教育项目进行或评价研究中，设立与之匹配的对照组进行

笔记栏

比较，可有利于克服时间因素、测量因素、回归因素等对项目效果的影响。但如果对照组的主要特征与干预组的特征不一致，则不能有效发挥对照组的作用。这种选择对照组产生的偏差称为选择偏倚。

5）失访：失访指在健康教育与健康促进计划执行或评价过程中，目标人群由于各种原因不能被干预或评价。当目标人群失访比例高（超过10%）或是非随机失访，即只是其中有某种特征的人失访时，会影响评价结果。因此，应努力减少失访，并对应答者和失访者的主要特征进行比较，以鉴别是否为非随机失访，从而估计失访是否会引起偏倚及偏倚程度。

第五节　健康管理师培训

一、概　　述

1. 健康管理师培训的概念　培训是指按照一定的目的，有计划、有组织、有评价的教育和训练活动。健康管理师培训是指为了适应居民、社会及健康产业发展的需要，达到提高健康管理师知识、技能水平，改善工作态度、发挥更大潜力、提高工作质量和效率为目的的一项有计划、有组织、有评价的教育和训练活动。

2. 健康管理师培训的目的　健康管理师培训是一种提高组织效益的投入行为，培训的目的不仅在于提高个体的执业水平，更在于提高健康管理师队伍的整体素质。

3. 健康管理师培训的形式　健康管理师培训的形式多种多样，从培训时间安排上可分为脱产、半脱产、不脱产培训和业余时间培训；从培训内容上可分为专业技术培训、综合素质培训（语言、计算机等）和软技能培训（如沟通、团队合作等）；从培训组织形式上可分为内部培训、公开课程、研讨会、远程教学等形式；从培训的层次上可分为高级、中级、初级健康管理师培训。

二、健康管理师培训的方法

（一）培训计划的制订

1. 培训计划概念　培训计划是根据一定的培养目标和教育目的，在分析和评估培训对象需求的基础上制订的教学工作的指导性文件。培训计划决定着主管部门培训的方向和结构，体现了培训部门对培训工作的统一要求（如培训的目的、内容、方法、对象、时间、地点、教师组织者及经费预算等），是编写培训大纲和讲义的重要前提，也是各培训单位组织和实施培训工作的主要依据。

2．培训计划的分类

（1）专项培训计划：主要是二级及二级以上的健康管理师或具备相应资质的培训人员，根据三级健康管理师的培训目标和时间要求，从专业的角度出发设置相应的课程，选择教学和考评方法等的培训计划。

（2）综合培训计划：主要是一级健康管理师或具备相应资质的培训人员，根据二级健康管理师的培训目标和能力要求，不仅从专业的角度，还要从综合能力的角度（如组织能力、教学能力、书写能力、科研能力、沟通能力、协作能力等）出发，设置相应的课程、选择教学和考评方法等的培训计划。

3．培训计划的编制　健康管理师的培训计划依据《健康管理师国家职业标准》（以下简称《标准》）进行编制。具体内容包括培训目标、培训时间、课程设置、学时分配、教学方式和考评方式等项目。

（二）培训过程的实施

1．培训讲义的编写　健康管理师培训的讲义是根据《标准》规定要求，将相关的培训内容按照知识的系统性、内在的逻辑性以及讲课的顺序，进行组织、归纳、整理的一种基本教学文本。编写的程序有5个基本步骤：①依据培训计划编写讲义的提纲，并以分层标题形式进行表达；②请专家对讲义的提纲及各层次标题进行审订和修改；③编写样章；④再次请专家对样章进行审订，并根据审订意见修改样章，最终完成整个讲义；⑤试用后还需要根据实际情况作进一步完善。

2．教学技巧的把握

（1）授课前的准备：①制订授课计划：要考虑多重因素对授课的影响，从而对课程内容进行合理的设计。②了解授课对象：包括受训者的学习心理、专业基础、学习习惯、工作经历、接受能力等。③熟悉授课内容：授课前首先要反复熟悉讲授内容，做到临危不乱。此外，讲授前可进行试讲或预讲，有条件的教师可借助录像带或录音带为自己提供反馈意见，以便修正不足，直到满意为止。④设计授课程序：授课程序的设计有两个依据。一是健康管理师根据受训者的特点和职业要求设计授课程序；二是健康管理师根据自己课堂讲授的优点和弱点，扬长避短，精心设计授课程序。⑤备好授课教具：进入教室前，确认自己的讲授资料是否完整，检查教学用具是否处在完好的备用状态。⑥考虑心理影响：一方面要了解受训者的心理需要，另一方面也要遵循学习规律进行授课，特别要注意对内在逻辑性、维持注意力以及强调互动性等方面的把握。

（2）讲授时的要求：讲授一般分3部分：①导论部分：一般时间不应过长，最好在2～3min以内。要起到提高学生兴趣，激发学生学习动机的目的。形式可多种多样，如概括性介绍本节课的内容，询问受训者以前是否接触过相关主题，向受训者提出一个具有挑战性的问题，总结复习上一节课的内容，将讲授计划的顺序或提纲写在黑板上，以举例的形式引出本节课的主题等。②主体部分：常可分为两种形式，一是以原理为中心的讲解方法，即先告诉受训者要讲授的内容，再说明或解释

笔记栏

这些内容；二是以问题为中心的讲授方法，即将受训者从问题方引导到答案方，以解决问题。③结束部分：结束时应有充足的时间对本节课的内容进行小结，以帮助受训者抓住重点，也可针对重点内容提出问题，以便受训者复习思考，还可采用测验等方法进行小结。将下节课的内容提前告诉学生，以便受训者预习，也是结束讲课的方法之一。

（3）讲授中的技巧：包括讲授的语言、体态的配合、课件的设计及其他应用技巧。①语言讲授技巧：第一，要用普通话讲课，且发音准确；第二，控制语速，以便理解记录；第三，控制语音语调，酌情抑扬顿挫；第四，观察受训者反应，随时调整节奏。②体态配合技巧：形体和行为的表现在讲授中也具有重要的作用。第一是姿态，教师应该做到庄重典雅而不失和蔼可亲，严谨认真而不失幽默风趣；第二是行为，教师讲授可配合适当的、大众化的肢体语言的应用，以帮助解释一些概念或原理；第三是表情，常以微笑、点头表示赞同受训者的观点，常用目光与受训者进行交流，但目光交流的时间不宜超过10s，否则可能引起对方的紧张不安。③课件设计技巧：课件是为授课服务的，要达到呈现授课内容的基本框架和有助于解释和归纳课程内容两个要求。因此，课件制作时应做到：第一，字迹要大而工整，色彩对比要清晰，以便坐在最远处的受训者也能看清；第二，标题层次要清晰并要有区别，同级别标题的色彩应一致，以免导致层次混乱；第三，与讲课内容无关的图片或动画不要出现，以免干扰主要内容；第四，每一页课件的内容不宜过多，以防因字数过多使受训者产生厌烦情绪，更方便记笔记；第五，整体课件颜色不宜使用过多，尤其一页中颜色不宜超过5~6种。④其他应用技巧。包括调动受训者情绪的技巧、应对突发事件的技巧等。

（4）课堂组织技巧。

① 小组教学法。指在由一位教师和一定数量的受训者组成的集体中所进行的教学。小组教学的目的在于以受训者为中心，调动个人和集体两方面的积极性，交流思想感情。通过受训者间面对面的相互交流，可以开阔视野，扩大知识面，提升组织能力和协作能力。小组教学中教师充当着4种角色，即组织引导者、活动促进者、资源提供者和组织训练者。对教学环境的基本要求包括：人数以10~20人为佳；座位呈平等型座次安排；逐步建立成员间的相互信任；环境舒适温馨。

② 角色扮演法。运用表演和想象情境，启发及引导受训者共同探讨情感、态度、价值、人际关系及解决问题策略的一种教学方式。角色扮演要求受训者描述、表演及讨论问题。其中一些受训者充当角色扮演者，其他受训者充当观察者。在扮演及观看过程中，产生移情及认识。主要教学过程及策略包括7个环节，即设计并提出问题，挑选自愿参与者，设计和布置场景，培训其余观察者，按要求进行表演，组织讨论与评价和共同体验与概括。

③ 案例教学法。指围绕教学目标，在教师的指导下，受训者对呈现的典型案例进行讨论分析、归纳总结，从而培养受训者思维能力的一种教学方法。案例教学法具有目的性、客观性、综合性、启发性、实践性、主体性、动态性和多元性等8个

基本特点，主要形式包括分析典型案例、分组讨论案例和体验案例情境。

④ 示教法。教师借助展示实物或直观教具，以示范某种技能的操作过程或做实验等，对事实、概念、过程或程序进行形象化解释的教学方法。具体包括操作技能示教和概念或原理示教。

操作技能示教要把握好示教前、中、后三个过程，即示教前要提供一个有助于学习的环境，然后将整个技能划分为行为细节和排列顺序，根据受训者的起点行为，提出具体要求，并准备好示教前的所有材料；示教中应注意先向受训者陈述技能学习的目标或结果，并将整个技能的分解动作按出现的先后顺序列出，然后按正确顺序把每一部分慢慢演示一遍或应用媒体进行演示；示教后应给予充分的时间让受训者练习，及时纠正不正确的操作，并注意创造一个友好的气氛，促进受训者掌握技能。

概念或原理的示教是通过观察示教过程，形成自己的概念或验证概念。常用两种示教方法：一是推论法，即先提出概念或原理，再进行实例演示，然后举范例说明；二是归纳法，即先从一个实例的演示开始，让受训者观察结果，解释发现的现象，然后归纳出概念或原理。

⑤ 实习法：教师根据培训计划的要求，组织受训者在相关机构进行实际操作，把书本知识运用于实际的教学方法。首先是实习准备工作，包括：制订计划，即实习的目的要求、起止日期、实习地点、实习科目、轮换安排、实习形式、考核方式、考勤方法等；组织准备工作，即部署部门间的职责、关系和协调方法，明确各级带教教师责任，进行实习动员等。实习指导时必须做好4方面工作，即了解对象的背景资料、端正受训者学习态度、选择适宜的教学方法、严谨认真并以身作则。实习后期，受训者容易出现放松学习和要求的情况，教师首先要继续严格地要求自己，保持严谨的工作态度和标准，同时也要及时采取一些措施进行防范。如教师自己展示标准化示教、组织受训者技能操作观摩、策划和组织组与组之间或成员间的技能竞赛、开展分组讨论会等，使受训者始终绷紧学习这根弦。

3. 培训结果的评价

1）评价方法

（1）考核法。以某种形式提出问题，由受训者用文字或语言予以解答，并依此作出质量判断的过程。由于它能按评价的目的，有计划地进行预定的测量，故针对性强，应用普遍。

（2）观察法。即通过观察受训者的行为表现而进行评价的方法。主要用于难以用纸笔测量的技能评价等领域。如评价受训者处理与服务对象关系的能力等。

（3）调查法。通过座谈或以书面形式对预先拟定的专题，由受训者用口头或书面填写的形式予以回答，从而了解情况的测量方法。这种方法既可通过调查了解受训者的学习或教师的教学情况，也可向用人单位了解对培训机构教学的意见或对受训者的评价。

（4）自评法。让受训者对自己的学习成绩进行自我评价的方法，即自我鉴定。

这种方法作为自我调整学习计划的手段，易收到良好的成效。

2）评价内容及形式　最常见的是考核方式为考查、考试和答辩。

（1）考查。指由教师对受训者知识或技能用定性的方法进行评价的过程，适用于不需要或难以用定量考核的方法评价的课程或其他的学习效果评价。考查的形式包括课堂提问、实践性作业、现场操作演示和撰写论文等形式。

（2）考试。指在学习阶段结束时对受训者的正式考核，主要有笔试、口试和操作考试。目前三级健康管理师的考核国家职业标准包括理论考试和技能考试。

（3）答辩。指受训者按要求的范围和格式书写论文后，针对教师提出的问题进行解释的过程。目前二级及二级以上健康管理师要加试论文写作和答辩部分。

第四章 中医治未病

第一节 未病学历史

从朴素的未病学思想到现今未病学体系形成，是历代医家在历史长河中实践与理论的总结与升华。未病学思想源于春秋战国时期的《黄帝内经》《难经》，发展于秦汉时期的《伤寒论》《金匮要略》，经过历代医家充实提高而渐成体系。下面就不同时期"未病学"发展的情况进行介绍。

一、春秋战国前及战国时期

（一）夏商时期以前——未病思想酝酿阶段

未病理论的酝酿阶段，即治"未病"实践感性经验的最初积累以及人们对未病理论的初步领悟阶段，相当于这一过程的基础阶段。

最初出现的未病概念，其相应的治未病就是现代所说的保健卫生，预防疾病的意思。从这个意义来说，治未病的实践活动大约要追溯到远古，即原始社会的早期。原始人在相当长的时期里赤身裸体地生活在深山老林之中，处于风雨、饥饿、生存或猛兽的威胁之下生活与劳动，他们为适应环境保证生存逐渐改善了居住、食物以及与疾病作斗争的条件。为了躲避虫害，他们巢居树上。传说中"构木为巢，以闭群害"就生活在这个时代。考古学家发现，距今二三十万年前的"古人"时期，人类的祖先就发明了人工取火，这就是传说中的"钻木取火、以化腥臊"的燧人氏时代。为了索食充饥，原始人不得不四处流浪，以采集野果杂草为生，这些野果杂草中，不少是有毒的，但也有些是可以治病的，经过长期摸索，逐步学会分辨良莠，这便是"神农尝百草，一日遇七十二毒"的神农时代。

《史记》说："神农氏……始尝百草，始有医药"。由于生产劳动和生活实践的发展，人们也逐步积累了一些唯物的医药卫生知识和经验。认识到在外居住水湿环境易患"筋骨瑟缩"，寄生虫致腹疾等。殷墟的出土文物证明，当时人们已知道除虫、排水、清扫等干预外界大环境的公共卫生措施；同时人们懂得了洗脸、洗手、洗澡等调整个人卫生小环境措施。另外，殷墟出土的青铜器中，有许多专用的酒器，还有烹调加工的食具，这也都说明了，此时期人们已发明了酿酒技术和用米制药的技术。酒为百药之长，在人类刚刚迈出脱离动物属性的第一步时就已开始了最简单的治未病实践。它们的出现，无疑对维护我们祖先的健康，改善生存环境作出了特殊贡献。

《商书·说命》中"有备无患"已看出夏商时代的祖先已经认识到疾病预防的重要性，并在实践中初步摸索了一些治未病方法和经验。未病理论已初露萌芽，尽管它还很稚嫩，但其中已经孕育着勃勃生机和茁壮的未来了。

（二）周朝、春秋战国时期——未病理论奠定与诞生

进入周代以后经济文化逐步繁荣，社会上发生的很大变革，促进了经济、文化巨大发展。专业医师的出现，实践医学的进步，百家争鸣学术思想浓厚朴素辩证的哲学理论与医师的结合，基本形成了系统医学理论，使得中医学第一次从理论高度进行总结，《黄帝内经》经典未病论也因之诞生。

"未病"首见于未病学摇篮《黄帝内经》。《黄帝内经·素问》开篇论述养生延年，次篇即《素问·四气调神论》："是故圣人不治已病治未病，不治已乱治未乱，此之谓也"，首次提出"未病"一词基本精神，是指没有病的健康状态（健康未病态）；在《刺热》篇："肝热病者左颊先赤，病虽未发，见赤色者刺之，名曰治未病"，这里"未病"的含义，实际已有了先兆小疾存在了，而其未病并非指没有疾病，而是指疾病早期症状较少，且又较轻的阶段（前病未病态）；在《疟论》篇："夫疟之未发，阴未并阳，阳未并阴，因而调之，真气得安……故工不能治其已发……""若夫病已成而后药之，乱已成而后治之，譬犹渴而穿井"，这里"未发"的阶段亦属于未病范畴（潜病未发态）。归纳起来，《黄帝内经》中提出了三种未病态思想，即健康未病态、潜病未病态、前病未病态，并有相应的治未病方法。

《难经》在《黄帝内经》基础上，运用五行相生相克理论，提出治未病另一个重要含义，治未病之脏腑，如《难经·七十七难》云："所谓治胃病者，见肝之病，则知肝当传之与脾，故先实其脾气，无令得受肝气之邪，故曰治未病焉。"这个时期，经文基本上概括了未病的种类和基本内容。

《黄帝内经》首先提出了未病的含义及其相应的治未病原则，具有较高的理论价值。不仅如此，《黄帝内经》还示范性地将它们应用于防治疾病的临床实践中，为治其未生，治其未成，治其未发，治其未传，其临床价值主要体现在以下几方面：

1. 养元辟邪，居福思祸——健康未病态治未病 《素问·四气调神大论》用

"譬犹渴而穿井，斗而铸锥"非常生动地形容了病成后药，乱成后治的仓促、被动和无奈，从反面要求人们居福思祸，及早预防。《黄帝内经》对于健康未病态的治未病主要从养护正气和辟邪气两方面入手。强调精、气、神、养生治未病。正如《黄帝内经》所说："虚邪贼风，避之有时，恬淡虚无，真气从之"。一方面提倡精神内守，固护正气；另一方面阐明不仅要注意防备眼前的邪气，还要放眼未来按五运六气规律预测六淫时邪，及早防备。

2. 未卜先知，未雨绸缪——潜病未病态治未病　潜病未病态大多不易被人觉察到，且无形可见，医者亦难知晓，这给及时治疗带来了很大的困难。但是，从《黄帝内经》中我们还是能理出一点有益的线索。上面说到，疾病的发生无外乎邪正两方面。"邪之所凑，其气必虚"。影响正气的诸因素中，先天禀赋之阴阳盛衰，气血厚薄，脏腑柔脆等体质差异无疑占有特殊地位。《黄帝内经》认为这些个体差异可以影响对自然环境的适应能力，即对某些疾病的易感性有一定的影响。比如《素问·气交变大论》说："岁金太过，燥气流行，肝木受邪，民病两胁下少腹痛"。即是将个体体质代表正气，五运六气代表邪气，综合其他影响正邪的诸因素，推测不同类型的个体，何时易于感受何种病邪，从而估测到潜病侵袭人体的种类及时间，以利于及时治疗。

3. 及早发现及早诊治——前病未病态治未病　疾病早期，患者无大不适，症状较少，易于疏忽。直至病势如火如荼方如梦初醒，但此时病情已难以控制。所以，未病学观点，强调抓紧时机及早发现，及早治疗，亦即《黄帝内经》中所提倡的"上工救其萌芽，欲图于微"。《素问·热刺》篇有具体的论述："肝热病者，左颊先赤。心热病者，颜先赤……病虽外发，见赤色者刺之，名曰治未病。"这里的"未病"，显然不是指未发生疾病，而是指病发之初，病情轻浅，仅有先兆表现之时，可见此处"治未病"有早期诊断，早期治疗，将疾病消灭在早期萌芽阶段，把握先兆，防作于先的意义。

4. 治其复病未发疾病——疾病静止态　把握某些疾病定时发作或一些慢性病缓慢期，先其发时而治。《素问·刺疟》云："凡刺疟，先发如食顷，乃可以治，过之则失时也"。故曰："上工治未病，不治已病，此之谓也"。这里所说"治未病"是指在病势将发生未发生或缓解期进行治疗。是取邪气已衰，正气复来这一有利时机，用药力攻伐邪气，扶助正气，使正盛邪衰，疾病易愈。

5. 治其传病未传病态　以整体观为理论依据，掌握疾病的转变规律，治疗于未传之时。人体是以五脏为中心，通过经络将脏腑肢节等全身组织器官联系起来的有机整体。脏与腑之间在生理上存在五行相生相克关系，在病理上存在五行乘侮关系。因此，一脏有病，就会按照五行生克乘侮规律出现顺转、逆转等变化。《黄帝内经》主张："上工刺其未生者也，其次，刺其未盛者也"，恰当治疗，阻止疾病的转化。

如果将《黄帝内经》未病理论的轮廓比作未病论骨架的话，那么丰富多彩的治未病实践则成了它的活生生的血肉。至此，一个较为成熟而又系统的未病论诞生了，因此我们将这一时期的未病论称之为经典未病论。

二、秦 汉 时 期

秦汉时期，中医临床医学进展迅速，未病理论得到进一步发展。在《黄帝内经》未病理论的基础上，不断丰富发展、创新。汉代是传统中医学发展的重要时期，特别是治未病的临床实践有了更大的进步。

汉代不少医家已有很高的诊治未病的本领，西汉名医淳于意、东汉名医张仲景就是其中杰出的代表。大家熟知战国时期扁鹊看齐桓侯（田午）公面色时言：君有疾在浅表……，君病入血脉……，入肠胃……，入骨髓，病已失去早期及中期治疗机会，到晚期进入膏肓，故不能救。这说明《黄帝内经》的未病理论和方法在秦汉已有较大的实用价值了。另外，华佗名医对未病学亦颇有研究，并创立五禽戏健身法增强体质。

医圣张仲景是一位治未病专家。仲景对未病理论亦很推崇，并有较高的素养，他辩证地认识到自然界中正常气候与虚邪贼风之间并无绝对界限，就像"水能浮舟，亦能覆舟"一样，"风气虽能生万物，亦能害万物"。从而告诫人们要"养慎"。他既要人们注意"房事勿令竭乏，服食节其冷热苦酸辛甘"，以防止造成形体虚衰；又要人们注意防避邪风及禽兽灾伤等险恶环境。这种结合临床实际，从邪正两方面来论述健康人的治未病，显然是比较全面的。他对前病未病态的诊治也十分重视，提出"适中经络，未流传脏腑，即早医治之"。仲景对未病研究的理论与实践有着较大贡献，主要体现在著作《伤寒论》《金匮要略》中。

《伤寒论》中未病学思想与实践。《伤寒论》是一部外感热病理论联系实际，系统论述辨证论治的专著，其中包含未病先防，截邪防变，截邪防逆，未盛防盛，未衰防衰，瘥后防复等基本未病预防学与治疗学，对外感热病发展变化不同阶段和病势缓急灵活诊治，起到早期治疗，缩短病程，防止传变变化，在临床上起到重要作用。

《金匮要略》未病学思想与实践。对于何谓未病，何谓治未病，历代医家仁者见仁，智者见智，确是春兰秋菊。"未病"在《金匮要略》中含义有二，一为无病，二为将病。养生防病是治未病，治尚未病的脏腑，谨防传变，亦是治未病。可见，《金匮要略》中未病的含义与《黄帝内经》《难经》是一脉相承的。《金匮要略》治未病的脏腑还表现为脏腑治腑，"虚则补其母"、"实则补其子"等。如虚实性肺痿系上焦气虚、肺中寒冷所致，仲景以甘草补中益气，干姜温补脾阳，通过温中焦未病之脾阳，复上焦已病之肺气，机圆法活，堪称上工之治。它作为祖国医学独特的防治理论，为历代医家所推崇，并在医疗实践中弘扬光大。

三、隋唐宋时期

（一）晋隋时期

晋隋时期，崇尚道家虚无的玄学之风盛行，直接刺激了未病医学的发展。据初步统计，这一时期问世的养生专著达十余种，较著名的有《彭祖养生经》《养生要集》和《养生方》。其中包括按摩、引导、吐纳及个人卫生等治未病方法。太医王叔和编撰《脉经》十卷对脉诊理论和方法加以系统整理，为诊察未病强有力的工具。

晋代著名炼丹家葛洪也是一位极重视治未病的医家，《抱朴子》和《太平御览》中记述了他对摄生治未病的丰富经验和理论见解。比如，他认为气功"内以养生，外以祛恶"很有新意。另外，他撰著的《肘后救急方》，对后世治未病实践亦有贡献。比如，他发现了沙虱（恙虫）病，霍乱等病的流行途径及其预防方法。

（二）唐宋时期

唐代大医家孙思邈非常重视治未病。他比较科学地将疾病分为"未病"、"欲病"、"已病"三个层次："上医医治欲病之病，下医医治已病之病"。与现代预防医学的三级预防概念更为接近。他反复告诫人们要"消未起之患，治未病之疾，医之于无事之前"。他治未病主要从养生防病和欲病早治着眼。正如他所说："凡人有不少苦似不如平常，即须早道，若隐忍不治，须臾之间，以成痼疾"。《千金要方》意思是说很多人的痛苦在于身体不适，精神和体力今不如昔，一定及早了解养生的方法，尽快调理，避免疾病的困扰。如果勉强忍受不进行调理，自认为可以自愈，过不了很久，就发展为顽固之疾了。他所著的《千金要方》中有一整套的养生延年的方法和措施，很有实用价值，这些对后世治未病的理论和实践产生了深远的影响。

唐宋时期，我国医学家在长期实践的基础上，摸索出了预防天花的方法，即人痘接种法，成为人类人工免疫法的先驱，在世界预防医学史上谱写了新的一页。宋时还有一个特点，便是重视老年未病的治疗，中国第一本老年病防治专著《养生奉亲书》就诞生在这个时代，该书集前人摄生论述之大全，至今看来，仍有很高的学术和实用价值。

四、明清时期

（一）明代时期

明代医学家对未病继续进行深入探讨。在临床诊治未病亦颇见功夫。例如：薛立斋，张三锡开始将未病理论用于卒中预防。前者指出了卒中病的防治大法"预防者，当养其血，节饮食，戒七情，远帷幕"。后者的理论更为深刻，他首先指出了该病的特点："病之生也，其极甚微，其变甚速，达士知机，思患而预防之，底不至于膏肓"。

（二）清代时期

清代比较有创见的是温病学派，该学派涌现了不少著名医家，对温病的发生发展和防治规律，进行了系统的研究，他们对温病中的未病亦有许多论述。如王孟英的《随息居重订霍乱病论》，对霍乱的流行规律和预防方法作了系统的探讨，他提出的清洁水源，饮水消毒等措施，至今仍不失其科学性。这是健康人防治未病的一个例子。根据传变"治未病"的，要首推叶天士。他首先将传变"治未病"理论引入三焦辨证论治中。望诊中必验之于舌，治疗中"如甘寒之中加入咸寒，务在先安未受邪之地，恐其陷入易易耳"。

温病治未病思想进一步深入在两层含义上：一是未病防病，二是既病防变。由于温病大都来势凶猛，变化殊多，既病防变原则显得更加重要，在未病防病、已病防病思想体系中，突出体现在：①客邪早逐原则《瘟疫论》一书，对疫病的治疗阐明了"逐邪"这一基本原则，诸如"客邪贵乎早逐"、"欲为万全之策者，不过知邪之所在，早拔去病根为要耳"；②先证用药原则：此原则首先在《瘟疫论》中得以体现，如"数日之法，一日行，固其毒甚，传变亦速，用药不得要紧"；③辨体质防传变原则：此原则首先反映在叶氏的"先安未受邪之地"的提法，这种提法如未雨绸缪之举，是控制温病发展的有效措施；④先兆征辨识及治则：先兆征辨识为先期用药，截断病情转变。叶天士在《温病论》中首次确立温病卫气营血辨证理论，有效地指导四时外感热病辨治，为近代温病学家发展提高对未病先防，既病防变起到指导作用。

第二节　中医治未病的理论基础

一、治未病学说

"未病"一词首见于《素问·四气调神大论篇》："是故圣人不治已病治未病，不治已乱治未乱，此之谓也。夫病已成而后药之，乱已成而后治之，譬犹渴而穿井，斗而铸锥，不亦晚矣"。先贤以形象的比喻阐明了"治未病"的重要性，告诉好的医生最需要去做的是未雨绸缪，防患于未然，而不是当病已成、乱已成才去亡羊补牢。所以"治未病"一直被认为是中医的至高理念和境界，这一思想是杏林人士头脑中最不可或缺的。

"治未病"就是采取相应措施，维护健康，防止疾病的发生与发展。严格来说，"治未病"涵盖未病先防、既病防变、瘥后防复三个层面，强调人们应该注重保养身体，培养正气，提高机体的抗邪能力，达到未生病前预防疾病的发生，生病之后防止进一步发展，以及疾病痊愈以后防止复发的目的。

（一）未病先防

中医学认为临床上没有无原因的证候，任何证候都是在某种原因的影响和作用下，机体所产生的一种病态反应。宋代陈无泽归纳了先前的种种病因分类方法，提出了较为全面的"三因学说"："六淫，天之常气，冒之则先自经络流入，内合于脏腑，为外所因；七情，人之长性，动之则先自脏腑郁发，外形于四肢，为内所因；其如饮食饥饱，叫呼伤气、金疮踒折，疰忤附着，畏压溺等，有悖常理，为不内外因"。未病先防就是将病因侵袭人体的通路阻断。未病先防是指在未病之前，采取各种措施，做好预防工作，以防止疾病的发生。疾病的发生，主要关系到邪正盛衰，正气不足是疾病发生的内在因素，邪气是发病的重要条件。因此，未病先防，就必须从增强人体正气和防止病邪侵害两方面入手。

1. 养生以增强正气　养生，主要是未病时的一种自身预防保健活动，从预防的角度看，可增强自身的体质，提高人体的正气，从而增强机体的抗病能力。《素问·上古天真论》所说的"上古之人，其知道者，法于阴阳，和于术数，食饮有节，起居有常，不妄作劳，故能形与神俱，而尽终其天年，度百岁乃去"，即是对养生基本原则的精降论述。在日常的生活中应当做到：顺应自然、养性调神、护肾保精、体魄锻炼、调摄饮食和针灸、推拿、药物调养。

中医认为"天人相应"、"天人合一""人与天地相参，与日月相应"，人与自然是息息相关的。张景岳云："春应肝而养生，夏应心而养长，长夏应脾而变化，秋应肺而养收，冬应肾而养藏"。人类首先要做到的是顺应四时，顺应春生、夏长、秋收、冬藏的动态变化。《素问·四气调神大论》云"春三月，夜卧早起，广步于庭，被发缓形；夏三月，夜卧早起，无厌于日，使志无怒，秋三月，早卧早起，与鸡俱兴；冬三月，早卧晚起，必待日光"。指出起居顺应四时。孙思邈《千金方》说："春省酸增甘养脾气，夏省苦增辛养肺气，长夏省甘增咸以养肾气，秋省辛增酸养肝气，冬省咸增苦以养心气"。元代忽思慧在《饮膳正要》说："春气温，宜多食麦以凉之，夏气热，宜食菽以寒之，秋气燥，宜食麻以润之，冬气寒，宜食黍，以热性治其寒"。强调了饮食顺应四时。另外，情志顺应四时亦是非常重要的，做到春三月"使志生"；夏三月"使志无怒"；秋季三月"收敛神气"而"志安宁"；冬三月"使志若伏若匿"。这样人体就能够与自然变化同步，从而免受六淫邪气的侵袭。

2. 防止病邪侵害　邪气是导致疾病发生的重要条件，故未病先防除了养生以增强正气，提高抗病能力之外，还要注意避免病邪的侵害。如《素问·上古天真论》所言："夫上古圣人之教下也，皆谓之虚邪贼风避之有时，恬惔虚无，真气从之，精神内守，病安从来。是以志闲而少欲，安而不惧，形劳而不倦，气从以顺，各从其欲，皆得所愿。故美其食，任其服，乐其俗，高下不相慕，其民故曰朴。是以嗜欲不能劳其目，淫邪不能惑其心，愚智贤不肖，不惧于物，故合于道。

所以能年皆度百岁而动作不衰者，以其德全不危也"。顺应四时调整心态，是防止病邪侵害的关键。

（二）既病防变

既病防变指的是在疾病发生的初级阶段，应力求做到早期诊断，早期治疗，以防止疾病的发展传变。

1. **早期诊疗**　在疾病的过程中，由于邪正斗争的消长，疾病的发展及转变发展，可能出现由浅入深、由轻到重、由单纯到复杂的发展变化。其原因就在于疾病的初期，病位较浅，病情多轻，正气未衰，病较易治，因而传变较少。所以诊治越早，疗效越好，如不及时诊治，病邪就有可能步步深入，使病情愈趋复杂、深重，治疗也就愈加困难了。早期诊治的时机在于要掌握好不同疾病的发生、发展变化过程及其传变的规律，病初既能及时作出正确的诊断，从而进行及时有效和彻底的治疗。如《素问·阴阳应象大论》："故邪风之至，疾如风雨，故善治者治皮毛，其次治肌肤，其次治筋脉，其次治六腑，其次治五脏，治五脏者，半死半生也"充分说明早期诊断、早期治疗的重要性。

2. **防止传变**　防止传变，是指在掌握疾病的发生发展规律及其传变途径的基础上，早期诊断与治疗以防止疾病的发展。疾病一般都有其一定的传变规律和途径，邪气侵犯人体后，根据其传变规律早期诊治，阻截其病传途径，可以防止疾病的深化与恶化。如《难经七十七难》："所谓治未病者，见肝之病，则知肝当传之于脾，故先实其脾气，无令得受肝之邪。故曰治未病焉。"说明根据不同病变的传变规律，实施预见性治疗，可控制其病理转变。

（三）瘥后防复

所谓"瘥后防复"，就是除邪务尽，防止疾病复发。瘥后防复与未病先防及既病防变这三个原则是相辅相成，联系紧密的。它立足于扶助正气，强身健体，其核心在"防"，充分体现了"预防为主"的思想，是中医治病理论的重要组成部分。强调"防"的目的，就应当保养身体，培育正气，提高机体的抗邪能力。随着中医诊疗在我国越来越受到关注，中医的发展也进入到了一个新的阶段。而瘥后防复，在疾病治疗过程中也开始越来越显得重要和必要。无论是各种慢性病的治疗还是重症治疗，瘥后防复都是非常重要的环节。做好瘥后防复的工作，也成为医疗服务的一个新的发展方向。尤其像肿瘤、糖尿病以及一些其他心脑血管疾病等在内的慢性病患者，都是瘥后防复工作的重点人群。做好瘥后防复工作，防止疾病的复发和其他并发症的发生，才是真正有效保护自己身体健康的措施。

二、中医体质学

（一）中医体质学的发展

中医体质学说的研究由来已久，最早可追溯到春秋战国时期，目前对中医体质比较统一的解释是：体质是个体生命过程中，在先天遗传和后天获得基础上表现出来的形态结构、生理功能和心理状态方面综合的、相对稳定的特质。这类特质在生理状态下表现为对外界刺激的反应和适应上的某些差异性，在发病过程中则表现为

笔记栏

对某些致病因素的易感性以及病理过程中病理发展的倾向性。

现代对中医体质学说的研究，兴起于 20 世纪 70 年代，1978 年盛增秀等"略论祖国医学体质学说及其实践意义"发表后，随着第一部《中医体质学说》专著的出版，中医体质学说的概念得以确定——中医体质学说是以中医理论为主导，研究人类各种体质特征，体质类型的生理、病理特点，并以此分析疾病的反应状态、病变的性质及发展趋势，从而指导疾病预防和治疗的一门学说。

在重视个性化医疗的今天，中医体质医学适应了从重视疾病的研究变为重视人体的研究的潮流。自中医体质学说确立以来，研究重点已由整理古文献有关认识，过渡到社会调研及体质分型理论模型的建立，并结合现代方法和手段，使体质研究出现了宏观与微观相结合，传统方法与现代方法相结合的前景。在众多中医体质学学者的共同努力下，中医体质学说研究内容日趋深入，研究水平日趋提高，研究思路日趋拓宽。

（二）中医体质分型

自 20 世纪 70 年代以来，中医体质学说以传统的中医理论为基础，总结历代医家的学术思想与临床经验，吸收现代科学的相关知识和方法，经有关学者不懈的努力，现已形成了比较完整的理论体系。中医学对体质的分类是从整体观念出发，以阴阳五行学说为依据，联系体质形成的生理基础，结合禀赋体态、心理性格以及机体对外界环境、致病因子的适应与反应等划分的。关于中医体质的类型，有各种不同的分类，比较有代表性的有：王琦教授将体质分为 9 种，平和质、气虚质、阳虚质、阴虚质、痰湿质、湿热质、血瘀质、气郁质、特禀质。指出体质决定着个体对某种致病因子的易感性及其所产生的病变类型的倾向性，体质还决定着证候的形成与演变，影响疾病的发生、发展与转归，是病、证产生的背景和重要物质基础。目前中医体质学说理论的发展，为病前状态的预防提供了理论基础和指导，该理论认为可以通过改善病理体质，高速和优化体质来预防疾病的发生。

（三）中医体质类型的辨识

早在 2000 多年前《黄帝内经》中就记载了体质的形成、特征、分型以及体质与疾病发生、发展、预防及治疗的关系。《灵枢·通天》中根据人体阴阳的多少提出：将人体分为太阴、少阴、太阳、少阳、阴阳和平的阴阳五态人。明确指出阴阳偏盛是病态的体质，阴阳相对平衡才是正常体质。阴阳平衡是体质养生的宗旨，是治病的关键。我们就体检的结果结合中医理论进行分析，寻找其阴阳的不平衡点，进一步按照现行的九种体质进行归纳。这种体质的形成有一定遗传性，它是人体素有的一种特质反应，由特质产生不同人体的相对病因。依据图表的是与否自查个人的九种体质的归属，针对某种体质容易感受的病邪特点进行未病与已病的评估。

中医体质学说的建立为健康信息分类提取、评估、有针对性地对各类体质人群

笔记栏

的危险因素实施干预手段起到了积极作用，同时对建立中医健康管理模式的思维创造拓展空间。王琦教授等历经 30 余年的研究，以中医经典理论为依据，研制了《中医体质量表》《中医体质分类判定标准》。认为通过中医体质测评，可以为疾病预测和健康指导提供依据，并提出中医体质辨识是实施个人健康管理的重要依据，以体质辨识为基础的健康计划是健康管理的重要内容。中医体质是实施个人健康管理的重要依据。健康管理不是泛泛地对整个人群提供同样的服务，而是通过健康评价对个体及人群进行筛选分类，然后根据其不同的健康问题和危险因素制订健康改善目标和干预措施，最终达到有效降低危险因素的目的。从健康到亚健康再到疾病，体质因素的影响不可忽视。各种偏颇体质是疾病发生、发展与转归的内在依据。临床上通过客观地评价个人的中医体质类型，可以更加全面地了解其健康状况，获得预测个人未来发病风险的资料，通过全面调整偏颇体质的方法，可以改善个人的健康水平，实现健康管理的目标。

　　以中医体质辨识为基础的健康计划是健康管理的重要内容。健康计划是由健康学专家运用专业知识进行全面分析后，设计出的整套安全、科学、有效的从治疗、保健、恢复等方面增进健康的方案。其目标是通过健康教育、预防和健康保护，帮助人们改变不良的生活方式（包括饮食、睡眠、嗜好等），以达到向理想的健康状态转移。按照中医体质学理论，根据四诊合参所收集的全面资料，对个人进行综合分析，辨定其体质类型。在此基础上，给出相应的中医健康改善计划，主要包括：中医辨体膳食（药膳）指导、情志调节指导、锻炼指导、生活方式调整指导等。这对于改善个人健康水平，实现健康管理的目标，无疑具有重要的意义。

　　体质辨识在亚健康人群健康管理中的应用。中医体质学说的应用人群主要是健康人群和亚健康人群。体质可以分为正常体质和偏颇体质，正常体质相当于健康，偏颇体质相当于亚健康。健康人群和亚健康人群，经临床现代医学体检，一般没有异常指标，或者某些指标仅有轻微的变化，但又尚未达到临床疾病的诊断标准。对于这部分人群，我们不可能给出疾病诊断和中医证型，只能给出其中医体质的分型以及相应的中医健康改善计划。健康人群和亚健康人群，也是健康管理的重点服务对象。这部分人群本身没有疾病或者仅仅是亚健康，没有必要去医院接受治疗，只需结合中医体质辨识对其进行健康干预，使其少得病或不得病，从而降低个人健康风险和疾病发生率，减少医疗开支。这正符合国家中长期科技发展规划"人口与健康"领域中的"疾病防治重心前移、坚持预防为主、促进健康和防治疾病结合"的精神，对发挥中医因人制宜"治未病"的优势，提高人类健康素质具有重要的实用价值。

（四）中医体质类型的判定

　　2009 年 4 月中华中医药学会颁布了《中医体质分类与判定标准》。

　　祖国传统医学指出：阴阳的平衡是阴阳消长的动态平衡，所以总是存在偏阴或偏阳的状态，只要不超过机体的调节和适应能力，均属于正常生理状态。基于此人体内各种体质分为九种。现请您根据自身的身体状况填写下述各表，以便为您提供健康干预方案。

1. 判定方法 回答《中医体质分类与判定表》中的全部问题，每一问题按5级评分，计算原始分及转化分，依标准判定体质类型。

原始分＝各个条目的分值相加。

转化分数＝〔（原始分－条目数）/（条目数×4）〕×100

2. 判定标准 平和质为正常体质，其他8种体质为偏颇体质。判定标准见表4-1。

表4-1 平和质与偏颇体质判定标准表

体质类型	条件	判定结果
平和质	转化分≥60分	是
	其他8种体质转化分均＜30分	
	转化分≥60分	基本是
	其他8种体质转化分均＜40分	
	不满足上述条件者	否
偏颇体质	转化分≥40分	是
	转化分30～39分	倾向是
	转化分＜30分	否

内容选自：王琦《中医治未病解读》中国中医药出版社

3. 示例

示例1：某人各体质类型转化分如一：平和质75分，气虚质56分，阳虚质27分，阴虚质25分，湿质12分，湿热质15分，血淤质20分，气郁质18分，特禀质10分。根据判定标准，虽然平和质转化分≥60分，但其他8种体质转化分并未全部＜40分，其中气虚质转化分≥40分，故此人不能判定为平和质，应判定为是气虚质。

示例2：某人各体质类型转化分如一：平和质75分，气虚质16分，阳虚质27分，阴虚质25分，痰湿质32分，湿热质25分，血瘀质10分，气郁质18分，特禀质10分。根据判定标准，平和质转化分≥60分，同时，痰湿质转化分为30～39分，可判定为痰湿质倾向，故此人最终体质判定结果基本是平和质，有痰湿质倾向。具体评判标准见《中医体质分类与判定表》（附件1）

三、体 质 干 预

（一）平和体质

调制方法

（1）药食调理：选择食物的原则：吃得不要过饱，也不能过饥，不吃冷也不吃得过热。多吃五谷杂粮、蔬菜瓜果,少食过于油腻及辛辣之物。

（2）其他防护措施:适宜正常的作息安排,老年人适宜散步、打太极拳,可保持正常的良好状态。

（二）气虚体质

1. 药食调理

（1）选择食物的原则:此类人群平时适宜食用具有益气健脾作用的食物,如黄豆、白扁豆、香菇、大枣、桂圆、蜂蜜等。少吃具有耗气作用的食物。

（2）药膳调理:

黄芪童子鸡:

① 原料:童子鸡一只,生黄芪9g,葱、姜、盐、黄酒适量。

② 制作:生黄芪用纱布袋包扎好,与童子鸡一起置于锅内。在锅中加葱、姜及适量水煮汤,待童子鸡煮熟后,拿出黄芪包。加入盐、黄酒调味,即可食用。

③ 功效:补中益气。

山药粥:

① 原料:山药30g,粳米180g。

② 制作:将山药和粳米一起入锅加清水适量煮粥,煮熟即成。此粥可在每日晚饭时食用。

③ 功效:此粥具有补中益气、益肺固精、强身健体的作用。

2. 其他防护措施　以柔缓运动,散步、打太极拳为主,不宜做大负荷消耗体力的运动和出大汗的运动。

（三）阳虚体质

1. 药食调理

（1）选择食物的原则:此类人群适宜食用具有温阳功效,甘温益气的食物,比如葱、姜、蒜、花椒、韭菜、辣椒、胡椒等。少食生冷寒凉食物,少饮绿茶。长期偏食寒凉的食物如黄瓜、藕、梨、西瓜,也会形成阳虚体质,所以非阳虚体质的人也要注意饮食。

（2）药膳调理:

韭菜炒虾仁:

① 原料:鲜虾仁100g,韭菜250g,料酒、食盐、胡椒粉适量。

② 制作:用油锅先将韭菜翻炒片刻,然后将鲜虾仁放入,用适量料酒、食盐及胡椒粉调味,至熟即成。

③ 功效:有补肾助阳、温中散寒的功效,但对过敏体质的人不适宜。

当归生姜羊肉汤:

① 原料:当归20g,生姜30g,冲洗干净,用清水浸软,切片备用。羊肉500g剔去筋膜,放入开水锅中略烫,除去血水后捞出,切片备用。

② 制作：当归、生姜、羊肉放入砂锅中，加清水、料酒、食盐，旺火烧沸后撇去浮沫，再改用小火炖至羊肉熟烂即成。

③ 功效：本品为汉代张仲景名方。温中补血，祛寒止痛，特别适合冬日食用。

韭菜炒胡桃仁：

① 原料：胡桃仁 50g 开水浸泡去皮，沥干备用；韭菜 20g 择洗干净，切成寸段备用。

② 制作：麻油倒入炒锅，烧至七成熟时，加入胡桃仁，炸至焦黄，再加入韭菜、食盐、翻炒至熟。

③ 功效：本品有补肾助阳，温暖腰膝的作用，适用于肾阳不足，腰膝冷痛。

2. 其他防护措施　可做一些舒缓柔和的运动，如慢跑、散步、打太极拳、做广播操。自行按摩气海、足三里、涌泉等穴或经常灸足三里、关元，可适当洗桑拿、温泉浴。多与别人交谈，平时多听一些激扬、高亢豪迈的音乐调节一下情绪，兴奋一下。

（四）阴虚体质

1. 药食调理

（1）选择食物的原则：建议此类体质人平时适宜食用具有滋阴清热、生津润燥功效的食物，比如绿豆、冬瓜、芝麻、百合等。少食性温燥烈的食物。

（2）药膳调理：

海蜇荸荠汤（又名雪羹汤，为清代名医王孟英所创）：

① 原料：海蜇头 50g，鲜荸荠 100g，调味品适量。

② 制作：海蜇头切成丝；鲜荸荠洗净去皮，切成片。将海蜇头、荸荠放入砂锅，加清水适量，旺火烧开后，改用文火煎煮至海蜇头烊化，调味即可。

③ 功效：具有养阴生、冰清热化痰功效。

莲子百合煲瘦肉粥：

① 原料：莲子（去心）20g、百合 20g、猪瘦肉 100g。

② 制作：将莲子、百合、猪瘦肉加水适量同煲，肉熟烂后用盐调味食用，每日1次。

③ 功效：具有清心润肺、益气安神之功效。适用于阴虚质见干咳、失眠、心烦、心悸等症者食用。

蜂蜜蒸百合：

① 原料：百合 120g，蜂蜜 30g。

② 制作：将百合、蜂蜜拌和均匀，蒸令其熟软。时含数片，后嚼食。

③ 功效：补肺、润燥、清热，适用于肺热烦闷，或燥热咳嗽、咽喉干痛等症。

2. 其他防护措施　只适合做中小强度、间断性的身体锻炼，可选择太极拳、太极剑等。锻炼时要控制出汗量，及时补充水分。不适合洗桑拿。平时宜克制情趣，遇事要冷静，正确对待顺境和逆境。可以用练书法、下棋来怡情悦性，用旅游来寄

笔记栏

情山水、陶冶情操。平时多听一些曲调舒缓、轻柔、抒情的音乐，防止恼怒。

（五）痰湿体质

1. 药食调理

（1）选择食物的原则：建议此类人饮食以清淡为原则，适宜食用具有健脾、化痰、除湿功效的食物，多食葱、蒜、海藻、海带、冬瓜、萝卜、金橘、芥末等食物，少食肥肉及甜、黏、油腻的食物。

（2）药膳调理：

鲤鱼汤：

① 原料：活鲤鱼一尾，赤小豆 50g，陈皮 6g，红椒 6g，草果 6g，姜片、料酒、葱段、胡椒、食盐适量。

② 制作：将赤小豆、陈皮、红椒、草果填入鱼腹；可加适量生姜片、料酒、葱段、胡椒等调味品，食盐宜少不宜多；放入砂锅内，加清水煮沸，鱼熟即成。

③ 功效：去湿化痰。

山药冬瓜汤：

① 原料：山药 50g，冬瓜 150g。

② 制作：将山药、冬瓜置锅中慢火煲 30min，调味后即可饮用。

③ 功效：健脾、益气、利湿。

2. 其他防护措施　平时多进行户外活动。衣着应透气散湿，这样容易把一些湿气能够散掉，同时，也要经常晒太阳或进行日光浴。

（六）湿热体质

1. 药食调理

（1）选择食物的原则：湿热质的人饮食上应以清淡为原则，适宜食用具有甘寒、苦寒功效的食物，如绿豆、空心菜、芹菜、苋菜、黄瓜、冬瓜、藕、西瓜等。少食辛温助热的食物。戒除烟酒。

（2）药膳调理：凉拌芹菜。

① 原料：芹菜 500g，海蜇 150g，盐、麻油适量。

② 制作：芹菜切成 3cm 长的段，在开水中烫一下；海蜇在清水浸泡后将盐分漂洗干净，切成丝。将芹菜、海蜇放入大碗内，加入少许低盐（宜少）麻油等调味而成。

③ 功效：具有清肝、利湿、化痰的功效。

2. 其他防护措施　适合做大强度、大运动量的锻炼，如中长跑、游泳、爬山、各种球类、武术等。

（七）血瘀体质

1. 药食调理

（1）选择食物的原则：适宜食用具有活血、散结行气、疏肝解郁作用的食物如山楂、金橘、黑大豆、芋头、萝卜、胡萝卜、桃、醋、玫瑰花等，少食肥肉等油腻食。

（2）药膳调理：

山楂茶：

① 原料：秋季成熟的生山楂15～30g，红糖适量。

② 制作：将山楂冲洗干净，去核打碎，放入搪瓷锅中，加清水煮沸约20min，冲泡代茶饮用，亦可加入少许红糖调味。

③ 功效：具有活血散瘀、消食化积的功效。

黑豆川芎粥：

① 原料：川芎10g，黑豆25g，粳米50g。

② 制作：川芎用纱布包裹，和黑豆、粳米一起加水煎煮熟，加适量红糖。

③ 功效：分次温服，可活血祛瘀，行气止痛。

2. 其他防护措施 可进行一些有助于促进气血运行的运动项目，如太极拳、太极剑、舞蹈、步行等。按摩可使经络畅通，达到缓解疼痛、稳定情绪、增强人体功能的作用。

（八）气郁体质

1. 药食调理

（1）选择食物的原则：适宜食用具有行气、疏肝、解郁、消食、醒神作用的食物，如小麦、葱、蒜、海带、海藻、萝卜、金橘、山楂等食物。睡前避免饮茶、咖啡等提神醒脑的饮料。

（2）药膳调理：橘皮粥。

① 原料：橘皮50g，粳米100g。

② 制作：将粳米淘洗干净，先煮米粥，煮至粥将稠时放入橘皮末，再同煮10min即可。

③ 功效：疏肝解郁，调中理气。

2. 其他防护措施 尽量增加户外活动，可坚持较大量的运动锻炼，如跑步、登山、游泳、武术等。另外，这类人因为性格内向，要经常有意识地参加集体性的运动，多跟其他人交往，多交朋友，有了这些朋友才能够有一个比较好的对不良情绪的倾诉对象。

（九）特禀体质

1. 药食调理

（1）选择食物的原则：饮食宜清淡、均衡、粗细搭配适当，荤素配伍合理；少食荞麦、蚕豆、白扁豆、牛肉、鹅肉、茄子、浓茶等辛辣之品、腥膻发物及含致敏物质的食物。亦不宜食用酒、辣椒、浓茶、咖啡等辛辣之品。

笔记栏

（2）药膳调理：

黄芪粥：

① 原料：黄芪 30g，粳米 100g。

② 制作：先将黄芪水煮取汁，水量宜多，煎煮后去药渣备用；粳米洗净至搪瓷锅，再加入黄芪药汁同煮，米熬成粥即可。

③ 功效：改善免疫力。

葱白红枣鸡肉粥：

① 原料：粳米 100g，红枣 10 枚（去核），连骨鸡肉 100g，葱，姜，香菜。

② 制作：将姜切片，香菜，葱切末锅内加水适量，放入鸡肉、姜片大火煮开，后放入粳米、红枣熬 45min 左右，最后加入葱白、香菜、调味服用。

③ 功效：增强免疫力。

2. 其他防护措施　保持室内清洁，被褥、床单要经常洗晒，室内装修后不宜立即搬进居住，要放一段时间，里面一些容易引发过敏或者有害的物质要通风充分以后能够排掉。春季尽量减少室外活动时间，因为这个时候花粉比较多，容易引发过敏。

第三节　四季养生原则

一、各季节总的养生原则

（一）春季

1.《内经·素问·四气调神论》"春三月，此谓发陈，天地俱生，万物以荣。夜卧早起，广步于庭，被发缓行，以使志生。生而勿杀，予而勿夺，赏而勿罚，此春气之应，养生之道也。逆之则伤肝，夏为寒变，奉长者少。"

2. 春季养生原则　养肝为主，注意防风。

（二）夏季

1.《内经·素问·四气调神论》"夏三月，此谓蕃秀，天地气交，万物华实，夜卧早起，无厌于日，使志无怒，使华英成秀，使气得泄，若所爱在外，此夏气之应，养长之道也。逆之则伤心，秋为痎疟，奉收者少，冬至重病。"

2. 夏季养生原则　养心为主，注意避暑。

（三）秋季

1.《内经·素问·四气调神论》"秋三月，此谓容平，天气以急，地气以明，早

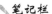

卧早起，与鸡具兴，使志安宁，以缓秋刑，收敛神气，使秋气平，无外其志，使肺气清，此秋气之应，养收之道也。逆之则伤肺，冬为飧泄，奉藏者少。"

2. 秋季养生原则　养肺为主，养阴润燥。

（四）冬季

1.《内经·素问·四气调神论》"冬三月，此谓闭藏，水冰地坼，无扰乎阳，早卧晚起，必待日光，使志若伏若匿，若有私意，若已有得，去寒就温，无泄皮肤，使气亟夺，此冬气之应，养藏之道也。逆之则伤肾，春为痿厥，奉生者少。"

2. 冬季养生原则　养肾为主，防寒保暖。

二、各季节饮食调理

（一）春季

春季阳气初生，饮食宜辛甘发散之品，而不宜食酸收之味。故《素问·藏气法时论》说："肝主春……肝苦急，急食甘以缓之，……肝欲散，急食辛以散之，用辛补之，酸泄之"。酸味入肝，且具收敛之性，不利于阳气的生发和肝气的疏泄，且足以影响脾胃的消化功能，故《摄生消息论》说："当春之时，食味宜减酸增甘，以养脾气"。五行学说认为春天木气旺盛，在五脏与肝相应，肝木虚弱则当用补，适量食用偏酸食物，然春季阳气升发，肝木偏旺盛居多，肝木太过则克脾土，故《金匮要略》有"春不食肝"之说。由此可见，饮食调养之法，实际应用时，还应观其人虚实，灵活掌握，切忌生搬硬套。

一般说来，为适应春季阳气升发的特点，应扶助阳气为主，此时，在饮食上应遵循上述原则，适当食用辛温升散的食品，如：小麦、大枣、豆豉、花生、葱、香菜、芹菜等，偏有肝虚者，可食用猪肝，而生冷粘杂之物，则应少食，以免伤害脾胃。

从营养学的观点，养肝首先要保证碳水化合物食物的供给，碳水化合物最终消化成葡萄糖可以"保肝"，果蔬中丰富的维生素、纤维素和矿物质，有疏通血管和肠道功能的特殊作用。蔬菜中的维生素能帮助肝脏尽快实现蛋白质、碳水化合物、脂肪代谢。故春季要"多菜少果"。多吃蔬菜，不是不吃水果，而是适量。春天气温回升，口渴感明显，酸甜的水果往往用来解渴，但水果多含有较多的果酸，属生冷食物，吃多了容易伤害脾胃。

牛奶是较全营养食物，喝牛奶能满足人体生长，增强免疫力，有助于健康，酸奶还提供有益菌，对于胃肠道功能调节，心血管疾病、癌症的预防均有益，是各类人群的蛋白质食物首选佳品。

春天多风、干燥的气候，加大人体内水分流失，要注意多饮水，不要等口渴再喝水。头痛、便秘、眩晕等症状都与春温有关。最简单的方法是多喝水。每天清晨起床后第一件事是"喝水"，温开水200ml，血糖值正常者，可以加一勺蜂蜜，有助

笔记栏

于清洗肠道，增加新陈代谢，排毒去火。

春季饮食要保持清淡，喝汤也要有讲究。煲汤不要太油，忌燥热。原材料可选择瘦肉、禽类、鱼为主，药材可选用党参、沙参、枸杞、百合淮山药等。

（二）夏季

五行学说认为夏季属火（热），在人体五脏里心属火，苦能入心，可以清心、养心，宜以"苦"味食材清心，以性凉偏寒食材养心。然夏季天气炎热，心火旺盛者居多，心火过旺则克肺金，故《金匮要略》有"夏不食心"之说。味苦之物亦能助心气而制肺气。故孙思邈主张："夏七十二日，省苦增辛，以养肺气"。夏季出汗多，则盐分损失亦多。宜多食酸味以固表，多食咸味以补心。《素问·藏气法时论》说：心主夏，"心苦缓，急食酸以收之"，"心欲耎，急食咸以耎之，用咸补之，甘泻之"。阴阳学说则认为，夏月伏阴在内，饮食不可过寒，如《颐身集》指出："夏季心旺肾衰，虽大热不宜吃冷淘冰雪，蜜水、凉粉、冷粥。饱腹受寒，必起霍乱"。心主表，肾主里，心旺肾衰，即外热内寒之意，唯其外热内寒，故冷食不宜多吃，少则犹可，食多定会寒伤脾胃，令人吐泻。西瓜、绿豆汤，乌梅小豆汤，为解渴消暑之佳品，但不宜冰镇。夏季气候炎热，人的消化功能较弱，饮食宜清淡不宜肥甘厚味。

从营养学观点，西红柿、西瓜、红薯含有丰富的胡萝卜素和番茄红素，具有较强的抗氧化作用，特别是能够保护心脏血管内壁，维持血管弹性。红色食物还含有维生素 C 和维生素 A 能增加血管壁的韧性。红色果蔬中的花青素和少量的类似水杨酸钠的物质，可以阻止血液中的胆固醇囤积和抗凝集。

夏季宜养心、降心火，多选食一些苦味食物及酸味食物。苦味食物如苦瓜、绿茶、芹菜、橄榄、芥兰、莲藕可清热解毒、除烦躁、祛水肿。酸味食物如菠萝、猕猴桃、番茄、柠檬有利于开胃，改善食欲，胃酸过多和严重水肿人不要多吃。制作菜肴常加醋，不仅味鲜可口，且有保护维生素 C 的功效。此外，炎夏之季家家喜食凉拌菜、凉拌面，如果在吃菜和面时放点醋，可使人食欲大增，有助于消化，并起到杀菌、解毒和预防肠道传染病的作用。

膳食宜平衡，首先注意蛋白质食物的摄入。因为在高温环境中，人体组织蛋白分解增加，尿中肌酐和氮排出增多，从而引起了负氮平衡。同时由于炎热一般在吃饭上愿意多吃一些素菜，少一些荤菜。因此必须注意对蛋白质的补充。菜肴制作以清淡为主，可采用蒸煮烩炖的方法。以保证人体对蛋白质的需求。如麻酱面可以配合乌鸡蛋清拌腐竹丝；素蒸饺可以拌豆腐丝；凉拌菜可以煮一些瘦肉鸡肉切丝等。鸭子是夏季可多食用的动物性食物，鸭性甘微寒。健脾、补虚清暑。

在制作食物时，可以多选粥、汤以补充水分。早餐和晚餐喝点粥大有好处。很多粥都属凉血清暑之物，食后既能生津止渴、清热祛暑、凉血，又能补养身体。如荷叶粥能解暑热、止渴解毒、清胃润肠，可治嗓子痛；薏米粥可以除湿。

夏季吃一些能够补益阳气和津液药物如菊花、藿香、佩兰。五味子、玉竹、酸枣仁也可以适当食用。对于身体特别虚弱的，可根据医生的建议用西洋参、黄芪、白木耳、山药、白术等水煮、煮粥。

夏季致病微生物极易繁殖，食物极易腐败、变质。肠道疾病多有发生。因此，讲究饮食卫生，谨防"病从口入"。

（三）秋季

《素问·藏气法时论》说："肺主秋……肺欲收，急食酸以收之，用酸补之，辛泻之"。酸味收敛适合补肺，辛味发散适合泻肺，肺虚者宜酸以补肺，肺实者宜辛以散之，但应注意辛凉发散为宜，所以，肺虚少食葱、姜等辛温之品，适当多食一点酸味果蔬。秋时肺金当令，肺金太旺则克肝木，故《金匮要略》又有"秋不食肺"之说，因此肺实不可食用动物肺脏。

秋季燥气当令秋燥易伤津液，故饮食应以滋阴润肺为佳。《饮膳正要》说："秋气燥，宜食麻以润其燥，禁寒饮"，《臞仙神隐书》主张入秋宜食生地粥，以滋阴润燥。总之，秋季时节，可适当食用如梨、银耳、葡萄、荸荠、甘蔗、芝麻、糯米、粳米、蜂蜜、枇杷、菠萝、乳品等柔润食物，以益胃生津，有益于健康。

1. 梨   适用于热病伤津烦渴、消渴症、热咳、痰热惊狂、噎膈、口渴失声、眼赤肿痛、消化不良。饮酒过多。食用方法很多，可以生食、榨汁、炖煮，或者与荸荠、蜂蜜、甘蔗等榨汁同服。功效可以清心、润肺、降火、生津、滋肾、补阴功效。

2. 银耳   ①功能：强精、补肾、润肠、益胃、补气、和血、强心、滋阴、润肺、生津、壮身、补脑、提神、美容、嫩肤、延年益寿；②适用：肺热咳嗽、肺燥干咳、妇女月经不调、胃炎、大便秘结等病症。

3. 葡萄   生食能益气血、生津液、利小便；滋阴除燥；或者捣汁蜜煎用开水冲服，可治疗烦热口渴。

从营养学观点，秋燥症的主要症状为：皮肤干裂、口干咽燥、便秘等。饮食多选滋阴食品，如西洋参、银耳、萝卜、莲藕等。秋季饮食要尽可能少食葱、姜、蒜、韭菜等辛味之品，多食些酸味果蔬，有补脾胃养肺防燥、润肠通便的作用。秋天是呼吸系统疾病高发季节；慢性哮喘、慢性支气管炎的患者发作多以夏末、秋初开始，到了入冬可达高峰；饮食上要禁食寒凉之物，少食辛辣之物及发性物质如羊肉等。重点应注意：咳嗽，秋天干燥，爱吃辣的老人容易引发咳嗽，而咳嗽最容易伤肺。故应少吃辛辣食物，多吃偏酸性食物，如蔬菜水果，可生津益肺。

慢性胃炎在秋天也是复发季节，饮食以温、软、淡、素、鲜为宜，做到定时、定量、少食多餐。不要吃过冷、过硬、过辣、过粘的食物。精神调养对慢性胃病患者也很重要。

腹泻，初秋天气变化多，容易着凉并引发腹泻，应注意防范。冰箱食物应用保鲜膜或保鲜盒储存。一旦发生腹泻可吃一些流质食物如米汁或山药粳米粥等。

（四）冬季

冬季饮食养生应遵循"养肾防寒"的原则，饮食以滋肾阴补肾阳、增加热量为主。五行学说认为冬季肾气当令，肾是人体生命的原动力，是人体的"先天之本"。冬季，人体阳气内敛，人体的生理活动也有所收敛。此时，肾既要为维持冬季热量支出准备足够的能量，又要为来年储存一定的能量，所以此时养肾至关重要。饮食上要时刻关注肾的调养，注意热量的补充，要多吃些动物性食品和豆类，补充维生素和无机盐。羊肉、牛肉、猪肉；大豆、核桃、栗子、松子、黑木耳、黑芝麻、红薯等均是冬季适宜食物，进补是最好的时机。

此外，冬季饮食对正常人来说，应当遵循"秋冬养阴"，"无扰乎阳"的原则，既不宜生冷，也不宜燥热。为避免维生素缺乏，应摄取新鲜蔬菜。

从中医学"咸入肾"与营养学相结合观点来看，冬季养肾可以适当多吃一些海产品，如海参、蛤蜊等，中医学认为质地沉重而味咸者可补肾，营养学认为海产品含有较丰富的蛋白质，低脂肪，低胆固醇，有强身治病的作用。含有硫酸软骨素，有助于人体生长发育，能够延缓肌肉衰老，增强免疫力；冬天如果肾的功能偏旺，则要慎重食咸。如果过多咸味食品，会使肾水过旺，水克火则伤心。因而此类人冬季不可过食咸味食品，以防肾水过旺；适当"吃苦"，补益心脏，进而补益肾脏功能，常用食物如：槟榔、橘子、猪肝、羊肝、大头菜、莴苣、醋、茶等。

三、各季节生活起居调理

（一）春季

1. **精神调养**　春属木，与肝相应。肝主疏泄，在志为怒，恶抑郁而喜调达。故春季养生，既要力戒暴怒，更忌情怀忧郁，要做到心胸开阔，乐观愉快，对于自然万物要"生而勿杀，予而勿夺，赏而不罚"（《素问·四气调神大论》），在保护生态环境的同时，培养热爱大自然的良好情怀和高尚品德。所以，春季"禁伐木，毋覆巢杀胎夭"（《淮南子时则训》），被古代帝王视作行政命令的重要内容之一。而历代养生家则一致认为，在春光明媚，风和日丽，鸟语花香的春天，应该踏青问柳，登山赏花，临溪戏水，行歌舞风，陶冶性情，使自己的精神情志与春季的大自然相适应，充满勃勃生气，以利春阳生发之机。

具体调养方法：①修身养性。常用方法如下：读书，画画，练书法，提高文化。种花，听曲，玩乐器，陶冶情操。②闭目安神。烦躁不安时，可闭目养神，气沉丹田。30min即可心平气和，精神内守，舒畅无比。③宣泄情绪。当有不快乐情绪的时候，可以尝试：健身房健身，出出汗。到郊外跑跑步，感受大自然。找朋友去唱歌，唱出情绪来。和朋友品品茶，聊出烦恼事。不能说出来的，对镜自述或打打沙袋。

2. **起居调养**　春回大地，人体的阳气开始趋向于表，皮肤腠理逐渐舒展，肌表气血供应增多而肢体反觉困倦，故有"春眠不觉晓，处处闻啼鸟"之说，往往日高三丈，睡意未消。然而，睡懒觉不利于阳气生发。因此，在起居方面要求夜卧早起，免冠披发，松缓衣带，舒展形体，在庭院或场地信步慢行，克服情志上倦懒思眠的状态，以助生阳之气升发。

　　春季气候变化较大，极易出现乍暖乍寒的情况，加之人体腠理开始变得疏松，对寒邪的抵抗能力有所减弱。所以，春天不宜顿去棉衣。特别是年老体弱者，减脱冬装尤宜审慎，不可骤减。为此，《千金要方》主张春时衣着宜"下厚上薄"，既养阳又收阴。《老老恒言》亦云："春冻未泮，下体宁过于暖，上体无妨略减，所以养阳之生气"。凡此皆经验之谈，足供春时养生者参考。

　　3. 预防疾病　初春，由寒转暖，温热毒邪开始活动，致病的微生物细菌、病毒等，随之生长繁殖。因而风瘟、春瘟、瘟毒、瘟疫等，包括现代医学所说的流感、肺炎、麻疹、流血、猩红热等传染病多有发生、流行。预防措施，一是讲卫生，除害虫，消灭传染源。二是多开窗户使室内空气流通。三是加强保健锻炼，提高机体的防御能力。根据民间经验，在饮水中浸泡贯众（取未经加工的贯众约500g，洗净，放置于水缸或水桶之中，每周换药1次）；或在住室内放置一些薄荷油，任其挥发，以净化空气；另外，可按5ml/㎡食醋，加水一倍，关闭窗户，加热熏蒸，每周2次，对预防流感均有良效。用板蓝根15g、贯众12g、甘草9g，水煎，服一周，预防外感热病效果也佳。每天选足三里、风池、迎香等穴做保健按摩2次，能增强机体免疫功能。

（二）夏季

　　1. 精神调养　夏属火，与心相应，所以在赤日炎炎的夏季，要重视心神的调养。《素问·四气调神大论》指出："使志无怒，使华英成，使气得泄，若所爱在外，此夏气之应，养长之道也"。就是说，夏季要神清气和，快乐欢畅，胸怀宽阔，精神饱满，如同含苞待放的花朵需要阳光那样，对外界事物要有浓厚兴趣，培养乐观外向的性格，以利于气机的通泄。与此相反，举凡懈怠厌倦，恼怒忧郁，则有碍气机，皆非所宜，嵇康《养生论》说，夏季炎热，"更宜调息静心，常如冰雪在心，炎热亦于吾心少减，不可以热为热，更生热矣"。这里指出了"心静自然凉"的夏季养生法，很有参考价值。

　　2. 起居调养　夏季作息，宜晚些入睡，早些起床，以顺应自然界阳盛阴衰的变化。"暑易伤气"，炎热可使汗泄太过，令人头昏胸闷，心悸口渴、恶心，甚至昏迷。所以，安排劳动或体育锻炼时，要避开烈日炽热之时，并注意加强防护。午饭后，需安排午睡，一则避炎热之势，二则可消除疲劳。

　　酷热盛夏，每天洗1次温水澡，是值得提倡的健身措施。不仅能洗掉汗水、污垢，使皮肤清爽，消暑防病，而且能够锻炼身体。因为温水冲洗时水压及机械按摩作用，可使神经系统兴奋性降低，扩张体表血管，加快血液循环，改善肌肤和组织的营养，降低肌肉张力消除疲劳，改善睡眠，增强抵抗力。没有条件洗温水澡时，可用温水毛巾擦身，也能起到以上作用。

　　夏日炎热，腠理开泄，易受风寒湿邪侵袭，睡眠时不贪凉。有空调的房间，不宜室内外温差过大。纳凉时不要在房檐下、过道里，且应远门窗之缝隙。可在树荫下、水亭中、凉台上纳凉，但不要时间过长，以防贼风入中得阴暑症。夏日天热多汗，衣衫要勤洗勤换，久穿湿衣或穿刚晒过的衣服都会使人得病。

3. 预防疾病　第一，预防暑热伤人。夏季酷热多雨，暑湿之气容易乘虚而入，易致疰夏、中暑等病。疰夏主要表现为胸闷、胃纳欠佳、四肢无力，精神萎靡、大便稀薄、微热嗜睡、出汗多、日渐消瘦。预防疰夏，在夏令之前，可取补肺健脾益气之品，并少吃油腻厚味，减轻脾胃负担，进入夏季，宜服芳香化浊，清解湿热之方，如每天用鲜藿香叶、佩兰叶各 10g，飞滑石、炒麦芽各 30g，甘草 3g，水煎代茶饮。如果出现全身明显乏力、头昏、胸闷、心悸、注意力不能集中、大量出汗四肢发麻、口渴，恶心等症状，是中暑的先兆。应立即将患者移至通风处休息，给患者喝些淡盐开水或绿豆汤，若用西瓜汁、芦根水、酸梅汤，则效果更好。预防中暑的方法：合理安排工作，注意劳逸结合；避免在烈日下过度曝晒，注意室内降温；睡眠要充足；讲究饮食卫生。另外，防暑饮料和药物，如绿豆汤、酸梅汁、仁丹、十滴水、清凉油等，亦不可少。

第二，适时进行"冬病夏治"保健。从小暑到立秋，人称"伏夏"，即"三伏天"，是全年气温最高，阳气最盛的时节。

"冬病夏治"是中医学防治疾病的一个富有特色的重要方法，它是根据《素问·四气调神论》中"春夏养阳"的原则，利用夏季气温高，机体阳气充沛，体表经络中气血旺盛的有利时机，通过适当地内服或外用一些方药来调整人体的阴阳平衡，使一些宿疾得以恢复，使一些偏颇体质得以纠正。体现了中医学中人与自然相协调的整体观念和对疾病重视预防为主的理念。

冬病夏治的方法很多，如针刺、艾灸、理疗、按摩、穴位贴敷以及内服温养阳气的中药和食物等。经历代中医学家的反复实践、反复研究，证明于炎热夏季用中药穴位贴敷治疗冬天发作或容易发作的疾病疗效显著。临床大多选用具有温通经络、温肺化痰、散寒去湿、通行气血、补养阳气、增强体质等作用的白芥子、元胡、甘遂、细辛等中药研成细末，取汁调成膏状，根据病情选取不同的穴位以治疗不同的疾病。如贴敷天突、膻中、肺俞等穴位治疗支气管炎、支气管哮喘；贴敷中脘、足三里等穴位治疗胃痛；贴敷颊车、风池等穴治疗面瘫等均获满意疗效。

三伏贴常见适应病证：支气管哮喘、慢性咳嗽、阻塞性肺气肿、体虚易感冒、肺间质疾病、肺功能不全、寒湿腰腿痛、肩周炎、面瘫、卒中偏瘫、各种关节炎、慢性鼻炎（过敏性）慢性鼻窦炎、慢性咽喉炎（过敏性）咽异感症（梅核气）、慢性胃炎、泄泻等。

对于一些每逢冬季发作的慢性呼吸系统病，如慢性支气管炎、肺气肿、支气管哮喘、腹泻、痹证等阳虚证，可以用白芥子 20g、元胡 15g、细辛 12g、甘遂 10g，研细末后，用鲜姜 60g 捣汁调糊，分别摊在 6 块直径约 5cm 的油纸或塑料薄膜上（药饼直径约 3cm，如果有麝香更好，可取 0.3g 置药饼中央），贴在双侧肺俞、心俞、膈俞，或贴在双侧肺俞、百劳、膏肓等穴位上，以胶布固定。一般贴 4～6h，如感灼痛，可提前取下；局部微痒或有温热舒适感，可多贴几小时。每伏贴 1 次，每年 3 次。连续 3 年，可增强机体非特异性免疫力，降低机体的过敏状态。通过如此治疗，有的可以缓解，有的可以根除。

（三）秋季

1. **精神调养**　秋内应于肺。肺在志为忧，悲忧易伤肺。肺气虚，则机体对不良刺激耐受性下降，易生悲忧情结。秋高气爽，秋天是宜人的季节，但气候渐转干燥，日照减少，气温渐降；草枯叶落，花木凋零，常在一些人心中引起凄凉之感，产生忧郁、烦躁等情绪变化。因此，《素问·四气调神大论》指出"使志安宁，以缓秋刑，收敛神气，使秋气平；无外其志，使肺气清，此秋气之应，养收之道也"，说明秋季养生首先要培养乐观情绪。保持神志安宁，以避肃杀之气；收敛神气，以适应秋天容平之气，我国古代民间有重阳节（阴历九月九日）登高赏景的习俗，也是养生之一法，登高远眺，可使人心旷神怡，一切忧郁、惆怅等不良情绪顿然消散，是调解精神的良剂。

2. **起居调养**　秋季，自然界的阳气由疏泄趋向收敛，起居作息要相应调整。《素问·四气调神大论》说："秋三月，早卧早起，与鸡俱兴"。睡眠方面，早卧以顺应阳气之收，早起，使肺气得以舒展，且防收之太过。穿衣方面，初秋暑热未尽，凉风时至，天气变化无常，则使在同一地区也会有"一天有四季，十里不同天"的情况。因而，应须多备几件秋装，做到酌情增减。不宜一下子着衣太多，否则易削弱机体对气候转冷的适应能力，容易受凉感冒。可以适当"秋冻"所谓"秋冻"，通俗地说就是"秋不忙添衣"，避免因过早添衣过多穿衣服产生的身热汗出、汗液蒸发、阴津伤耗、阴气外泄等情况。但要注意"秋冻"要因人、因天变化而异。特别是老人、小孩，由于其生理功能差，抵抗力弱，在进入深秋时就要注意保暖；若是气温骤然下降，出现雨雪，就不要再"秋冻"了，应根据天气变化及时加减衣服，以稍做活动而不出汗为宜。深秋时节，风大转凉，应及时增加衣服，体弱的老人和儿童，尤应注意。

3. **预防疾病**　秋季是肠炎、痢疾、疟疾、"乙脑"等病的多发季节。预防工作显得尤其重要。要搞好环境卫生，消灭蚊蝇。注意饮食卫生，不喝生水，不吃腐败变质和被污染的食物。中药水煎代茶饮，如板蓝根、马齿苋等煎剂，对肠炎、痢疾的流行可起到一定的防治作用；为防治"乙脑"则应按时接种乙脑疫苗。

秋季总的气候特点是干燥，故常称之为"秋燥"。燥邪伤人，容易耗人津液，常见口干、唇干、鼻干、咽干、舌上少津、大便干结、皮肤干，甚至皲裂。预防秋燥除适当多服一些维生素外，还应服用润肺化痰、滋阴益气的中药，如麦冬、沙参、西洋参、百合、杏仁、川贝等，对缓解秋燥多有良效。

（四）冬季

1. **精神调养**　为了保证冬令阳气伏藏的正常生理不受干扰，首先要求精神安静。为此，《素问·四气调神大论》有"冬三月，此为闭藏……使志若伏若匿。若有私意，若已有得"之说。意思是欲求精神安静，必须控制情志活动。做到如同对待他人隐私那样秘而不宣，如同获得了珍宝那样感到满足。如是，则"无扰乎阳"，养精蓄锐，有利于来春的阳气萌生。

2. **起居调养**　冬季起居作息，中医养生学的主张，如：《素问·四气调神大论》所说："冬三月，此为闭藏。水冰地拆，无扰乎阳；早卧晚起，必待日光。……去寒就温，无泄皮肤，使气亟夺，此冬气之应养藏之道也"。《千金要方·道林养性》也说："冬时天地气闭，血气伏藏，人不可作劳汗出，发泄阳气，有损于人也"。在寒冷的冬季里，不应当扰动阳气，破坏阴成形大于阳化气的生理比值。因此，要早睡晚起，日出而作，以保证充足的睡眠时间，以利阳气潜藏，养精积蓄。

防寒保暖是冬季养生重要原则之一，必须根据"无扰乎阳"的养藏原则，做到恰如其分。衣着过少过薄，室温过低，则既耗阳气，又易感冒。反之，衣着过多过厚，室温过高，则腠理开泄，阳气不得潜藏，寒邪亦易于入侵。特别提倡冬保三暖。

一要保头暖。中医学认为"头为诸阳之汇"，一方面就阴阳而言，人体上部为阳，头为最高位，人体清阳上升，出上窍；另一方面，人体14条主干经络中7条属性为阳的经脉汇聚于头部。而冬季寒邪当令，"寒为阴邪易伤阳气"，头部保暖就是保护阳气，是冬季养生的重要措施，特别是老年人尤应重视，因为老年人的血管已经出现硬化，如果受凉的话，难免造成脑血管收缩，轻则会感到头晕、头痛，重则会发生脑血管意外。保头暖最好的方法就是外出要戴好帽子。选戴帽子应注意以下几点：首先要选择比头略大一点的，老年人戴的帽子应注意不宜太紧，一般可在买帽前先用皮尺量头围一周，然后放大1.5cm即可；其次要注意材质，头皮爱出油的人，要戴透气、轻薄的帽子，体质较弱易感冒的人，要戴呢料或毛线帽子；再次是时间，长时间戴帽子，会导致头皮毛孔呼吸不畅导致脱发。因此早晚外出时戴帽，进入室内就该拿掉，正午阳光好的时候，也可短暂摘掉帽子让头皮透透气。

二要保背暖。除了头为诸阳之汇外，中医学还认为人体背为阳，为督脉循行之所，"背者胸中之府"（出自《素问脉要精微论》）。心肺居于胸中，寒冷刺激可引发心脏疾患，肺系疾患，以及颈椎病、腰椎病等。对一些患有心血管病、支气管炎、哮喘、过敏性鼻炎、颈腰椎疾病老年人来说，尤其要注意背部保暖。冬季，老年人除了穿一般的棉袄外，最好穿一件紧身的棉背心或皮背心。此外背部保暖，不仅限于背部不受凉，还应包括更为主动的对背部经络的"刺激"，从而有益于"背暖"。正确又容易操作的背部"刺激"（保健）措施主要有以下两种。①擦背：操作者五指并拢，用手指及手掌在背部正中及脊柱两侧反复上下揉擦。开始时间不宜过长，以后逐渐延长时间，以皮肤发热自我感觉舒服为度。可于每天晨起和睡前各做1次，注意不要用力过猛，以免损伤皮肤。②捶背：操作者手呈半握拳状，用掌根、掌侧拍打或叩击背部。动作尽可能地和谐，力量要均匀、缓和，以能耐受并感到舒适为度。每分钟可叩击或拍打60～80次，每次10～15min，每日1～2次。

三要保足暖。冬季养生的另一个原则就是以养肾为先。足底乃肾经起始之所。

一旦脚部受寒，可引发肾精肾气受损、经脉寒凝，导致内脏疾患、血管病变，还可使抵抗力下降，病毒、细菌乘虚而入，引发外感疾病。故保足暖也非常重要，保足暖是补肾特别是冬季养肾的重要措施。无论外出或在室内均应注意足部保暖。保足暖应做到：外出：鞋袜应足够保暖。睡眠：在下肢特别是足部增加被褥。睡前；经常足浴。即温水泡脚。水温以个人能耐受又不至于烫伤为佳。

此外，《素问·金匮真言论》说："夫精者身之本也，故藏于精者，春不病温"。说明冬季节制房事，养藏保精，对于预防春季温病，也具有非常重要的意义。

3. 防病保健　冬季是麻疹、白喉、流感、腮腺炎等疾病的好发季节，除了注意精神、饮食运动锻炼外，还可用中药预防，如大青叶、板蓝根对流感、麻疹、腮腺炎有预防作用；黄芩可以预防猩红热；兰花草鱼腥草可预防百日咳；生牛膝能预防白喉。这些方法简便有效，可根据具体情况采用。寒冬季节也常易诱发痼疾，如支气管哮喘，慢性支气管炎、痹证、心肌梗死等心血管病、脑血管疾病，或者因触寒凉而诱发加重。因此防寒护阳，至关重要，同时，也要注意颜面、四肢的保健，防止冻伤。

四、各季节运动调理

（一）春季

在寒冷的冬季里，人体的新陈代谢特点是藏精多于化气，各脏腑器官的阳气都有不同程度的下降，因而入春后，应加强锻炼。到空气清新之处，如公园、广场、树林、河边、山坡等地，玩球、跑步、打拳、做操，形式不拘，取己所好，尽量多活动，使春气升发有序，阳气增长有路，符合"春夏养阳"的要求。年老行动不便之人，乘风日融和，春光明媚之时，可在园林亭阁宽敞之处，凭栏远眺，以畅生气。但不可默坐，免生郁气，碍于抒发。

（二）夏季

夏天运动锻炼，最好在清晨或傍晚较凉爽时进行，场地宜选择公园、河湖水边、庭院空气新鲜处，锻炼项目以散步、慢跑、太极拳、气功、广播操为好，有条件最好能到高山森林、海滨地区去疗养，夏天不宜做过分剧烈的运动。因为剧烈运动，可致大汗淋漓，汗泄太多，不仅伤阴，也伤损阳气。出汗过多时，可适当饮用盐开水或绿豆盐汤，切不可饮用大量凉开水；不要立即用冷水冲头、淋浴。否则，会引起寒湿痹证、"黄汗"等多种疾病。

（三）秋季

秋季，天高气爽，是开展各种运动锻炼的好时期。可根据个人具体情况选择不同的锻炼项目，例如跑步、球类（乒乓球、羽毛球等）等。运动量可以较其他季节

笔记栏

增大，但也要适度，以运动后、出汗后无身体不适症状为宜。

（四）冬季

"冬天动一动，少闹一场病；冬天懒一懒，多喝药一碗"。这句民谚，是以说明冬季锻炼的重要性。冬日虽寒，仍要持之以恒进行锻炼，但要避免在大风、大寒、大雪、雾露中锻炼。还须指出，在冬天早晨，由于冷高压的影响，往往会发生逆温现象，即上层气温高，而地表气温低，大气停止上下对流活动，工厂、家庭炉灶等排出的废气，不能向大气层扩散，使得户外空气相当污浊，能见度大大降低。有逆温现象的早晨，在室外进行锻炼不如室内为佳。

五、各季节自我保健方法

（一）春季

1. 健肝锻炼　保健肝脏的运动锻炼的原则是动作舒展、流畅、缓慢，符合肝气生发、畅达的特点，可选太极拳、八段锦、易筋经、气功、导引等。此外，亦可配合简易的养肝保健锻炼法，此法取右侧卧，略抬高臀部的体位，缓慢做腹式呼吸动作，连续作 20～30min，每日作 2～3 次，有利于肝脏休息，还可防治肝脏下垂。

2. 护肝保健操　①推搓两胁法。双手按腋下，顺肋骨推搓至胸前两手接触时返回，来回推搓 20 次。有保肝和降血压作用。②揉大敦穴。用左手拇指按压右足大敦穴（足大趾甲根部外侧），左右各旋按压 15 次，右手按压左足大敦穴，手法同前。③揉三阴交穴。用左右手拇指按压对侧三阴交穴（内踝尖上 3 寸，胫骨后缘处），左右各旋按压 15 次。④按太冲穴。用左右手拇指按压对侧足太冲穴（足背第一、二趾骨之间），从骨缝的间隙按压并沿前后滑动，各 20 次。

（二）夏季

夏季酷热多雨，暑湿之气容易乘虚而入，易致中暑等病。夏主要表现为胸闷、胃纳欠佳、四肢无力，精神萎靡、大便稀薄、微热嗜睡、出汗多、日渐消瘦。预防疰夏，在夏令之前，可取补肺健脾益气之品，并少吃油腻厚味，减轻脾胃负担，进入夏季，宜服芳香化浊，清解湿热之方，如每天用鲜藿香叶、佩兰叶各 10g，飞滑石、炒麦芽各 30g，甘草 3g，水煎代茶饮。

如果出现全身明显乏力、头昏、胸闷、心悸、注意力不能集中大量出汗、四肢发麻、口渴、恶心等症状，是中暑的先兆。应立即将患者移至通风处休息，给患者喝些淡盐开水或绿豆汤，若用西瓜汁、芦根水、酸梅汤，则效果更好。预防中暑的方法：合理安排工作，注意劳逸结合；避免在烈日下过度曝晒，注意室内降温；睡眠要充足；讲究饮食卫生。另外，防暑饮料和药物，如绿豆汤、酸梅汁、仁丹、十滴水、清凉油等，亦不可少。

夏季高温多汗，水分蒸发明显，血瘀黏稠度增加，容易引发心血管疾病，在充分补充水分的基础上，可以采取自我保健按摩的方法预防。按揉内关、神门、郄门各 2min，每日 2～3 次，以拇指按揉法按揉。

（三）秋季

1. 吐纳健身　秋季，天高气爽，是开展各种运动锻炼的好时期。可根据个人具体情况选择不同的锻炼项目，一般可采用秋季吐纳健身法，对延年益寿有一定好处。具体做法：每日清晨洗漱后，于室内闭目静坐，先叩齿 36 次，再用舌在口中搅动，待口腔液满，漱炼几遍，分 3 次咽下，并意送至丹田，稍停片刻，缓缓做腹式深呼吸。吸气时，舌舔上腭，用鼻吸气，用意将气送至丹田。再将气慢慢从口呼出，呼气时要稍搋（音致，擦的意思）口，默念呬（音 Xi），但不要出声。如此反复 30 次。秋季坚持练此功，有保肺强身之功效。

2. 调理秋乏　秋季人们会有困倦疲乏的感觉，这种现象被称之为秋乏。秋乏是补偿夏季人体超常消耗的保护性反应。虽然经过一段时间的调整与适应，秋乏会自然而然地消除，但为了不因此影响工作和生活，最好还是采取相应的防治措施。适当的体育锻炼，如散步慢跑太极拳等，但开始时强度不宜太大，应逐渐增加运动量，也不要过度运动，避免增加疲惫感，反而不利于调节秋乏。尽可能充足睡眠。饮食宜清淡，避免油腻；多吃富含维生素的食物，如胡萝卜、藕、梨、蜂蜜、芝麻、木耳等；多吃含钾的食物。适当饮茶。

3. 预防秋燥　秋天干燥的气候，使人常感到口鼻咽喉干燥以及发生燥咳，又因肺与大肠相表里，秋令还可出现大便燥结。此外，秋燥还可导致口唇干燥、皮肤干裂以及毛发脱落。为避免上述情况出现，可采取以下措施：

（1）补充水分：每天喝 1500-2000ml 开水。饮水要少量多次，一般每次以 300～500ml 为宜。

（2）多吃水果：梨、甘蔗、苹果、葡萄、香蕉及绿叶蔬菜以助生津防燥，少吃辣椒、葱、姜、蒜等辛辣燥烈之物。

（3）洗澡不宜用碱性强的肥皂，应选用刺激性较小的香皂等。

（4）笑口常开，经常笑，不但能保养肺气，还可以驱除抑郁、消除疲劳、解除胸闷、恢复体力。

（四）冬季

耐寒锻炼：适度的耐寒锻炼对人体的心血管、呼吸、消化、运动内分泌系统都有帮助，从而能减少冠心病、脑血管意外、感冒、咳嗽关节炎、肥胖病等的发生。同时耐寒能使人长寿，对于年轻人来说，耐寒还可以锻炼人的坚强意志和顽强精神，所以冬季提倡适度的耐寒锻炼。

但是耐寒锻炼一定要注意时间、力度、个人条件等因素，不可盲目、不可过度。适宜大多数人的方法一般有以下两种：

笔记栏

1. 深呼吸　　天气好的清晨到室外做一定程度的深呼吸活动。冬日里选取晴天、无风的早晨，太阳出来后，到树林或绿地中，进行有规律的深呼吸运动，充分呼出、充分吸入，一呼一吸为1次，每分钟10次左右，休息2～3min后重复1次，每天5次。

2. 冷水洗脸　　地点一般在室内进行，时间以中午为宜，不宜在刚醒或睡前进行，每天1次，每次3～5min，老年人酌情减少。一般仅限于面部、双手冷水洗浴，达到一定程度锻炼即可，不提倡全身冷水浴，特别提醒：对于身体素质较好、条件允许的部分年轻人来说，可以适当进行冬泳。对于大多数人来说，一般不提倡采取冬泳锻炼方式。

第五章 康复医学与物理治疗

第一节 现代康复医学的兴起与发展

与医学相关的"康复"一词，最早出现于《南史·袁宪传》："羣情喁喁，冀圣躬康复。"然而自从有了人类就有了康复，人类自诞生就会用简单的治疗手段进行自我康复。虽然康复医学的雏形已有数千年的历史，但现代康复医学作为一门新兴的医学学科，萌芽于第一次世界大战，到20世纪40年代即第二次世界大战结束后，在欧美国家正式形成独立的医学学科并迅速在全世界得到推广。迄今为止，康复医学的发展已有80余年的历史，已经形成了相对成熟的学科体系，为人类的健康与发展做出了突出的贡献。

一、国外康复医学的发展

（一）萌芽探索阶段（1910—1945年）

1910年开始，"康复"一词正式开始应用残疾人身上。1917年美国陆军成立了身体功能重建部和康复部。康复问题引起人们的重视是在第一次世界大战之后，战争造成的截肢等系列功能障碍问题引起了社会的重视，随后的第二次世界大战涌现的大量伤残军人进一步促进了社会对康复医学重要性的认识。为使伤员尽快回归社会，康复医学应运而生。

（二）累积确定阶段（1946—1970年）

美国康复医学之父 Howard A.Rusk 博士将第二次世界大战时的康复治疗经验

笔记栏

在综合医院进行推广，开始尝试用多种康复治疗手段进行康复治疗。1947 年美国成立了物理医学与康复医学委员会，全面康复理念逐渐深入人心。1950 年国际物理医学与康复学会成立。1958 年，Rusk 博士主编的《康复医学》教科书问世，这是康复医学领域第一本权威教材。这一阶段，康复医学作为一门独立的学科得到了世界卫生组织的认可，专业机构的成立以及教材的问世促使康复医学的发展进入了快车道。

（三）蓬勃发展阶段（1970 年以后）

20 世纪末康复医学发展的里程碑是国际康复医学会和国际物理医学与康复联盟合并成为国际物理与康复医学协会，标志着在国际上康复医学的学术内涵达成一致，学术组织实现了统一。在本阶段，世界发达国家的康复医学都取得了长足的发展，在康复机构建设、康复人才教育、康复技术更新等方面形成了完整的体系。Rusk 博士建立的美国纽约大学康复医学研究所，成为世界著名的康复医学中心和康复专业人才培训基地。康复医学成长为一门成熟的学科，学科体系日臻完善，亚学科逐渐形成，康复医学被社会广泛公认对改善患者的独立生活能力、提高生活质量具有独特的作用。

二、国内康复医学的发展

我国康复事业的发展也大致经历了三个阶段，从起步到探索再到全面发展，历经 30 余年，机构建设初具规模，学科体系相对完善，康复医疗产业链已经形成，能够为社会提供多元化的康复服务。

（一）起步阶段（1984—1995 年）

1982 年，Rusk 博士率"世界康复基金会代表团"访问中国并讲学，促进了康复医学在中国的发展。1984 年，国家"七五"重点工程—中国康复研究中心开工建设，标志着现代康复医学正式引入中国；同期，国家卫生部陆续在河北省立医院、北京小汤山、辽宁汤岗子、广东从化等地设立了 4 个康复医学试点，逐步开始了现代康复服务的尝试。政策支持方面，国家在这一阶段陆续颁布了《综合医院分级管理标准》，要求医疗卫生系统开始在各地二级以上医院成立康复医学科；国家出台了《康复医学事业八五规划要点》，残疾人康复被纳入国家发展规划，康复工作在全国开始布局。

（二）试点推广阶段（1995—2005 年）

"九五"期间，中共中央、国务院颁布《关于卫生改革与发展的决定》，提出要"积极发展社区卫生服务"，将康复医学的发展辐射到社区。"九五""十五"期间，全国康复行业及机构建设取得了长足发展，20 余个省（自治区、直辖市）先后成立康复服务机构，并通过实施康复服务与重点项目相结合的方式，扩大康复服务面，康复医学的影响面越来越大。

（三）全面发展阶段（2005年至今）

2006年中国残联制定下发了《残疾人康复中心建设标准》，对各省、市（地级）、县的残疾人康复中心按照建设规模、人员配置、业务部门设置、技术水平提出了明确的要求。2008年，卫生部多次强调，康复医学体系的基本组成是当前我国医学系统的短板。2009年，国务院颁布了《关于深化医药卫生体制改革的意见》，为康复医学的发展提供了政策依据，明确提出了预防、治疗、康复并举的医院功能定位，确立了康复医疗的地位。2011年国家卫计委出台了《综合医院康复医学科基本标准（试行）》；2012年印发了《康复医院基本标准》，对我国各级综合医院的康复医学科和康复专科医院建设提出了明确具体的建设要求。2013年国务院印发的《关于促进健康服务业发展的若干意见》更是为康复医学的发展注入了新的动力。2017年2月7日国务院于发布了《残疾预防和残疾人康复条例》，将预防残疾的发生、减轻残疾程度，帮助残疾人恢复或者补偿功能，促进残疾人平等、充分地参与社会生活，发展残疾预防和残疾人康复事业纳入到国家法律、法规层面，在政策上给予了全方位的支持和保障。2018年党的十九大报告中明确指出要发展残疾人事业，加强残疾康复服务。从这些具体举措可以看出，国家不仅继续关注康复面的扩大、康复数量的增长，同时兼顾康复质量的提高，在全面推动的基础上，更加注重康复事业的协调、持续和长远发展。

三、我国康复服务体系及康复机构建设情况

1. **三级康复网络服务理念**　世界发达国家围绕残疾人康复建立了从急性期救治、系统康复治疗再到社区、家庭康复，已经形成了比较完善的全方位的康复服务体系。虽然我们国家康复起步较晚，但近几年发展迅速，各地康复服务网络正在逐步形成。

（1）早期康复：以国家级、省级大型康复中心或有条件的综合医院为主，立足于疾病急性期的早期康复介入，与相关临床专科互相配合，提供及时有效、高水平的康复治疗，并承担人才培养（培训）任务。

（2）后期康复：以区域性康复中心或专科医院及综合医院康复医学科为主，为疾病恢复期患者提供专科化、专业化、系统的康复治疗。

（3）社区康复：以社区康复机构或社区卫生服务机构为主，为疾病稳定期患者提供基本康复服务或家庭化的康复服务指导。

2. **康复机构建设和服务现状**　目前，国内康复资源集中分布比较分散，可以提供服务的主要有中国残联系统建立的各级康复中心；三级综合医院康复医学科、二级医院开展的部分康复项目，一级医院基本上缺少康复资源。一般来说，专门的康

笔记栏

复中心或康复医院以及三级医院的康复治疗场地较大，设备齐全，能够开展物理治疗、作业治疗、言语治疗、心理治疗和康复工程等，二级医院设置的康复医学科开展康复治疗常不够全面。一级医院有待于进一步发展康复治疗。

（1）中国残联系统康复服务体系：在中国政府的大力支持下，目前残联目前正致力于残疾人两个体系建设即残疾人保证体系和服务体系建设，已经建成国家级中心1家，省级康复中心29家，地市级康复中心93家，县市级康复机构2500余个，基层社区康复机构7万余家，基本上形成了覆盖全国的残疾人康复服务网络。

（2）卫生部、地方政府管理的康复资源：主要存在于各级医院的康复医学科，这部分康复资源已具备了相当大的规模，但服务水平参差不齐，技术手段大都以传统理疗、中医为主，缺乏现代康复理念和技术。近几年随着康复知识的普及，在北京、上海、广州等大中型城市的康复医学科发展非常迅速，现代康复理念得到快速提升。

（3）民政系统康复资源：主要集中在各级民政部门设置的疗养机构，一般设置在风景区或旅游区，治疗理念以休闲、疗养为主兼顾一部分康复，服务对象多局限于特定人群。通常情况下一些社会机构也会建有一些行业内的疗养院、所，服务对象多集中本系统内，相关的康复服务内容更加有限。

（4）人事和社会劳动保障系统康复资源：随着我国社会劳动保障制度的发展和完善，一些地区开始建立专门为工伤患者提供康复服务的工伤康复机构，服务模式以后期康复和职业康复为主。

（5）教育系统康复资源：大多分布在一些特殊教育学校，以特殊教育和某类特定疾病的康复为主，如聋哑学校开展的言语康复，盲校开展的低视力康复，弱智学校开展的智力康复等。

（6）民办康复资源：开始阶段民办康复机构通常规模较小，大部分以营利为主要目的，提供的康复手段十分有限。近几年随着我国社会经济的发展和许多大的社会机构如保险公司、养老地产、国际财团等逐渐开始关注和涉足康复产业，一大批设备设施精良化、服务层次多元化的康复机构迅速在各地建立，给我国的康复市场带来了新的气息，同时也使得康复市场的竞争日益激烈。

第二节　康复医学基本概念

一、康复与康复医学

1. **康复**　康复（Rehabilitation）定义较为复杂，英语可直译为"复原"、"重新获得能力"或"恢复原来的权利、资格、地位、尊严"等。1981年世界卫生组织

（WHO）对康复的最新定义是：综合地、协调地应用医学的、教育的、社会的、职业的各种方法，使病、伤、残者（包括先天性残疾）已经丧失的功能尽快地、最大可能地得到恢复和重建，使他们在体格上、精神上、社会上和经济上的能力得到尽可能的恢复，重新走向生活、工作和社会。

根据工作内容和服务方式不同，康复可以分为五个方面：医学康复、教育康复、职业康复、社会康复和康复工程。康复工作不仅针对疾病而且着眼于整个人，从生理上、心理上、社会上及经济能力上进行全面康复。

（1）医学康复（medical rehabilitation）：是指通过应用医学的方法和手段帮助病伤残者实现全面康复的目标，包括药物、手术、物理疗法等治疗手段，是康复的首要内容和基础。

（2）教育康复（educational rehabilitation）：即通过特殊教育和培训促进康复，包括对肢体残疾进行的普及教育，对视力、听力、言语、智力及精神残疾者进行的特殊教育，以及对全民进行康复知识普及与预防的教育。

（3）职业康复（vocational rehabilitation）：即回复就业能力取得就业机会的康复，包括职业评定、职业咨询、职业培训和职业指导等连续的过程，最终使残疾者能找到合适的工作。

（4）社会康复（social rehabilitation）：即在社会层面上采取与社会有关的措施，促使残疾人重返社会。包括为残疾人建立无障碍设施；改善经济环境，最大限度地获得经济能力的恢复；改善法律环境，维护和保障残疾人的基本权益等。是实现医学康复、教育康复和职业康复目标的最终保证。

（5）康复工程（rehabilitation engineering）：即应用现代工程学的原理和方法，研究残疾人康复过程中的工程技术问题，通过假肢、矫形器、辅助工具以及环境改造等途径，最大限度地帮助残疾人恢复躯体功能。

2.　康复医学　康复医学是一门具有独立的理论基础、功能评定方法、治疗技能和规范的医学应用学科，旨在预防和改善服务对象的功能障碍，提高生活质量，回归家庭、社会、学习、工作。

（1）康复医学的内容：包含康复基础学、康复评定学、康复治疗学、康复临床学和社区康复学等。

（2）康复医学工作模式与康复评定会：由多学科、多专业人员组成康复团队，共同致力于患者功能康复。由康复医师召集物理治疗师、作业治疗师、言语治疗师、康复护师、心理医生、假肢及矫形器技师、社会工作者、营养师以及相关科室医生等出席康复评定会，确认患者的功能障碍、制定康复目标、并制定修正系统康复计划等。

（3）康复医学发展模式：人类医学模式发展大致经历了三个阶段，即从自然哲学医学模式，到生物医学模式，再到生物-心理-社会康复模式。现代康复综合考虑生物、心理及环境因素之间的联系与影响，认为人类疾病的治疗方法除了传统的生物学方法以外，还应当包括社会科学和心理学方法。现代康复医学以患者为中心，

笔记栏

以人与环境和谐适应为基础，而不仅仅是简单的防病、治病。灾难发生后，患者往往身心俱损。康复工作者可采取多种形式，急患者所急、想患者所想，设身处地、换位思考，鼓励患者重新拥有生活的勇气和信心，积极进行康复训练。充分动员社会各阶层力量，为患者提供舒适的社会生活环境，帮助患者融入社会。

3. 服务对象

（1）残疾人：据世界卫生组织统计，目前残疾人占世界总人口 10% 左右。中国 2006 年第二次全国残疾人抽样调查统计结果显示，我国残疾人占全国总人口的比例为 6.34%，总数达 8296 万。目前最新数据显示，我国残疾人数量为 8500 万，涉及 2.6 亿家庭人口，其中 60% 的残疾人有康复需求，总量超过 5000 万。各类残疾人的人数及各占残疾人总人数的比重分别是：视力残疾 1233 万人，占 14.86%；听力残疾 2004 万人，占 24.16%；言语残疾 127 万人，占 1.53%；肢体残疾 2412 万人，占 29.07%；智力残疾 554 万人，占 6.68%；精神残疾 614 万人，占 7.40%；多重残疾 1352 万人，占 16.30%。

（2）老年人：随着衰老，老年人有不同程度退行性改变，产生许多功能障碍。我国已经进入老年化社会，截至 2017 年年底，我国 60 岁及以上老年人口有 2.41 亿人，占总人口 17.3%；其中约有 1 亿的老年人有康复需求。

（3）慢性病患者：主要是指各种内脏疾病、神经疾病和运动系统疾病患者。这些患者往往由于疾病而减少身体活动，并因此产生继发性的功能衰退，除临床治疗外，进行积极的康复治疗，有助于改善他们的躯体和心理功能，减轻残疾程度，提高生活的独立性。目前我国有康复需求的各类慢性病患者已超过 2 亿人。

（4）疾病和损伤的急性期和恢复期患者：急性期及恢复早期的许多疾病和损伤的患者需早期开展康复治疗，早期康复不仅可促进疾病的临床治愈、预防并发症，而且也为疾病的后期功能康复创造了条件。如针对脑卒中、脑外伤、脊髓损伤、老年性认知功能损害等神经系统疾病患者进行的康复；对手外伤、骨关节病、骨折等骨关节疾病患者进行的康复；对以冠心病、高血压等内脏疾病患者进行的康复；对小儿脑瘫、孤独症等儿童疾病患者进行的康复等。这类人群已逐渐成为康复医学最主要的治疗对象。

（5）亚健康人群：世界卫生组织将机体无器质性病变，但是有一些功能改变的状态称为"第三状态"，我国称为"亚健康状态"。亚健康即指非病非健康状态，这是一类次等健康状态（亚即次等之意），是介于健康与疾病之间的状态。对亚健康状态人群进行康复治疗干预有助于恢复健康，提高生活质量。

二、国际功能、残疾和健康分类

世界卫生组织于 1980 年制定了"国际残疾分类"方案。2001 年世界卫生组织又修订通过了"国际功能、残疾、健康分类"（International Classification of Function，ICF）。用身体功能、个体功能、社会功能来表示健康功能状态（图 5-1）。可以用残

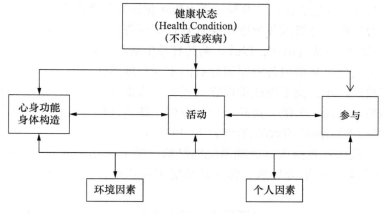

图 5-1 ICF 残疾模式

损、活动受限、参与受限评定残疾。

ICF 的开发为描述和分类健康以及健康相关领域提供了统一的国际化和标准化的语言，并为健康结局的测量提供了通用架构。ICF 弥补了传统上仅关注死亡和疾病的不足。

LCF 包括三个关键部分。简单地说，第一部分，身体功能和结构，分别是指生理功能和解剖部分；缺失或偏离正常的身体功能和结构都被称为损伤。第二部分，活动，是指个体的任务执行情况；"活动受限"是指个人在执行中可能遇到的困难。第三部分，参与，指的是与生活状态有关的方面；"参与局限"是个体投入到生活情景中可能体验到的问题。涵盖性术语"功能和残疾"总结了这三个部分，它们与健康状况（例如障碍或疾病）以及个人和环境因素有关，并且可能相互影响。

ICF 包括患者的功能、残疾和健康的绝大多数重要方面，临床医生和健康专业人员能据此制定干预目标。它还包含大范围的功能、残疾以及健康相关生活质量测量项目的内容。

三、残疾与残疾学

1. 残疾　是指由于各种躯体、身心、精神疾病或损伤以及先天异常所致人体解剖结构、生理功能的异常和（或）丧失，造成机体长期、持续或永久性的功能障碍状态，并影响到身体活动、日常生活、工作、学习和社会交往活动能力。

2. 残疾学　是针对残疾人及残疾状态，研究残疾病因、流行规律、表现特点、发展规律、结局以及评定、康复与预防的学科。

3. 残疾分类　根据残疾的性质和特点可以分为：视力残疾、听力残疾、言语残疾、肢体残疾、智力残疾、精神残疾和多重残疾。多重残疾是指有两种及两种以上的残疾。

（1）视力残疾：是指因各种原因导致双眼视力低下并且不能矫正或双眼视野缩

小，以致影响其日常生活和社会参与。视力残疾包括盲及低视力。

（2）听力残疾：是指因各种原因导致双耳不同程度的永久性听力障碍，听不到或听不清周围环境声及言语声，以致影响其日常生活和社会参与。

（3）言语残疾：是指因各种原因导致的不同程度的言语障碍，经治疗一年以上不愈或病程超过两年，而不能或难以进行正常的言语交流活动，以致影响其日常生活和社会参与。包括：失语、运动性构音障碍、器质性构音障碍、发声障碍、儿童言语发育迟滞、听力障碍所致的言语障碍、口吃等。

（4）肢体残疾：是指人体运动系统的结构、功能损伤造成的四肢残缺或四肢、躯干麻痹（瘫痪）、畸形等导致人体运动功能不同程度丧失以及活动受限或参与的局限。

（5）智力残疾：是指智力显著低于一般人水平，并伴有适应行为的障碍。此类残疾是由于神经系统结构、功能障碍，使个体活动和参与受到限制，需要环境提供全面、广泛、有限和间歇的支持。智力残疾包括在智力发育期间（18岁之前），由于各种有害因素导致的精神发育不全或智力迟滞；或者智力发育成熟以后，由于各种有害因素导致智力损害或智力明显衰退。

（6）精神残疾：是指各类精神障碍持续一年以上未痊愈，由于存在认知、情感和行为障碍，以致影响其日常生活和社会参与。自闭症一般划归为精神残疾范畴。

（7）多重残疾：是指同时存在视力残疾、听力残疾、言语残疾、肢体残疾、智力残疾、精神残疾中的两种或两种以上残疾。

4. 残疾分级　各类残疾按残疾程度分为四级，残疾一级、残疾二级、残疾三级和残疾四级。残疾一级为极重度，残疾二级为重度，残疾三级为中度，残疾四级为轻度（表5-1～表5-6）。

表 5-1　视力残疾分级

级别	视力、视野状况	级别	视力、视野状况
一级	无光感～<0.02；或视野半径<5度	三级	0.05～<0.1
二级	0.02～<0.05；或视野半径<10度	四级	0.1～<0.3

表 5-2　听力残疾分级

级别	听力状况
一级	听觉系统的结构和功能极重度损伤，双耳平均听力损失大于90dB HL，不能依靠听觉进行言语交流，在理解、交流等活动上极重度受限，在参与社会生活方面存在极严重障碍
二级	听觉系统的结构和功能重度损伤，较好耳平均听力损失在（81～90）dB HL之间，在理解和交流等活动上重度受限，在参与社会生活方面存在严重障碍
三级	听觉系统的结构和功能中重度损伤，较好耳平均听力损失在（61～80）dB HL之间，在理解和交流等活动上中度受限，在参与社会生活方面存在中度障碍
四级	听觉系统的结构和功能中度损伤，较好耳平均听力损失在（41～60）dB HL之间，在理解和交流等活动上轻度受限，在参与社会生活方面存在轻度障碍

表 5-3　言语残疾分级

级别	言语能力状况
一级	脑和（或）发音器官的结构、功能极重度损伤，无任何言语功能或语音清晰度小于等于 10%，言语表达能力等级测试未达到一级测试水平，在参与社会生活方面存在极严重障碍
二级	脑和（或）发音器官的结构、功能重度损伤，具有一定的发声及言语能力。语音清晰度在 11%～25% 之间，言语表达能力等级测试未达到二级测试水平，在参与社会生活方面存在严重障碍
三级	脑和（或）发音器官的结构、功能中度损伤，可以进行部分言语交流。语音清晰度在 26%～45% 之间，言语表达能力等级测试未达到三级测试水平，在参与社会生活方面存在中度障碍
四级	脑和（或）发音器官的结构、功能轻度损伤，能进行简单会话，但用较长句表达困难。语音清晰度在 46～65% 之间，言语表达能力等级测试未达到四级测试水平，在参与社会生活方面存在轻度障碍

表 5-4　肢体残疾分级

级别	肢体功能状况
一级	不能独立实现日常生活活动，并具备下列状况之一：四肢瘫，四肢运动功能重度丧失；截瘫，双下肢运动功能完全丧失；偏瘫，一侧肢体运动功能完全丧失；单全上肢和双小腿缺失；单全下肢和双前臂缺失；双上臂和单大腿（或单小腿）缺失；双全上肢或双全下肢缺失；四肢在手指掌指关节（含）和足跗跖关节（含）以上不同部位缺失；双上肢功能极重度障碍或三肢功能重度障碍
二级	基本上不能独立实现日常生活活动，并具备下列状况之一：偏瘫或截瘫，残肢保留少许功能（不能独立行走）；双上臂或双前臂缺失；双大腿缺失；单全上肢和单大腿缺失；单全下肢和单上臂缺失；三肢在手指掌指关节（含）和足跗跖关节（含）以上不同部位缺失（一级中的情况除外）；二肢功能重度障碍或三肢功能中度障碍
三级	能部分独立实现日常生活活动，并具备下列状况之一：双小腿缺失；单前臂及其以上缺失；单大腿及其以上缺失；双手拇指或双手拇指以外其他手指全缺失；二肢在手指掌指关节（含）和足跗跖关节（含）以上不同部位缺失（二级中的情况除外）；一肢功能重度障碍或二肢功能中度障碍
四级	基本上能独立实现日常生活活动，并具备下列状况之一：单小腿缺失；双下肢不等长，差距大于等于 50mm；脊柱强（僵）直；脊柱畸形，后凸大于 70° 或侧凸大于 45°；单手拇指以外其他四指全缺失；单手拇指全缺失；单足跗跖关节以上缺失；双足趾完全缺失或失去功能；侏儒症（身高小于等于 1300mm 的成年人）；一肢功能中度障碍或两肢功能轻度障碍；类似上述的其他肢体功能障碍

表 5-5　智力残疾分级

级别	智力发育水平		社会适应能力	
	发育商（DQ）0～6 岁	智商（IQ）7 岁及以上	适应行为（AB）	WHO-DAS II 分值 18 岁及以上
一级	≤25	<20	极重度	≥116 分
二级	26～39	20～34	重度	106～115 分
三级	40～54	35～49	中度	96～105 分
四级	55～75	50～69	轻度	52～95 分

适应行为表现：

极重度—不能与人交流、不能自理、不能参与任何活动、身体移动能力很差；需要环境提供全面的支持，全部生活由他人照料。

重度—与人交往能力差、生活方面很难达到自理、运动能力发展较差；需要环境提供广泛的支持，大部分生活由他人照料。

中度—能以简单的方式与人交流、生活能部分自理、能做简单的家务劳动、能参与一些简单的社会活动；需要环境提供有限的支持，部分生活由他人照料。

轻度—能生活自理、能承担一般的家务劳动或工作、对周围环境有较好的辨别能力、能与人交流和交往、能比较正常地参与社会活动；需要环境提供间歇的支持，一般情况下生活不需要由他人照料。

笔记栏

表 5-6 精神残疾分级

级别	障碍表现
一级	WHO-DAS Ⅱ 值大于等于 116 分，适应行为极重度障碍；生活完全不能自理，忽视自己的生理、心理的基本要求。不与人交往，无法从事工作，不能学习新事物。需要环境提供全面、广泛的支持，生活长期、全部需他人监护
二级	WHO-DAS Ⅱ 值在 106～115 分之间，适应行为重度障碍；生活大部分不能自理，基本不与人交往，只与照顾者简单交往，能理解照顾者的简单指令，有一定学习能力。监护下能从事简单劳动。能表达自己的基本需求，偶尔被动参与社交活动。需要环境提供广泛的支持，大部分生活仍需他人照料
三级	WHO-DAS Ⅱ 值在 96～105 分之间，适应行为中度障碍；生活上不能完全自理，可以与人进行简单交流，能表达自己的情感。能独立从事简单劳动，能学习新事物，但学习能力明显比一般人差。被动参与社交活动，偶尔能主动参与社交活动。需要环境提供部分的支持，即所需要的支持服务是经常性的、短时间的需求，部分生活需由他人照料
四级	WHO-DAS Ⅱ 值在 52～95 分之间，适应行为轻度障碍；生活上基本自理，但自理能力比一般人差，有时忽略个人卫生。能与人交往，能表达自己的情感，体会他人情感的能力较差，能从事一般的工作，学习新事物的能力比一般人稍差。偶尔需要环境提供支持，一般情况下生活不需要由他人照料

注：WHO-DAS 为世界卫生组织残疾评定量表，即 WHO Disability Assessment Schedule（WHO-DAS Ⅱ）。18 岁以上的精神障碍患者根据 WHO-DAS 分数和上述适应行为表现，18 岁以下依据上述当事人的适应行为表现判断他们的障碍程度

多重残疾分级按所属残疾中残疾程度最重类别的分级确定其残疾等级。

第三节　康复医学的基本内容

康复医学的工作内容包括康复预防、康复功能评定和康复治疗三部分。

一、康复预防

康复医学的首要任务是预防残疾的发生，保护患者的身体功能和各种能力。残疾预防是指在了解致残原因的基础上，积极采取各种有效措施、途径，防止、控制或延迟残疾的发生。康复医学人员配合其他学科的工作人员进行残疾流行病学的研究，对残疾的原因、发生率、种类，残疾者的年龄、性别、职业、地区的分布等进行统计分析，从而提出预防计划，从医疗卫生、安全防护、社会管理、宣传教育等方面提出综合性预防措施。残疾预防分为三级，即在三个不同层次上来预防伤残或功能障碍的发生。

1. 一级预防　指预防可能导致残疾的各种损伤和疾病，避免发生原发性残疾的过程。残疾预防的主要目的是减少残损的发生率，通过有效的预防措施，可降低残疾发生率的 70%。如通过对青少年进行运动锻炼和生活方式的调整，减少或预防冠心病以及脑血管病的发生，从而预防由此类疾病引起的残疾。一级预防的主要措施

笔记栏

包括免疫接种、预防性咨询及指导、预防性保健、避免引发残疾的危险因素、实行健康的生活方式、提倡合理行为及精神卫生；安全防护预防职业性工伤事故；加强学校、家庭、社会的宣传教育及交通安全教育，减少各种意外事故造成的残疾等。

2. 二级预防　指疾病或损伤发生之后，采取积极主动的措施限制或逆转由损伤造成的残疾，可降低残疾发生率的 10%～20%。二级预防的主要措施有：通过残疾早期筛查、定期健康检查、控制危险因素、改变不良生活方式、早期医疗干预、早期康复治疗、必要的药物治疗、必要的手术、及时提供系统的康复治疗等措施防止损伤后出现残疾。

3. 三级预防　指残疾已经发生，采取各种积极措施防止残疾恶化的过程，以减少残疾残障给个人、家庭和社会所造成的影响。三级预防的措施包括：防止残疾变成残障或降低残障影响的各种措施，如通过各种康复治疗、安装假肢、训练等，对残疾者直接干预，以改善或提高躯体和心理功能；通过职业咨询和训练，提高生活自理能力，恢复或增强工作和学习能力；通过改变雇主和社会公众的态度和行为、保险等，促使残疾者重返家庭和社会。

二、康复评定

1. 定义　康复功能评定是康复医学领域内一门对功能障碍进行评定的专门诊断技术，是指在临床检查的基础上，对病、伤、残者的功能状况及其水平进行客观、定性和（或）定量的描述，并对结果做出合理解释的过程。

2. 康复评定的目的　判断患者功能障碍的性质、部位、范围、程度，制定相应的康复目标；确定患者尚存的代偿能力情况；找出功能障碍的发展、转归和预后；制定可行的康复治疗措施；决定康复治疗后患者回归及去向的过程；根据治疗前后评定结果判定疗效等。

3. 康复评定过程

（1）初期评定：在制订康复治疗计划和开始康复治疗前进行的首次评定，在患者入院初期完成，目的是全面了解患者功能状况和障碍程度、致残原因、康复潜力，并估计患者康复的预后，以此确定康复目标和制订康复治疗计划的依据。

（2）中期评定：在康复治疗中期进行的评定，目的是了解经过一段康复治疗后，患者功能改变情况，有无康复疗效，分析其原因，并以此作为调整康复治疗计划的依据，中期评定可多次进行。

（3）末期评定：在康复治疗结束时进行，目的是了解患者经过康复治疗后，患者总体功能状况，评价康复治疗效果，提出今后重返家庭和社会或进一步康复治疗的建议。

开展康复评定具有重要的临床意义，可以帮助医生确定患者功能障碍的部位和性质、障碍的程度、判断患者代偿能力、确定患者康复治疗目标、康复治疗方案及具体的治疗措施以及根据评定结果预测患者康复疗效、随时调整对患者的治疗计划，变更

笔记栏

治疗措施，以获得更好的康复治疗效果，判断在康复治疗结束后，患者的去向等。

4. 康复评定的内容

（1）躯体功能评定：包括肌力评定、关节活动度评定、痉挛的评定、感觉疼痛评定、协调与平衡功能评定、日常生活活动能力评定、步态分析、神经电生理评定、心肺功能评定、泌尿和性功能评定等。

（2）精神功能评定：包括认知功能评定、情绪评定、失用症和失认症的评定、智力测定、性格评定等。

（3）言语功能评定：包括失语症评定、构音障碍评定失用症评定、语言错乱评定、言语发育迟缓评定。

（4）社会功能评定：包括社会生活能力评定、生活质量评定、就业能力评定等。

三、康复治疗（rehabilitation treatment）

1. 定义　康复治疗是为帮助患者获得知识和技能，最大程度获得躯体、精神和社会功能的一个主动的、动态的过程。康复治疗可最大程度增加患者的运动功能，将残疾和残障降低到最低程度，从而促进活动能力和参与能力。

2. 康复治疗的特点

（1）强调"以患者功能为中心"的战略：康复治疗强调"以患者功能为中心"，目的是改善患者的功能及其障碍，使患者能独立完成功能活动，同时又能适应自己周围环境。

（2）强调患者主动参与：在实施康复治疗前，首先要获得患者的信任，使他们了解治疗方案的重要性，只有患者主动参与，才能保证康复治疗的有效性。

（3）康复团队模式：康复治疗由多学科的专业人员组成康复治疗小组共同进行。在实施中虽有先后，但原则上主要治疗同步进行、穿插安排，以发挥康复小组共同作用模式，提高患者的康复治疗效果。

（4）终身康复治疗：康复治疗应尽早介入，并贯穿于整个治疗的始终，患者应长期坚持，终身康复。脑血管意外、脊髓损伤等较严重的患者，患者急救后转入康复病房后要坚持三个月的康复治疗，出院后在家中或社区定期进行康复训练，重返职业后仍坚持康复训练。

3. 康复治疗的作用

（1）预防或矫正继发性功能障碍：对瘫痪肢体进行关节的被动活动预防关节周围肌肉的挛缩；针对痉挛肌肉而导致肌肉挛缩可进行持续牵伸以对抗挛缩造成的肢体畸形；定时变换体位缓解感觉丧失或减弱的骨突部位皮肤状况以预防褥疮的发生；对膀胱进行细致的护理以预防膀胱结石形成，输尿管反流或肾盂肾炎等并发症。

（2）强化肢体的代偿功能：利用渐进抗阻训练强化截瘫患者双上肢的肌力，以便患者进行功能转移时，能起到代偿功能的作用；利用渐进抗阻训练强化偏瘫患者健侧肢体的肌力，以代偿患者在日常生活中的稳定性；利用唇读或语读（即用眼观察说话者的口型变化猜测说话内容）的方式与严重失聪患者进行语言交流。

（3）利用代偿方法提高疾患系统的功能：利用治疗性的运动方式提高急性梗死恢复期患者的心脏功能；利用助听器补偿部分听力丧失；对力量减弱的肌肉给予渐进抗阻运动训练以提高其肌力。

（4）利用矫形器具/适应性器械装置增进功能；利用电子喉代偿喉切除术后患者进行发声；利用手杖、腋杖和矫形支具辅助患者步行；利用轮椅帮助行走障碍患者进行日常功能活动；利用假肢使下肢截肢者能进行步行，上肢截肢者能进行上肢的功能活动。

（5）调整患者生活和职业环境：调整患者生活和职业环境，使患者充分发挥残存功能，适应残疾情况。将不能上下楼梯的患者移居到楼房的底层以方便出行；加宽房间内、浴室内过道，以利于轮椅通过；对站立和步行功能障碍患者，建议改成坐位职业；训练家庭成员帮助患者培养适应性行为避免出现病态行为。

（6）应用心理疗法改善患者行为表现以提高患者的学习效果：利用手势或示范的方法指导具有言语沟通障碍患者；利用松弛疗法结合深呼吸、轻松的社交活动结合游戏等方法缓解精神紧张的患者；利用小组集体活动方式，促进具有相同残疾性质和程度的患者进行心理、社会能力的恢复；利用反复学习结合口头教导方法帮助记忆力较差患者掌握新的活动技巧。

4. 康复治疗常用手段

康复治疗是康复医学日常工作的基本内容，最常用的康复治疗手段如下：

（1）物理疗法（physical therapy，PT）：包括运动疗法（kinesiotherapy）和物理因子疗法（electrophysical agents）。运动疗法是物理疗法的核心部分，主要是通过运动（力学方法）对身体的功能障碍和功能低下进行预防、改善和功能恢复的治疗方法。物理因子疗法是使用电、光、声、磁、水、蜡等物理因子治疗手段，促进患者的康复。

（2）作业疗法（occupational therapy，OT）：作业疗法是指针对病、伤、残者的功能障碍，指导患者参与选择性、功能性活动的治疗方法。此疗法主要以人体工效学和职业功能评定学为基础，包括认知训练、感觉统和训练、矫形器具和自助具制作、压力治疗、缅怀治疗与心理辅导、康复环境设计及改造、社区及家庭生活技能训练等。其主要作用是减轻残疾、保持健康，增强患者参与社会、适应环境、创造生活的能力。如利用患者进食、梳洗、穿衣、轮椅与床间的转移等动作，改善患者日常生活能力；选用木工活、纺织、刺绣、制陶、手工艺品制作等，改善患者双手功能等。

（3）言语治疗（speech therapy，ST）：针对脑卒中、颅脑外伤后、小儿脑瘫、头颈部肿瘤以及一些先天缺陷患者引起的交流能力障碍和口语发音障碍等进行评定，并进行训练和矫治的方法。常见交流能力障碍包括：对语言的理解、表达和学习获得的障碍，如失语症、言语发育迟缓；常见口语障碍包括：构音障碍、口吃等。

（4）心理治疗（psychological therapy）：通过观察、谈话、实验和心理测验法（智力、人格、神经心理等）对患者的心理异常进行诊断，采用精神支持疗法、暗示疗法、催眠疗法、行为疗法、脱敏疗法、松弛疗法、音乐疗法和心理咨询等对患者

笔记栏

进行心理治疗的方法。通过专业的心理治疗可以帮助患者改善心理危机、心理创伤、各种类型的神经症等，以重新恢复患者的自信心。

（5）康复护理（rehabilitation nursing，RN）：用护理学方法照料残疾者，除治疗护理手段外，尚采用与日常生活活动有密切联系的训练方法帮助患者在病房中进行自理生活的训练。利用床上良好体位的摆放，预防患者关节肌肉的挛缩畸形；通过对患者进行肢体的被动运动防止患者出现肌肉萎缩和关节僵直；通过教给患者定时翻身和变换体位预防压疮的发生；利用自助具的辅助，训练患者在病房中练习进食、穿衣等动作，加强患者的自理生活能力；通过进行膀胱护理和再训练，改善膀胱的功能。总之，这些训练的目的是使患者从被动接受他人的护理，转变为自己照料自己的自我护理等。

（6）康复工程（rehabilitation engineering，RE）：应用现代化工程学的原理和方法，恢复或重建患者功能的科学。通过研制功能代偿性用品，如假肢、矫形器或辅助器具的制作，使患者最大限度代偿或重建患者的躯体功能；通过研制康复评定设备和功能训练器械等，系统评定患者的运动功能，制定患者准确有效的治疗方案，以最大限度恢复患者的运动功能；通过设计无障碍建筑和环境改造等途径，方便残疾者室内和社区内的活动。

（7）中国传统康复疗法（Chinese traditional rehabilitation medicine）：整理、发掘、研究、总结用中国传统医学的理论和方法解决康复医学中所面临问题的医学方法，包括按摩、太极拳、针灸、气功、推拿等。中国传统康复疗法是中国医药宝库的组成部分，有独特的疗效，也是我国康复医学赶超国际先进水平的重要切入点。如推拿疗法、针灸疗法、气功疗法等。

（8）社会工作（social work，SW）：社会工作是残疾人全面康复的组成部分，它是指从社会的角度推进医疗康复、教育康复、职业康复等工作，动员社会各界、各种力量，为残疾人的生活、学习、工作和社会活动创造良好的社会环境，使他们能够平等参与社会生活并充分发挥自己的潜能，自强自立，享有与健全人同样的权利和尊严，并为社会履行职责，做出贡献。如通过对患者进行系统评定，加强患者适应社会的能力和对社会各种资源的利用度；与社会福利、服务、保险和救济部门联系，帮助患者解决康复治疗的费用；通过与各专业组各成员间协调关系，帮助患者配合各专业进行全面康复；通过与社会部门联系，解决患者出院后存在的困难等。

第四节　物理治疗的基本知识

一、物理治疗的定义

现代医学把研究和应用天然或人工物理因子作用于人体，并通过神经、体液、内分泌和免疫等生理调节机制，达到保健、预防、治疗和康复目的之方法或学问，称为物理疗法（physiotherapy）或物理治疗（physiatrics），又简称：理疗。物理治疗学，包括研究物理因子的物理性质、生物学作用和治疗方法，以及临床应用理论和技术等内容。从宏观方面研究物理因子对机体整体水平的影响，以了解物理因子作用的动态变化和效果；从微观方面研究物理因子对超微结构功能形态的影响，以揭示物理因子的作用本质。物理治疗属于外界条件刺激，它有动力性和信息性的双重作用，在调节人体生理机制、促进功能康复和增强适应能力方面，具有不可估量的意义。

二、物理治疗的起源

医学是人类长期同疾病作斗争的实践经验总结。自从有了人类就有了医疗活动。医学科学发展大体经历了 4 个阶段：原始医学、经验医学、实验医学和现代医学。每个阶段医学的特点和发展水平，都同当时社会生产发展能力和人们对整个世界的认识水平相一致。

（一）按摩疗法的起源

在原始社会，人们狩猎追捕野兽，常常被荆棘绊倒，造成软组织损伤，于是便本能地用手去抚摸、按揉以解除病痛，这就是按摩疗法的起源。因此，人们认为按摩疗法起源最早。在不断的实践中，人们发现用力方式和方法不同，再结合某些技巧，可以对疾病产生不同的治疗效果，因而也就产生了各种不同的治疗手法，经过历代医家对按摩手法的不断完善，才逐渐形成一个现今独特的手法治疗体系。

（二）针灸疗法的起源

我国原始社会分为旧石器时代和新石器时代。在旧石器时代，先民们就懂得使用尖状和刮削的石器，刺破痈疡，排出脓血，治疗外科疾病。到了新石器时代，由于掌握磨制精湛石针技术，产生了砭石针—专门用于医疗的工具。在山东日照县新石器时代的出土文物中，发现两根殉葬砭石针，尖端为三棱锥形和圆锥形，古人用这种针放血，"调和经气"。砭石针实物发现，为针刺起源于原始时代提供了可靠的证据。

《素问·异法方宜论》记载：砭石治病，源于我国东部沿海以渔业为生的民族。灸疗，源于我国北部以畜牧为主的民族。北部寒风凛冽，离不开烤火取暖，加上野居饮食生活习惯，易患腹部寒痛、胀满，颇适于热疗治病。因而经过长期经验积累，发明了灸疗及热熨疗法。艾灸治病与针刺治病同源，约在 2400—2500 年前就已相当普及。

（三）电疗的起源

1. 最早的用电治病　古希腊的渔夫们在捕鱼过程中，有时被脊背上长有放电器的鱼击伤，原来患有关节痛的人，被这么一击，关节痛获得好转或痊愈，于是古希腊渔夫们，就常用这种电鱼（Torpedo）放电治疗关节痛。

2. 当人们掌握了电能之后　经过许许多多的实验研究，利用静电、电流、电压、各种电脉冲、无线电磁波，来治疗疾病，便形成了当今门类可观的临床电疗学。有些电疗法并不是医生发明的，而是工程技术人员首先发现的，如静电疗法就是工程师在实验过程中，发现静电场对人体产生一定的影响，如使人精神萎靡、嗜睡、乏力等，后来人们将它用于医疗，治疗自主神经功能失调和失眠症，取得了临床疗效。

3. 超短波疗法的发现　有一位无线电工程师，在患面部疖肿时，疼痛难耐，并伴有发热，全身不适。但他为了尽快调好一台功率强大的无线电发射装置，夜以继日地在超高频电场条件下工作，不能去看医生。说来稀奇，两三天之后，当这台无线电发射装置调试完成的时候，这位工程师的面部疖肿也痊愈了。人们从这个偶然的事件中得到启发，研究用超短波治病，后来将超短波用于急性炎症的治疗。

（四）光疗的起源

众所周知，光对生物的生长发育具有重要作用。受日光照射少的植物，不仅生长缓慢，而且还会枯萎；日光照射充足的花木，枝叶繁盛，生长旺盛。动物或人类，如果长时间在黑暗的环境中生活，就会抗病能力下降，骨骼发育不良，患佝偻病或骨质疏松症。

公元前 490 年我国《墨经》一书，对光学就有精辟描述。

公元前 400 年希腊医生 Hippocarates 第一个应用日光治病。

1666 年物理学家 Newton 做过一种实验，他把一束平行日光，通过一个狭缝射到暗室光屏上，看到一个白色光条。然后，他又在光束通过的地方，放置一个三棱镜。这时，白色光条就神奇般地变成一条美丽的彩带。这条彩带依次排列着红、橙、黄、绿、蓝、靛、紫七种颜色。

1800 年英国物理学家 Hershel，在研究光谱中各色光的热作用时，发现在红光以外热作用更强，说明在红光以外还有一种肉眼不可见的光线，于是称这种射线为红外线或热射线。

1801 年德国 Ritter 通过研究证明，在紫色光以外也有一种看不见的射线，经它照射的氯化银立即变成黑色，并富有很强的化学作用，于是称这种射线为紫外线或化学射线。

自此之后，人们开始用光治病。不同颜色的光线具有不同治疗作用。红光使人警觉兴奋神经，加速神经反应，使肌张力增高，呼吸、脉搏加快，具有兴奋作用；蓝光抑制神经，降低神经反应速度，使呼吸、脉搏减慢，具有镇静作用；蓝紫光能把体内过量的胆红素变成无毒的胆绿素排出体外，临床治疗新生儿黄疸，颇见成效；用不可见红外线治疗冻伤、肌炎、腱鞘炎、关节炎、胃肠痉挛、气管炎等疾病；用不可见紫外线治疗疖肿、丹毒、淋巴结炎、伤口感染或溃疡，以及多种皮肤病，还治疗小儿佝偻病、营养不良；用蓝紫光治疗新生儿黄疸等症。

（五）磁疗的起源

磁能吸铁。磁有两极：南极（S）和北极（N），"同性相斥，异性相吸"。

我国是世界上发现和应用磁最早的国家。用磁治病在东汉时代《神农本草经》中就有记载说，磁石"味甘酸寒"，治"周痹风湿，肢节肿痛"，"除太热烦满耳聋"；唐代医家孙思邈的《千金方》记载：用磁朱丸治疗眼疾，"常服益眼力，众方不及"；宋朝《圣惠方》载："磁石枣核大，磨令光，钻作窍，丝穿令含，针自出"，用磁石治疗小儿误吞针。

国外用磁治病也有不少记载。公元 129—200 年希腊医生 C.H.Galen 用磁石治疗腹泻；公元 502—550 年古罗马医生 Aetus 对磁石治病作过描述：当人们手足疼痛或痉挛、惊厥时，用手握磁石即可解除病痛。16 世纪瑞士医学家 J.E.Paracelsus 用磁石治疗脱肛、浮肿、黄疸等病。

近几十年，由于生物磁学和磁性材料研究进展，给磁疗奠定了理论基础，并提供一些更有效的治疗手段。在治疗方法上，有静磁场疗法、脉动磁场疗法、交变磁场疗法、磁处理水疗法和磁电综合治疗等多种。除了在局部和神经节段应用之外，我国还开展了耳磁和穴位磁场疗法等，颇具特色。

三、物理治疗的简史

（一）我国理疗简史

理疗在我国有着悠久历史。早在公元 2 世纪以前，《黄帝内经》一书就有针灸、按摩、拔罐、医疗体育和用水治病的记载。

《汉书·艺文志》记载有《黄帝岐伯按摩十卷》书目，这说明远在公元前 722—公元 220 年之间的春秋战国和秦、汉时代，按摩已成为一种重要医疗手段。

针灸疗法在物理治疗发展史上独树一帜，从砭石到金属针，内容之丰、经验之多，为其他疗法所罕见。针灸在国外影响也很大，公元 562 年，吴人知聪携《明堂图》等医书到日本；17 世纪又传入法国、德国和意大利。当今更为世人所瞩目，世界上有数十个国家研究应用针灸疗法。在唐代之前，医疗上即有"外治"与"内治"并重的观点。

清代吴师机著《理瀹骈文》一书，详细地记载利用日晒、火烤、蒸熏、热熨、敷贴等治病的方法，是一部罕见的外治疗法专著。

从 20 世纪 50 年代起，我国建立了物理治疗专业，其主要发展情况是：

1958 年成立中华医学会理疗学会筹备委员会。

1978 年召开中华医学会全国第一次理疗学术会议，并选举新的委员会，正式出版《中华理疗杂志》。

1979 年出版《中华物理医学杂志》。

笔记栏

1983 年召开中华医学会全国第二次理疗学术会议，选举第二届委员会。

1985 年中华医学会理疗学会更名为中华医学会物理康复学会。

1989 年召开中华医学会第三次全国物理康复学术会议，选举第三届委员会。

1995 年召开中华医学会第四次全国物理康复学术会议，选举第四届委员会。

1995 年中华医学会物理康复学会，更名为中华医学会物理医学与康复学会。

自此以后，中华医学会物理医学与康复学会，每五年召开一次全国性学术会议，选举新的委员会。

历经数十年之后，我国理疗专业不仅累积了丰富的临床经验，而且在探索理疗作用机制方面，也进行了大量尝试性研究工作，其中包括应用生物物理学、生物化学、细胞生物学、分子生物学、超微结构、功能形态学、微循环生理病理学、神经解剖学、神经化学、免疫学、生物控制论和信息论等现代科学技术成就，进行了大量的研究工作。在临床应用方面，局部加温治癌、电刺激镇痛、磁场治疗毛细血管瘤、光因子血管腔内照射治疗高血脂和心脑血管病、光敏诊断和治疗恶性肿瘤等，均取得了显著的疗效。在中西医结合方面，应用经穴低中频电疗、经穴激光照射、经穴微波针灸、经穴磁场疗法、经穴超声波疗法等，也都取得了一定经验，并将传统医学辨证施治理论应用于理疗，给现代理疗赋予了新的内容。

（二）国外理疗简史

公元 4 世纪前，古希腊 Hippocarates 就倡导应用矿泉、日光、海水及"体育"治病。

从纪元初，在人类掌握电能之前就用电鱼放电治病，至 17 世纪发现静电，开始有人工电疗法。其后直流电、感应电等治疗方法相继问世。

19 世纪末，人工光疗次第出现，20 世纪高频电疗竞相发展，从而给理疗奠定了坚实的基础。

为了解国外理疗发展简史，列其线索如下：

17 世纪有人应用摩擦生电治病。

18 世纪 Franklin 用莱顿瓶放电治疗瘫痪。

1789 年 Galvani 发现直流电。

1801 年 Ritter 发现紫外线。

1802 年 Hershel 发现红外线。

1831 年 Farady 发现感应电，并应用于医疗。

1891 年 Minin 提出用白炽灯治病。

1896 年 Finsen 制成炭弧光灯。

1906 年 Kromayer 用水银石英灯治病。

1908 年 Zeynck 用中波透热治病。

20 世纪 20 年代，Schliphaka 用短波、超短波治病；30—40 年代，Pohlman 用超声波治病；60 年代用激光治病。

由此可见，理疗发展仅有一百多年历史，是一个正在发展中的比较年轻的学科，需要更多有志者继续开拓，辛勤耕耘，促进其快速发展。

第五节　物理治疗的分类与特点

理疗种类繁多，因限于篇幅，本章不一一论述。为执简驭繁，可从表 5-7 及表 5-8 窥视一斑。

表 5-7　传统理疗的分类

大类	细类
针刺疗法	毫针、三棱针、皮肤针、皮内针、耳针
温灸疗法	1.　艾柱针： （1）直接灸：瘢痕灸、无瘢痕灸 （2）间接灸：隔姜灸、隔盐灸、隔蒜灸、附子灸 2.　艾条灸 3.　温针灸
手法治疗	点穴按摩、推拿、捏脊、指针
拔罐疗法	火罐、竹罐、药罐
运动疗法	气功、太极拳、五禽戏、八段锦
中药外治	药浴：熏、洗、浸、喷、淋等 热熨：药熨、盐熨、葱熨、姜熨、醋熨等 贴敷：药泥、药糊、药膏、药末等 填塞：填脐、塞耳、塞鼻等

一、传统理疗的分类

在我国传统医学中，有一个完全不同于现代理疗的传统治疗手段，称为"外治"疗法，或称传统理疗。其种类之多，内容之丰富，举世罕见。兹将其主要者分类列表（表 5-7）。

二、现代理疗的分类

在现代治疗学中，应用物理因子治病的方法，概括起来不外乎应用天然物理因子和人工物理因子两大类。

第一类：应用天然物理因子，诸如日光疗法、空气浴疗法、森林浴疗法、海水浴疗法、气候疗法、矿泉疗法、洞穴疗法等。

第二类：应用人工物理因子（表 5-8）。

笔记栏

表 5-8　现代理疗的分类

物理因子		疗法名称	
运动与机械力	运动疗法	按运动方式分类	主动运动 被动运动 辅助运动 抗阻力运动
		按肌肉收缩方式分类	等长训练 等张训练 等速训练
		按治疗作用分类	增强 ROM 训练 增强肌力训练 增强耐力训练 增强平衡能力训练 增强协调能力训练
		按神经生理学分类	本体感觉神经肌肉促进技术 Bobath 方法 Rood 方法 Brunnstrom 方法
	现代手法治疗 牵引疗法 正负压疗法		
电	低频电疗法 0～1000Hz	高电位疗法 直流电疗法 离子导入疗法 感应电疗法 间动电疗法 电兴奋疗法	痉挛肌电刺激疗法 神经肌肉电刺激疗法 超刺激电疗法 经皮电刺激神经疗法 直脉冲脊髓通电疗法 电水浴
	中频电疗法 1001Hz～100KHz	等幅正弦中频电疗法 {	音频电疗法 超音频电疗法
		调制中频电疗法 脉冲中频电疗法	
		干扰电疗法 {	静态干扰电疗法 动态干扰电疗法 立体干扰电疗法
		音乐电疗法 波动电疗法	
	高频或超高频电疗 法 100KHz 以上	达松伐电疗法 中波透热疗法 短波透热疗法 超短波疗法	
		微波疗法 {	分米波 微波 毫米波

物理因子	疗法名称
光	红外线疗法：760mm～1.5μm～40μm 可见光疗法：包括红光、蓝光、蓝紫光疗法 紫外线疗法：通常又分为短波和长波紫外线 激光疗法：常用的有 He-Ne、CO_2 激光、氩离子及氮分子激光
声	超声波疗法 超声雾化吸入疗法 超声药物透入疗法
磁	静磁场疗法 脉动磁场疗法 低频交变磁场疗法 高频交变磁场疗法 磁处理水疗法
热	石蜡疗法 黏土疗法 温热疗法 泥疗法 砂浴疗法 热气流疗法
冷	寒冷疗法：0℃以上，但低于体温 超低温疗法：＜－100℃ 冷冻疗法：＞－100℃
水	传统水疗法 擦浴：局部冲洗浴湿包裹 浸浴｛冷水浴/不感温水浴/温水浴/热水浴/淡水浴/药物浴/气体浴 淋浴｛雨样淋浴/雾样淋浴/针状浴/直喷浴/上行淋浴 现代水疗法 其他｛水中运动/涡流气泡浴/Hubbard 槽浴/步行浴/水中洗肠浴

三、理疗的特点

理疗与药物、手术、营养、放射疗法一样，都是现代治疗学的重要组成部分。

笔记栏

理疗与这些疗法相比，具有如下特点：

（一）收效快

诸如热水浴发汗，冷水浴降温，某些低、中频电治疗急性扭挫伤，温热治疗痉挛，常能立刻收效，患者顿时感到轻快。

（二）无创无痛

许多接受理疗的患者，因其无损伤、无痛苦，所以能很快适应。理疗奏效迅速，顿时病痛减轻，且有一种舒适轻快的感觉。尽管某些低、中频电疗法有些刺激反应，但因"以痛抗痛"，患者仍然乐于接受。

（三）副作用少

理疗极少引起身体过敏的反应，紫外线照射引起红斑、反复电刺激表现皮肤粗糙、刺痒等，都属于正常反应，对患者并无危害。

（四）疗效持久

一般地说，通过口服、注射途径进入体内的给药方法，经过几小时药物就会从体内排除殆尽；而理疗则不同。有人做试验：把锂进行皮下注入，1h后在尿中即检出锂成分，到24h后尿内已无锂踪迹。当用电流将锂送入体内时，24h才从尿中检出锂成分，经4天左右，才能从体内全部排出。

理疗效果持久的另一方面，就是经过反复多次地治疗，可以产生一种叠加和积累的作用。几次治疗加起来，比一次治疗效果好。当然理疗次数不是无限的，而是有一定疗程，疗程结束后，一般还有一定的后续作用。

（五）对环境无污染

应用理疗防病治病，一般是在保证安全的条件下进行的，无论是应用电、光、声、磁等物理因子，还是应用冷、热、机械等物理因子，大多数采用中、小剂量，不仅对人体不产生伤害，而且对环境也不构成污染，此即理疗防病治病的另一特点。

第六节　物理治疗的作用

一、消　炎

大量临床经验证明，多种物理疗法具有抗炎作用。

皮肤、黏膜、肌肉、关节，乃至内脏器官，由各种病因引起的急慢性炎症，都是理疗适应证，可采用不同的物理疗法进行治疗。

对于急性化脓性炎症，表浅者应用紫外线照射或抗生素离子导入治疗；对于慢性炎症，则采用温热疗法、磁场疗法或低、中频电疗法。只要方法得当，均可取得预期疗效。

物理疗法抗炎作用机制尚未完全得到阐明。临床研究认为，某些物理因子，除了具有直接杀灭病原微生物的作用之外（如紫外线），还与改善微循环、加速致炎物质排除和增强免疫机制等有关。

二、镇　痛

疼痛是一个极为复杂的问题，既是一种物质现象，又是一种精神现象。引起疼痛的原因很多，损伤、炎症、缺血、痉挛、肌力不平衡、反射性乃至精神因素均可引起。应用物理因子镇痛，则要弄清病因，有针对性地进行治疗。炎症性疼痛，以抗炎性治疗为主；缺血性和痉挛性疼痛，宜用温热法，改善缺血，消除痉挛；神经痛、神经炎，应用直流电导入麻醉类药，以阻断痛觉冲动的传入，或应用低、中频电疗法，以关闭疼痛闸门，激发镇痛物质释放。当然，应用物理因子镇痛，与因子选择、实施方法、采用剂量、治疗部位等有密切关系，要结合患者的具体情况，认真研究，有的放矢，方能取得理想效果。

三、抗　菌

紫外线以杀菌作用著称。杀菌效力最强的光谱为254～257nm，对金黄色葡萄球菌、枯草杆菌、绿脓杆菌、炭疽杆菌、溶血性链球菌等均有杀灭作用。紫外线杀菌的机理，主要是引起DNA两个胸腺嘧啶单体聚合成胸腺嘧啶二聚体，使细菌失去正常代谢、生长、繁殖能力，乃至死亡。

四、镇静与催眠

具有镇静、催眠作用的物理疗法，有电睡眠疗法、镇静性电离子导入疗法、颈交感神经节超短波疗法、静电疗法、磁场疗法、温水浴、按摩疗法等。这些物理疗法，均能增强大脑皮质的扩散性抑制，解除全身紧张状态，因而产生明显的镇静和催眠效果。

五、兴奋神经－肌肉

应用各种技术参数的低、中频电流，如间断电流、干扰电流。调制中频电流，能引起运动神经及肌肉的兴奋，用于治疗周围性神经麻痹及肌肉萎缩，或用于增强肌力训练。这些理疗方法，均具有明显兴奋神经肌肉的效果。其机理是细胞膜受电

笔记栏

刺激后，产生离子通透性和膜电位的变化，形成动作电位而发生兴奋，引起肌肉收缩反应。感觉障碍的患者，可选用感应电疗法或达松伐尔电疗法等。

六、缓解痉挛

热能解除痉挛，这是众所周知的事实。具有缓解痉挛作用的物理疗法，有作用于深部组织的短波、超短波和微波疗法，也有作用于浅部组织的石蜡疗法、湿热疗法、太阳灯和红外线疗法，还有作用于全身的热水浴、光浴疗法等。理疗缓解痉挛作用的机理，主要在于热能降低肌梭中 γ 传出神经纤维的兴奋性，使牵张反射减弱和肌张力下降。

七、软化瘢痕、消散粘连

石蜡疗法、超声波疗法、碘离子导入疗法，可以改善结缔组织的弹性，增强延展性，常用于治疗术后瘢痕和组织粘连，有明显的软化瘢痕和消散粘连作用。有实验证明：适当温热作用，可使肌腱、韧带、关节囊等组织延展性增大 5～10 倍。

八、加速伤口愈合

应用小剂量紫外线照射，在防止和控制伤口感染的同时，还能刺激新生肉芽组织，加速上皮搭桥和创口愈合。锌离子导入和达松伐尔治疗下肢静脉曲张造成的溃疡，比单纯外科换药处理伤口愈合期显著缩短。

九、加速骨痂形成

实验证明，弱直流电阴极、TENS、干扰电疗法和脉冲磁场，均能促进骨质生长，加速骨折愈合。国内有人进行动物实验，用干扰电疗法，在骨折 4 周时治疗组骨痂形成比对照组多，6 周时治疗组愈合，但对照组骨折线仍清晰可见。

十、调节免疫功能

实验证明：紫外线、红外线、磁场等物理因子，均有调节机体免疫功能的作用。有人用 1/5～1/3MED 紫外线照射家兔，血清补体滴定度明显上升，在两周内升到最高值。又有人用 1/4MED 紫外线照射，发现白细胞吞噬能力增强 26%～55%，凝集素滴定度增加 8～16 倍；停止照射 1～1/2 月内，上述两项指标仍高于原来水平。红外线照射除可改善血液循环之外，还可使小动脉及毛细血管周围出现细胞移行、浸润、吞噬细胞功能增强，抗体形成增多；磁场对机体细胞免疫及体液免疫均产生有益的影响。

十一、脱 敏

实验证明，紫外线照射可使过敏性休克动物免于死亡。其脱敏作用机制，就是紫外线能将蛋白分解成组织胺，小剂量组织胺不断进入血液，又刺激组胺酶产生，当组胺酶达到足够量时，便能分解过量的组织胺，从而起到脱敏作用。紫外线照射还能促进肾上腺功能，增加 Ca^{2+} 吸收，这些也有利于减轻过敏反应。

十二、抗 癌

近几十年应用加温、低温冷冻、激光光敏效应、激光气化炭化、聚焦超声及强磁场等理疗方法治疗癌症取得进展，并引起有关方面的重视。

第七节 物理治疗的作用机制

一、生理学基础

（一）适应和协调

人从脱胎坠地时起，无时无刻不在接受着自然环境中的空气、温度、湿度、气压等条件的影响。外界条件发生变化，人体也随之发生变化，即发生适应性和协调性反应。

（二）刺激与兴奋

（1）一切生命物质，在受到环境条件刺激时，均具有发生反应的能力。如单细胞动物变形虫，在受到环境变化刺激时，出现变形运动；动物肌肉组织受到刺激就发生收缩。我们把细胞或活组织对环境变化的反应能力称为兴奋性（excitability），而把引起反应的环境条件变化统称为刺激（stimulus）。

（2）机体组织在接受刺激时，发生反应的表现形式有两种：一种是从相对静止转化为显著变动状态，此称兴奋（excitation）；另一种是由显著变动状态转化为相对静止状态，此称抑制（inhibition）。一种刺激引起组织兴奋还是抑制，取决于刺激的质和量，以及组织的反应能力和功能状态。

（三）理疗是条件刺激

（1）理疗属于外界条件刺激，既能改变机体的外环境，又能引起机体内环境的

笔记栏

变化。物理因子在大多数情况下，表现为能量、物质、信息三种环节的相互联系。不同物理因子能使这三者之间的相互关系发生质的变化。

（2）当外界环境条件发生变化时，机体功能也随之发生变化。这种变化有两个特点：其一，机体功能活动变化与外界环境变化相适应；其二，机体功能活动总是作为一个整体进行的，即机体各器官、各系统的功能活动相互协调，紧密配合。这说明机体调节方式是多元的、多种多样的。机体主要调节方式阐述如下。

二、神经调节机制

（1）神经调节是人体最主要的调节方式。中枢神经系统，通过传入神经纤维，与机体内、外感受器相联系，又通过传出神经纤维，与骨骼肌、内脏各系统的效应器相联系。这些是神经调节的基本结构。进食引起唾液分泌，疼痛引起肢体收缩，运动引起心率加快、呼吸加深，强光照射使瞳孔缩小，高温环境导致血管扩张和出汗等等例子，都说明在中枢神经系统的参与下，机体对内、外环境刺激的适应性反应。

（2）神经调节过程称为反射（reflex）。反射过程有 5 个环节，即：感受器→传入神经纤维→中枢→传出神经纤维→效应器。这 5 个环节总起来称为反射弧（reflex are）。反第弧的任何环节被破坏，都将使这一反射不能出现或发生紊乱，神经调节作用也就不能实现。（图 5-2）

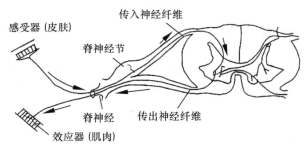

图 5-2　反射弧

（3）感受器是一种神经结构。分布在皮肤黏膜的温觉、触觉、痛觉等感受器，称为外感受器；分布在肌肉、血管、内脏的机械、化学、温度等感受器，称为内感受器。感受器能把物理因子和其他刺激因子的能量转化为兴奋过程。当物理因子作用于机体时，内、外感受器接受刺激，引起兴奋，产生冲动，由末梢神经通过传入神经纤维传入冲动，抵达中枢神经再通过传出神经纤维至效应器发生反应。

（4）人和动物，反射活动分为非条件反射（unconditioned reflex）和条件反射（comdi-tioned reflex）两种类型。前者反射中枢位于中枢神经系统较低级部位，是一种生来就有、比较简单、低级的神经调节方式；后者则与此相反，是后天获得的，是有大脑皮质参与的一种较高级的神经调节方式。

（5）理疗基本属于非条件反射机制，如温热刺激使血管扩张，寒冷刺激使血管收缩，以及对体温调节、物质代谢、腺体分泌、造血功能、免疫机制、呼吸和消化等等功能的改变，主要是通过非条件反射完成的（图 5-3）。但也有例外，理疗在大多数情况下，不是一两次治疗就能达到理想效果的，而是需要连续多次进行一个疗程或多个疗程，这样就形成了条件反射。例如数次颈交感神经节超短波治疗后，摆好电极而未通电流时，也能见到血压下降；生物反馈训练，放弃仪器，同样能产生效果。

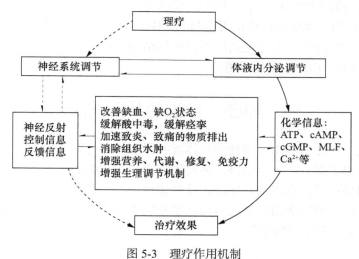

图 5-3　理疗作用机制

虚线：神经系统调节；实线：体液内分泌调节

三、体液调节机制

　　机体内分泌腺分泌多种激素（hormone），通过血液循环抵达全身各部，调节机体新陈代谢、生长、发育、生殖等基本功能。因激素是通过体液运输的，所以将这种调节方式称为体液调节机制。

　　机体内血浆、组织间液与细胞内液，是构成体液的重要部分。理疗作用除了神经反射之外，也通过体液和内分泌系统产生作用：紫外线照射形成组织胺及维生素 D；低、中频电疗引起肌肉收缩，产生腺苷三磷酸及乳酸；短波、超短波作用于脑垂体及肾上腺皮质，使 ACTH 及肾上腺皮质激素的分泌增多；空气负离子能增强性激素的分泌，具有改善性功能的作用等。

　　自 20 世纪 70 年代以来，生理学家通过大量实验，对神经介质在镇痛中的作用有深刻揭示。实验证明：乙酰胆碱（Ach）、儿茶酚胺（CA）、5- 羟色胺（5-HT）、内源性吗啡样物质（MLF）、去甲肾上腺素（NE）、环磷鸟苷（cGMP）、环磷腺苷（cAMP）：前列腺素（PG）和 P 物质（SP）等，均与疼痛有密切关系。比较深入并与理疗联系密切的，首推内源性吗啡样物质镇痛作用的研究：

　　（1）Akil 证明，电刺激动物中脑导水管周围灰质能产生镇痛作用。

　　（2）Hosobuchi，给 6 例顽固性疼痛患者的中脑导水管周围灰质埋置慢性电极，电刺激能产生镇痛效应，而且亦能被钠络酮阻断。

（3）韩济生等分析针刺镇痛与大鼠中枢脑啡肽（Enk）含量的关系，认为电针刺激能通过加速 Enk 产生与释放从而发挥镇痛作用。

（4）缪鸿石观察单纯干扰电疗后，患者痛阈明显升高（$t=5.7$，$p<0.001$）。当与干扰电疗同时，注射吗啡对抗剂，痛阈升高则不显著（$t=0.063$，$p<0.8$），而且远比不注射组为低（$t=2.148$，$p<0.05$）。说明干扰电流的镇痛作用可被吗啡对抗剂抵消；同时也说明干扰电流镇痛作用是刺激人体 MLS 释放的结果。

（5）以上试验说明，无论电刺激兴奋外周结构，还是刺激中枢神经系统，都可以引起 MLF 释放，而产生镇痛作用。

四、神经 – 体液的共同作用

总而言之，理疗的作用是靠神经与体液共同参与而得以实现的，体液系统也是理疗作用重要组成部分。一般地讲，通过体液途径所产生的作用，比通过神经反射所产生的作用要迟缓，它常常是连锁式反射途径的一个环节，并且同样是在大脑皮质调节下进行的。神经活动与体液活动是相互联系而不可分割的。在物理因子的直接作用下，也会引起体液的变化。

五、理疗的相关理论与假说

（一）全息胚理论

1. 全息胚的概念　一个受精卵之所以能发育成多细胞的个体，其原因就是受精卵具有发育成该个体的全部基因信息。具有这种完全信息的胚胎称为全息胚。全息胚真实内涵是具有生命的整体特征，它可以在生物体的一个局部或单位上体现出来。全息胚在生物体是广泛存在的，任何一个在结构或者在功能上具有相对的完整性，并与周围相对独立的部分都是全息胚。在一个生物体上有三种特殊的全息胚：胚胎是发育为整体的全息胚；细胞是发育程度最低的全息胚；整体是发育程度最高的全息胚。

2. 全息胚的特性　生物全息胚学说认为：不管是动物器官还是肢节；不管是植物花瓣还是叶片；不管是生物个体、整体还是细胞，都是全息胚。人体任何一个肢节系统，无论是指骨、掌骨、肱骨、股骨等，均具有全息胚的特性。

3. 全息胚是整体缩影　全息胚是生物体在结构和功能上具有相对的完整性，并有明确边界的相对独立部分。一个全息胚内部的各个部分，在生理、生化、形态、遗传等方面，其生物学性质存在着差异。全息胚各部分与整体之间存在着差异，全息胚内部各部分也存在着差异。生物学性质不同的各部分在一个全息胚分布的结果，使全息胚在一定程度上成为整体的缩影。每一个全息胚，既在生物学性质上有自己的特点，又在各部分排列的规律上与其他全息胚相似，从而每一个全息胚就包含着部分与整体的生物学性质的信息。

4. 全息胚是立体的　整体也是立体的。全息胚与整体、全息胚与全息胚之间由生物全息律所揭示的相关性也是立体的。生物克隆技术的实验成功，证明除受精卵之外，细胞是生物最低级的全息胚，它带有生物体的全部信息，并能把它全部复制出来。这就是说，从理论上讲生物体任何一个细胞，都有可能通过一定技术形成一个新整体，这就是生命全息胚理论有力的佐证。

5. 全息胚与传统医学　研究耳针疗法发现，耳郭像个倒置的人体，全身各器官疾病均可在耳郭相应的穴位反映出来。在传统医学中诸如头针疗法、面针疗法、眼针疗法、鼻针疗法、舌针疗法、耳针疗法、手针疗法、腕踝针疗法、足部穴位疗法等，其穴位或刺激点分布也有一定的规律性，反映着局部与整体的关系。显而易见，生物全息胚理论对我们研究传统和现代理疗学具有指导意义。

（二）信息控制系统理论

1. 物质能量与信息控制

（1）信息控制系统理论阐明，在现实世界中存在着两类系统：一类是物质能量系统，它是由物质能量在时空中，按一定的秩序排列、组合而形成的一个系统；另一类是信息控制系统，它是由控制器、控制通路、效应器、反馈器、反馈通路，通过信息变换、传递控制、流通，而形成的另一个系统。从信息控制系统科学观点来看，人体是物质能量系统，即形态结构系统（"形"）、信息控制系统（"气"）和心理精神系统（"神"）的统一体。形态结构是功能活动的基础，信息控制是功能活动的前提，功能活动是信息控制的表现。任何功能活动都是在信息控制下进行的，信息的控制停止了，功能活动也就停止了。就像中医所说的，"气"的流通停止了，生命活动也就停止了。

（2）人体信息控制系统生理包含三大系统：形态结构系统、信息控制系统和心理精神系统。生理学实验结果表明、生命的本质不仅在于形态结构系统的完整性，而且还在于信息控制系统的定向信息流通性，所以，在研究生命科学，包括临床医学或理疗学时，应有物质能量的理论和观点，而且也必须同时具有信息控制系统和心理精神系统的理论和观点，不仅运用物质能量系统的分析方法，而且还必须同时运用信息控制系统的分析方法。

2. 能量传递和信息流通

（1）当物理因子以不同的形式、能量和信息作用于机体时，在其内部进行能量传递和信息流通。能量是信息的物质基础、信息是能量的表现形式。当物理因子的作用强度大于生理阈值时，而且其参数与组织细胞内生物物理变化的参数，与细胞内能量合成参数相对应时，该物理因子对机体便可达到信息作用。机体接受物理因子作用的信息结构，是末梢神经感受器、大分子、大分子的聚集体（蛋白质、糖、酶、生物膜及膜受体 c-AMP 系统，磷脂酰肌醇 cGMP 系统等细胞内第二信使）。不同物理因子与各种感受器之间，选择性地进行作用和发生反应。

（2）组织－细胞－分子吸收物理能量后，发生两种原发性能量传递反应：一种是物理能量由分子直接吸收，从一个分子转移到另一个分子，这种转移无热能耗损，无辐射；另一种是能量形式的转移，也即物理能量被吸收后，由一种形式转变为另一种形式，这种转移有热能损耗。

（3）在分子和原子水平上，物理能量作用后，可发生两种变化：一种是分子所在的空间位置发生变化，释放活性中心，如酶活性中心，更易发生反应。另外还可使膜结构发生改变、如引起线粒体膜的通透性变化，从而改变膜内外 Na、K 等离子的含量比例，影响 ATP 的合成。另一种是运动序列变化，即扩大分子、原子动能和电子能，克服生物化学反应的"能障壁"，提高能的合成水平，或对能量代谢起到调节作用。在运动序列变化的基础上，体内固有的生物物理因素，也可以发生改变，如电流、电势、驻极状态、磁场、光辐射等均可发生改变。

（4）物理因子通过神经－体液调节和信息控制系统，而产生生物学效应。神经机制和体液机制是有机联系的，可通过信息控制系统发挥调节作用。对于物理因子作用，神经系统应起主导作用，体液因子的变化，既是引起反应的物质基础，又是在一定程度上决定反应性质的因素。

（5）一般认为，物理治疗作用在很大程度上基于神经系统反应。物理因子作用受神经生理法则制约，如神经兴奋和抑制，条件反射和非条件反射，神经对各系统和器官的支配、调节，自主神经节段反射、体节反射、皮肤内脏反射、网状结构作用及神经细胞内分泌的调节等。

（6）物理因子作用于机体，引起体液因子变化。其中包括：离子比例变化对代谢强度、酶活性物质、神经介质、激素、维生素以及一些免疫因子等的影响；此外，在有的物理因子（如紫外线）作用后，可导致产生高活性物质。这些变化可相继表现在以下几个方面：①引起神经系统发生反应的物质基础。②影响组织器官的营养和功能。③通过血液循环对个体发挥作用。④通过自主神经－内分泌系统发挥作用等。

3．物理因子作用与信息控制系统

（1）物理因子作用，首先经体表交感信息控制系统，由体表交感中枢神经元（控制器）→体表交感传出神经（控制通路）→皮肤血管（效应器）→皮肤温度感受器（反馈器）及其传入神经（反馈通路），再通过信息流通，而组成信息流通控制系统。

（2）物理因子作用，通过体内交感信息控制系统，由中枢兴奋系统（最高控制器）→下丘脑－体内交感神经－激素系统（体液控制通路）→下丘脑－垂体前叶靶腺系统（体液控制通路）→膜受体 cAMP 系统（主要细胞通路）→全身组织器官（效应器）→内感受器（反馈器）、自主性传入神经系统（反馈通路）等，通过信息流通而组成信息流通控制系统。

（3）物理因子作用、通过体内副交感信息控制系统，由中枢抑制系统（最高控制器）→下丘脑－体内副交感神经－激素系统（神经控制通路）→下丘脑－垂体后叶－抗利尿激素系体液控制通路→膜受体－磷脂酰肌醇 cGMP 系统（主要细胞通路）→全身组织器官（效应器）→内感受器（反馈器）→自主性传入神经系统

（反馈通路）等，通过信息而形成信息控制系统。

（4）在上述三个信息控制系统中，从各级控制器到各条控制通路，再到效应器的纵向控制，都是兴奋性控制作用。各条控制通路之间的横向控制，基本上都是互相加强兴奋性的控制作用。各条控制通路末梢，对其最高控制器和高级控制器，反馈作用都是渐次增强的。

（5）然而体表交感与体内交感信息控制系统之间、是交互抑制的。这种交互抑制，发生在它们各个层次和各个子系统之间。体内交感信息控制系统与大脑皮质具有相互抑制性控制作用。

（6）体内交感信息控制系统，各控制器和控制通路，对机体绝大多数生命活动的控制作用，表现出惊人的一致性和协同性，它们都能促进和加强机体的主要功能活动。体内副交感信息控制系统，各控制器和控制通路，对机体绝大多数生命活动的控制作用，表现出惊人的一致性和协同性，它们都能抑制和减弱机体的主要功能活动。

（7）体内副交感与体内交感，双向信息控制系统之间的关系，是相互对立、交互抑制的，然而二者之间也有交互兴奋和协同的一面。

（8）体内交感和体内副交感信息控制系统，是人体内脏功能活动的双向信息控制系统，在致病因素作用下，二者将会失去正常的协调和平衡，而出现一系列的病理反应状态，即体内交感和体内副交感双向信息控制系统疾病。

因此，运用人体信息控制系统理论，正确分析疾病的性质，及时采用相应的物理因子，协调自主神经—内分泌系统的信息通路，促进其恢复平衡而达到疾病康复，是物理治疗作用的关键所在。

（三）闸门控制学说

1. 闸门控制学说是 1965 年由 R.Mck 和 P.D.Wall 提是出来的。近年来在研究物理治疗镇痛作用机制方面，多采用这个学说解释。该学说认为，外周神经传入疼痛信息，途经脊髓三个系统：一是脊髓后角的胶质细胞区（SG）；二是脊髓后角中第一级中枢传递细胞（T）；三是经脊后索纤维入脑（图 5-4）。

2. 传入神经的粗纤维（A）和细纤维（C）都可以将信息传递到 T 细胞，粗纤维传递触觉、震颤觉、肌肉活动等非痛性信息，细纤维传递痛性信息。粗纤维兴奋使脊髓后角胶质细胞（SG）起"闸门"关闭作用，阻止细纤维疼痛信息向中枢传递细胞（T）的传递，因而起镇痛作用。与此相反，细纤维兴奋，"闸门"开放，向中枢传递疼痛信息则畅通无阻，于是出现疼痛。"闸门"的调节作用，是受中枢神经系统控制的。在这里，闸门控制系统、作用系统、中枢控制系统，三者相互作用，才能构成对疼痛的控制。针刺、按摩及各种低、中频脉冲电流，都可兴奋神经粗纤维，使"闸门"关闭，故产生镇痛作用。

3. 关于闸门控制学说目前尚有较多争议，评价不一。

1）支持意见：

（1）在脊髓后角确实存在类似 T 细胞的神经元，它接受来自内脏、躯体深部和

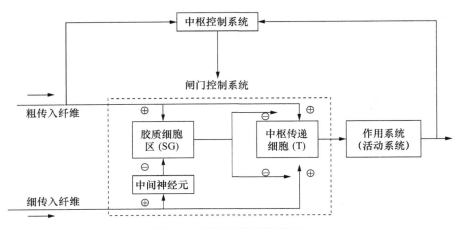

图 5-4　闸门控制学说示意图

皮肤粗、细神经纤维传递的信息，对多种感觉刺激都发生反应。

（2）刺激粗纤维可以产生背根负电位，传入神经纤维末梢出现去极化，发生突触前抑制；刺激细纤维产生背根正电位（超极化），可能起相反效应。

（3）刺激大脑皮质感觉运动区亦产生背根负电位，说明高级中枢控制系统可以控制脊髓感觉传导。

（4）实践证明在人体刺激粗纤维能缓解相应部位的皮肤疼痛。

2）质疑意见：对闸门控制学说也有另外一种观点，对该学说持怀疑态度，其理由是：

（1）刺激神经粗纤维和细纤维所产生的背根突触前效应基本相似。

（2）有人在人体进行试验，发现电刺激外周粗纤维，并不能使细纤维在传递疼痛方面有质的改变。

（3）有些临床病例不支持此学说。例如在砷中毒的患者周围神经分布正常，但对所有刺激都产生疼痛；又如患多发性周围神经炎的人，虽然粗纤维破坏大于细纤维，但患者对疼痛的感受相反还要迟钝些。

3）结论：由以上不难看出，闸门控制学说理论尚需得到严格的科学论证，在实际工作中只能作为参考。

（四）间生态学说

维金斯基（Введ ский ）认为：无论在神经上施加何种刺激，并产生持续不断的作用，均能在神经上造成稳固的局限性兴奋灶。这种兴奋灶发展到相当程度，组织就丧失兴奋性和传导性，这就是间生态。

1. 间生态学说的主要内容

（1）均等相：在发生神经变性的初级阶段，无论是施行弱刺激还是强刺激，引起的肌肉收缩反应都一样，没有强或弱的差别，仅表现为神经兴奋性降低，冲动传导速度减慢。此种反应称为均等相，亦称均等期。

（2）反常相：当神经变性继续发展，施加强刺激时不能引起肌肉收缩，或者仅仅观察到微弱的肌肉收缩反应；但与此相反，应用弱刺激则引起肌肉剧烈的强直性收缩。这种反应称为反常相，或称反常期。

（3）抑制相：当神经变性发展到后期阶段，无论施加强刺激或弱刺激，神经和肌肉均丧失反应能力，出现完全不传导性抑制期。此期称为抑制相。

2. 间生态学说的意义　维金斯基的间生态学说，不仅对同部神经肌肉组织，而且对整体中枢神经系统，均具有实际意义。

间生态现象发生的原因，可以是由于机体一次性受到过度强烈刺激，也可以是由于长期持续作用而引起。这就提示我们，对某些疾病的治疗，一次剂量不宜过大，频次不宜过高，疗程也不宜过长，否则常会引起间生态发生，而不利于达到预期治疗效果，这是我们进行物理治疗时应当注意的。

六、理疗对机体作用的共性和特性

（一）理疗对机体作用的共性

各种理疗，对机体既有共性作用，也有特性反应，这是普遍公认的。既往曾较普遍地认为，这些共性作用属于热作用，这是不正确的。

1. 在生理作用方面理疗对机体作用的共性
（1）改变组织细胞和体液内离子的比例和微量元素的含量。
（2）引起体内某些物质分子（如蛋白分子、水分子等）的结构变化。
（3）影响各种酶活性。
（4）调节物质代谢。
（5）使体内产生生物学高活性物质。
（6）增强血液和淋巴液循环。
（7）改变生物膜、血管、皮肤、黏膜和其他组织的通透性。
（8）引起组织温度改变。
（9）调节神经-内分泌信息控制系统的功能。
（10）加强单核-吞噬细胞系统功能等。

2. 在治疗作用方面理疗对机体作用的共性
（1）促进神经-内分泌信息控制系统功能障碍的消除。
（2）提高整个机体或某些系统、器官的功能水平。
（3）改善组织器官的血液循环和营养，促进组织修复和再生。
（4）提高局部或全身的抵抗力。
（5）镇痛。
（6）消炎、消肿。
（7）缓解痉挛。

笔记栏

（8）脱敏或致敏。

（9）增强机体的适应能力。

（10）促进药物向组织器官透入等。

3. **对上述共性作用的说明**　一是并非每种理疗都有上述全部的共性作用；二是由于各种理疗性质不同，使用方法不同，机体功能状态不同，病变性质和发展阶段不同，导致在共同性作用方面，也含有特异性作用成分。

（二）理疗对机体作用的特性

1. 理疗作用于机体后，在引起共性效应的同时，也引起特性效应，这一论点已被日益增多的事实所证明。许多实验和临床研究证明，理疗共性作用和特性作用是互相联系的。研究理疗作用的特性，提高理疗的临床效果，应视为理疗重点研究方向之一。

2. 理疗特性作用效应，只有在使用小剂量条件下，才最明显，在使用大剂量时，由于分子的布朗运动（热运动），可掩盖其特异性作用效应。例如小剂量超短波作用，有明显增强机体防卫功能作用，而大剂量超短波则有抑制作用。

3. 理疗特性作用效应，是基于不同物理因子对不同细胞、组织和器官的相对选择性。这是因为物理能性质不同，对组织细胞感受性有差异。

（1）紫外线优先作用于外胚层组织，表皮、皮肤神经末梢感受器；超短波优先作用于结缔组织，巨噬细胞系统，并可较明显地作用于血管系统、自主神经-内分泌信息控制系统、骨组织等；直流电优先作用于周围末梢神经感受器和周围神经纤维。

（2）用同一强度超声波，直接作用于不同组织，皮肤、肌肉、肌肉神经结构、小肠、脊髓腰段等，比较其形态变化，发现脊髓前角神经细胞变化最明显；神经系统对分米波感受能力较对超短波感受能力为高。

（3）正弦调制中频电流，可使疲劳肌肉中 RNA 含量升高，并能增强大脑皮质、锥体神经细胞核内脱氧核糖核酸蛋白的荧光强度。

4. 研究结果证明，不同理疗方法，引起体液因子的变化，组织的形态学变化，超微结构功能形态变化，直至组织器官功能的变化，以及物质代谢的变化等，均具有一定的特异性质作用。

七、影响理疗应答效应的因素

理疗是一种外界因素，机体反应是内在因素。因此，当理疗作用于机体某一部位或某组织器官后，机体产生应答反应，也遵循事物发展的一般规律。即"外因是变化的条件，内因是变化的依据，外因通过内因起作用"。但是在一定条件下，外因也可以成为应答反应的决定因素。因此，影响理疗应答反应的因素有以下两大类：

（一）外界因素

1. **刺激种类和性质**　不同理疗方法，产生的应答反应不同。每一种理疗作用于机体，其应答反应各有不同特征。直流电、低频电、高频电、紫外线、激光等，其应答反应皆不一样。

2. 刺激强度与时间　理疗刺激强度、时间不同，其他条件皆相同，即使是同一种理疗，其产生的应答反应也不一样。一般规律是小量、中等剂量，具有兴奋、促进作用；大剂量起抑制作用；超大剂量则产生破坏甚至致死作用。可见从量变到质变的转化、发展进程。

3. 刺激环境和条件　机体对外因，包括理疗刺激，也受条件反射和生物钟节律的影响。体内交感信息控制系统的昼夜节律与人体"阳气"的昼夜节律完全相同，都是昼高夜低；而体内副交感信息控制系统的昼夜节律与人体"阴气"的昼夜节律完全相同，都是昼低夜高。所以，如能在同一优美安静的条件下，定时进行物理治疗或康复治疗，通过应答反应，一般可取得最佳的治疗效果。

（二）内在因素

从人体信息控系统生理学、病理学理论出发，人体是物质能量系统、信息控制系统、功能活动系统和心理精神系统的统一体。所以，不论哪一个系统出现异常或障碍，均可产生疾病。因此，在采用物理治疗和康复手段防治疾病时，其产生应答反应与以下因素有关。

1. 机体状态　研究证明，物理治疗或康复手段对应答反应有重要影响。因此，在进行物理治疗阶段，必须密切配合有效的心理治疗和护理，以及采取合适的治疗环境和时间，方能取得最佳治疗效果。

2. 疾病情况　疾病性质、轻重、急性期还是慢性期等不同，其应答反应也不同。

3. 个体差异　体质强弱、性别、年龄、敏感性和用药情况等，都与应答反应有关。

4. 刺激部位　同一种类、剂量的物理因子，如果作用于机体不同部位，其引起的应答反应则不同。例如紫外线照射膝关节时，以局部应答反应为主；作用在脊髓节段部位皮肤，除产生局部皮肤反应外，还引起相应节段内脏及肢体的反应；如进行全身紫外线照射，或取出一定量血液，在体外照射后再回输到体内，就会引起许多全身性应答反应。

第八节　物理治疗的基本原则

一、救死扶伤

1. 唐代名医孙思邈著《千金要方》说："凡大医治病……若有疾厄来求治者，不得问其贵贱贫富，长幼妍媸，怨亲善友，华夷智愚，普同一等皆如至亲之想……

勿避阴戌、昼夜、寒暑、饥渴、疲劳，一心赴救……如此可为苍生大医，反此则是含灵巨贼。"

2. 中华人民共和国卫生部于 1982 年发布《医院工作人员守则》，明文规定我国医务工作者医德规范。其基本精神是"忠于职守、救死扶伤；钻研业务；精益求精；作风正派，正直廉洁；语言亲切，尊重患者；团结同行，互学互助；努力学习，优质服务。"我们应当把《守则》视为行动准则。

3. 作为医务工作者，应当意识到自己职业的社会意义。要有高度责任心，爱岗敬业，急患者所急，想患者所想，全心全意为患者服务。尤其对那些久治不愈或危重急症患者，更要千方百计地给予积极治疗。

二、明 确 诊 断

没有正确的诊断，就没有正确的治疗。

作为医生只有在临床上多下功夫，熟练掌握疾病的病因、病理、症状、体征、诊断及鉴别诊断等基本知识，才能有针对性地选择正确的治疗方法。对于就诊患者，不能只凭主诉下结论，而应做详细检查，明确诊断，方能进行理疗。

以腰腿痛为例，首先应认真分析这一症状是由何种原因引起的，腰腿痛常见的疾患有：①腰部软组织损伤。②脊柱关节或椎间盘病变。③椎管狭窄、椎管粘连、脊髓肿瘤。④邻近脏器疾病，如泌尿、生殖、消化道疾病等。

只有在分析查明腰腿痛的原因之后，明确诊断，才能进行有计划、有目的治疗，取得好的临床效果。

三、注重心理因素

随着医学模式从单一的生物医学模式，向生物—心理—社会医学模式的转变，心理因素在疾病发生、发展过程中的作用日益受到人们的关注，几乎每一个患者，均伴有不同程度的心理失衡或心理障碍。WHO 提出："人体健康的一半是心理健康。"由此可见，心理健康与生理健康同等重要，两者可以互相影响、互为因果。对患者不可忽视心理因素，应注意患者的心理活动，如能适时地给予心理治疗，便能增强理疗效果。

（一）常见的患者心理状态

1. 患者希望医生能耐心倾听患者主诉、了解病情、困难和要求。

2. 多数患者习惯于药物治疗。对何谓理疗、理疗的作用与功效等，知之甚少。常抱有试试看的心理，甚至怀疑理疗是否有效。

3. 有些患者对理疗有恐惧心理，恐电、恐水、怕烫，对某些理疗表现出精神紧张。

4. 有的患者对疾病有精神负担，焦虑、忧郁。急性病患者，表现出急躁不安、求愈心切；慢性病患者，对治疗缺少信心；颈腰椎病患者，怕发生瘫痪、造成残疾等。

（二）医生应取的态度

凡此种种，患者对理疗有各种各样的心态。医生应深入了解、仔细分析，并进行有针对性的解答、指导和梳理，以消除疑虑，调动患者与疾病作斗争的积极性，力争取得好的理疗效果。

四、整体观念

1. 我国传统医学，把人体各部组织器官视为一个有机整体。同时认为"四时气候，地土方宜"等因素对人体生理、病理有不同程度的影响，既强调人体内环境的协调性和完整性，又重视人体和外界环境的统一性。从这种观点出发对疾病进行诊断和治疗，称为整体观念。传统医学强调"治病必求于本""急则治标，缓则治本""标本兼治，统筹兼顾"，切忌"头痛医头，脚痛医脚"。

2. 疾病与患者，患者与社会，是一个整体，此即内环境与外环境的协调和统一，内在和外在因素的相互作用、相互依存。提高对整体治疗水平的认识，治疗就有坚实的基础。因此，制订治疗方案，应注重多因素、多层次的整体治疗，其中包括对患者的自身治疗、家庭治疗、医院治疗、社会治疗等。

3. 疾病的发生、发展机理是复杂的，治疗手段也不应该是单一的或一成不变的，否则就不能奏效。采取理疗的同时，应注意局部与整体、心理与社会、药物与营养等综合治疗。只有这样，方能取得满意疗效。

4. 理疗是一种条件刺激，通过生理调节机制发生治疗作用。因而，在进行物理治疗时，必须注意患者全身的功能状态，注意患者对物理因子的反应能力，把人体内脏和体表各部组织器官，视为一个有机整体，既强调人体内环境的协调性和完整性，又重视人体与外环境的统一性。特别是治疗与大脑皮质有关的内脏疾患时，要注意从整体观出发，切忌头痛医头，脚痛医脚。

五、综 合 治 疗

为提高疗效、缩短病程，常把两种以上的理疗或药物治疗综合应用，此称综合治疗。综合恰当，常可取得事半功倍效果；综合不当，则会影响疗效。

（一）两种理疗综合应用

1. 综合应用举例　两种理疗综合应用者屡见不鲜：如电水浴疗法，是将电流和水的作用相结合。两者结合后，治疗作用相互叠加，有利于缩短治疗时间，减少剂量，避免单一因子过强刺激；还能减轻患者心血管系统负担。这对多发性关节炎、多发性神经炎且伴有心血管功能不全患者极为有利。又如直流—透热疗法，是以直流电药物离子导入与中波或短波透热相结合，高频电流可降低皮肤屏障作用，加强血液循环和血管通透性，有利于药物离子更多地导入体内，提高临床治疗效果。

2. **综合应用注意事项**　两种理疗综合应用方式有多种，有同时应用，也有同日先后应用，还有逐日交替应用。在综合治疗时，应注意如下几点。

（1）作用基本相同的理疗不能同日综合应用：两种全身浴疗、短波与超短波、超短波与微波、全身日光浴与全身紫外线照射、调制中频与间动电疗、全身水浴与大面积泥疗等，皆不宜同日综合应用，这是因为过强的刺激，会引起机体产生超限抑制，或造成机体功能紊乱。

（2）相互拮抗的理疗不能同时综合应用：在同一部位，不可先做紫外线，后做红外线或可见光疗法，因为它们的作用共同加于人体会造成不利影响；在同一部位，也不可先做 NOVOCAIN 离子导入，后做紫外线照射，这样能减弱紫外线反应。还有全身静电疗法、电睡眠与针状浴或直喷浴，不能同时综合应用，这样也能使相互作用减弱。

（3）鼻黏膜、颈动脉窦、颌区反射区，同日不能在同一反射区使用两种以上的物理治疗，否则将造成不良反应。

（4）避免因综合治疗给患者造成过大负荷或疲劳，这样不利于机体激发生理调节机制，以及恢复健康。

（二）理疗与药物综合应用

1. 皮肤和黏膜给药并同时进行理疗，能促进药物吸收，提高程度分别为：直流电 95%，白炽灯 37%，紫外线 12%，超声波及微波 17%。

2. 皮下或肌肉注射药物，综合应用中等剂量的理疗，可使药物进入体内速度加快 1.5～1.8 倍，其加速顺序分别为超声波＞短波＞蜡疗＞超短波＞泥疗。

3. 某些药物（磺胺、汞及砷制剂）能提高机体对紫外线的敏感性。与此相反，胰岛素和钙剂则减少紫外线的生物学效应；应用烟肼酰胺和某些麻醉剂，能促进 TENS 的疗效；椎旁 Novocain 封闭，则降低 TENS 等的理疗效果。应用静脉封闭疗法，或理疗作用部位进行封闭治疗，均能减弱理疗反应，不宜综合应用。

4. 物理因子与药物相互作用，可以是协同的，也可以是拮抗的，对于其有镇静、解痉、抗炎、脱敏、降压等性质的药物，与理疗综合应用，能缩短病程，提高疗效，具有特殊临床意义。

5. 对大叶性肺炎患者，在应用抗生素治疗的同时，综合深部透热，则有助于增强肺组织血液循环，改善气体代谢，提高炎症部位抗生素浓度，加速炎症吸收和呼吸功能恢复；对于痉挛型肢体瘫痪的患者，在应用肌肉松弛剂的同时，综合应用局部或全身温水浴，则有助于缓解痉挛、降低肌张力和增强肌肉松弛剂的疗效。

六、方法优选

（一）因子优选

物理因子选择，应根据病情、性别、年龄、职业，患者全身功能状况和对物理因子作用的反应能力，以及生活习惯等多方面情况考虑。选择物理因子和治疗方法应遵循如下几项原则。

1. 在明确诊断的前提下，弄清发病机制、疾病阶段及主要表现。
2. 认真分析患者全身功能状况和机体反应能力。
3. 根据以上两条选择相适应的物理因子、作用方式、强度、时间、频次与疗程。
4. 所选择的理疗方法，应与其他疗法产生良好的协同治疗作用。

（二）时机优选

1. 生物体内各种功能活动，常按一定时间顺序发生变化，人们称这种按一定时间顺序重复出现、周而复始的节律变化为生物节律（biothythm）。
2. 每种疾病病理变化，均有自身的节律性，选择不同时机进行治疗，其效果截然不同。有人研究用肝素与钙离子导入，观察对各种生化指标的影响，发现上午治疗比下午或晚上治疗效果好。又有人研究冠心病或高血压患者进行镇静性水浴，发现下午或晚上比早晨治疗效果好。
3. 我们在工作中也有这样的体验：生物反馈兴奋训练、运动体操训练，上午治疗比下午或晚上治疗效果好；生物反馈放松训练、电睡眠等镇静治疗，下午或晚上治疗比上午治疗效果好。
4. 由此可见，进行理疗有一个优选最佳时机问题。应当注意研究，如何应用理疗使紊乱的生物节律获得恢复，研究理疗对机体发挥作用的最佳时间，以便提高理疗的效果。
5. 在一般情况下，对治疗时机优选，应参照如下原则。

（1）对机体功能状态低下者，应在患者精神状态最好时进行治疗。这样利于自身生理机制的调节，提高免疫力，达到"事半功倍"的效果。

（2）对机体功能状态亢进者，根据患者病变节律，选择平稳期向高潮过渡，但尚未达到高潮时进行治疗，这样有利于顿挫病势，阻止病变进一步发展。

（3）对表现为非亢进亦非低下者，则要根据病变的特殊规律，分别找出最时机。

（三）参数优选

1. 大家知道，超刺激电疗法确定技术参数，是经过实验优选得出的结果。有人用多种频率方波进行对比研究，观察何种频率方波镇痛作用最佳。经过优选发现，

笔记栏

频率 143Hz，波宽 2ms，间歇 5ms 方波电流，镇痛作用最佳。

2. 神经肌肉电刺激疗法，选择三角波刺激病肌，既能发挥特有的刺激效应，又不致引起正常神经肌肉收缩时出现疼痛。治疗部分失神经支配，应用脉宽 10～150ms，间歇 1000～2000ms；治疗完全失神经支配应用脉宽 150～600ms，间歇 3000～6000ms。这些都是经过临床实验得出的优选结论。

（四）共振优选

1. 有人研究在高血压患者颈动脉窦部位，用间动电流与心搏同步进行治疗，比非同步治疗降压效果好，而且作用持久。又有人研究利用与汗腺分泌活动同步的方式，进行离子导入，进入体内的药量增加了 1.5～1.7 倍。

2. 人体组织器官活动具有一定频率。这种频率取决于该组织器官的兴奋－抑制周期。应用电、光、声等物理因子进行治疗时，如能与该组织固有频率一致或相近，从共振原理看，必将增强该组织对能量的吸收而提高临床治疗效果。

3. 常用的 He-Ne 激光，频率 $4.7×1014Hz$（628nm）与触酶量大吸收率 $4.77×1014Hz$（628nm）十分相近，这可以帮助人们理解：为什么如此小的 nm 级激光能量，能起到那么的效果。

七、因 人 施 治

人有个体差异，性别、年龄、种族、体质强弱均有不同。相同疾病于某个体，临床表现亦各异。不同患者，对同一种治疗方法，反应与效果也不一样。如何使每一个患者都获得最佳治疗效果，这就是临床工作的艺术。一般而论，患者体质虚弱、老年、妇女、儿童、室内工作者，理疗宜用弱刺激，小剂量；月经期妇女的腰腹部，不宜进行大剂量热疗法（蜡疗、红外线、短波、超短波等）；更年期妇女反应敏感，亦适用弱刺激，小剂量；对野外工作者，因为经常受阳光、风力、冷与热刺激，耐受性较强，可以用刺激作用较强的大剂量。就神经而言，对兴奋过程占优势者，宜用弱刺激，中、小剂量；对抑制过程占优势者，宜用较强刺激，较大剂量。总之，要因人施治，不要千篇一律。

八、正确选择治疗部位

正确地选择治疗部位，与理疗效果有极为密切的关系。理疗作用方式，可以是全身的，也可以是局部的，或者是全身和局部两者相结合的。局部主要指病变部位，如局限性炎症、损伤等。局部进行理疗应注意：将病变部位置于物理能量作用场内，如电场、磁场等。但是，对于疼痛综合征、某些内脏或功能性疾病，则不仅限于局部治疗，有时还应用上病下治、下病上治、左病右治、右病左治的原则，往往能取得较好的治疗效果。

九、剂量合理

（一）理疗剂量学的概念

理疗剂量学包含物理因子刺激强度和作用时间两个因素。剂量不同，治疗效果大不一样。一般地说，大剂量抑制，小剂量兴奋。例如用超短波治疗急性炎症，小剂量可使单核－巨噬细胞系统的吞噬能力增强，提高免疫能力，制止炎症发展；而应用大剂量则出现相反的抑制现象。又如小剂量紫外线照射，能刺激肉芽生长，加速创口愈合；而大剂量紫外线照射，则会破坏新生肉芽，延缓创口愈合。再有，小剂量超声波作用于血管系统，能扩张血管，改善血液循环，加速渗出物的吸收；大剂量超声波则可使血管内皮肿胀，乃至使血管破裂。

（二）理疗提倡小剂量

（1）近十几年，理疗有提倡应用小剂量趋势，如用弱直流电治疗动脉硬化、冠心病、骨折愈合不良、预防术后血栓形成等。倡导者认为：只有小剂量才能充分发挥物理因子的特异性作用，激发人体的生理调节机制；而在应用较大剂量时，体内产生过多热量，则抑制机体某些生理调节机制。还有学者提出小剂量微动力效应学说，这也是一种新的见解。

（2）应用小剂量，要恰到好处，能以产生治疗作用为限；应用大剂量要根据治疗需要，切不可误认为剂量越大越好，时间越长越好，感觉越强烈越好，那样会事与愿违，好心办错事。

（三）结论

临床实践中，治疗剂量要力求合理。研究选择何种剂量，要根据疾病不同性质、不同阶段、患者机体反应能力及治疗目的而定。除此之外，还应考虑治疗面积、疗程长短（累积量）、疗程间隔时间等因素。切忌千篇一律，草率从事。

十、大疗程适当

1. 多数理疗，很难一次达到理想效果，因而需要每日或隔日一次连续治疗一段时间，此称疗程。因为物理因子作用于人体之后，会产生应答性反应，并留有痕迹后作用。尽管这种后作用反应比较弱，但经过多次积累或叠加，便能达到一定强度，产生持续疗效。此时，应停止治疗，结束疗程。如果再连续治疗，造成的累积后作用过强，又会使机体反应系统产生超限抑制或局部间生态，不但不能提高治疗效果，相反还会给机体带来不利影响。疗程有长有短，要根据病情、理疗种类和治疗目的决定。一般地讲，急性病疗程短（3～8次）慢性病疗程长（12～20次）；累积作用强者疗程短，累积作用弱者疗程长；用于治疗者疗程短，用于预防、保健者疗程长。

2. 根据上述理由，对于需要进行多个疗程的慢性病患者，应当在两个疗程之间设置一个间歇期，以利于患者机体重新调整恢复，消除对理疗的适应性反应。疗程间歇期一般为 2～4 周，长者可达到 1～2 个月。

3. 还应注意，对于慢性病患者，应用同一种物理因子治疗，在 1 年之中，不宜超过 3～4 个疗程。

第九节　物理治疗在临床与康复中的应用

在临床与康复方面，物理治疗和药物治疗一样，分为对因治疗和对症治疗两大类。从症状入手，研究疾病发生、发展规律，娴熟地掌握常见症状的物理治疗，可视为一项基本功。这样，就可以顺利地解决在日常工作中所遇到的各种各样的难题。

一、镇痛与抗痛

疼痛是临床中常见的症状之一，往往需要根据疼痛的不同病因和性质进行物理治疗。

（一）神经痛

表浅神经痛可选用利多卡因、混合麻醉剂等药物离子导入，或用间动电流、干扰电流、随机电流、TENS 电疗，或磁疗等；较深层的神经痛，可采用干扰电疗、正弦调制中频电疗，或短波、超短波、超声波、微波，或分米波疗法等。

（二）痉挛性痛

深层肌肉痉挛性疼痛，优先选择微波或分米波、短波涡流电极治疗。浅层肌肉（指、趾关节周围肌、面部肌）痉挛性疼痛可采用短波、红外线照射。对缺钙患者，除补钙剂外，可用全身紫外线照射或钙离子导入。如属上运动神经元损伤引起的肌痉挛，宜采用痉挛肌及其对抗肌的交替电刺激疗法，或用正弦调制中频电流，重点刺激痉挛肌的对抗肌或肌群。缺血性肌痉挛，宜采用使肌肉血液循环明显增加的分米波、微波和短波涡流电极治疗。

（三）缺血性痛

动脉无明显闭塞时，可直接在局部应用各种产热的电、光疗法以改善血液循环，最好配合有关交感神经节的间动电疗法。动脉有闭塞时，不宜直接加热，可利用交叉或交感性血管反应，在交叉或对侧的肢体上用强热，或在有关的交感神经节上进行透热或间动电疗法。

（四）炎症性痛

治疗需针对消炎，方法见抗炎治疗。

（五）残肢幻痛

残肢幻痛是一种较难处理的症状，可选择一些敏感点进行 TENS 电疗，治疗时 f＝3～10Hz，t 宽＝10μs，电流强度以引起明显的针刺痛而患者尚能耐受为准，时间 30～60 分，每日 2～3 次。亦可用 2～3MED 剂量的紫外线照射局部，隔日 1 次。

二、抗菌与抗炎

1. 紫外线以杀菌作用著称。杀菌效力最强的光谱为 254～257nm，对金黄色葡萄球菌、枯草杆菌、绿脓杆菌、炭疽杆菌、溶血性链球菌等均有杀灭作用。紫外线杀菌的机理，主要是引起 DNA 两个胸腺嘧啶单体聚合成胸腺嘧啶二聚体，使细菌失去正常代谢、生长、繁殖能力，乃至死亡。

2. 急性、亚急性浅层组织炎症，如面积小于 30cm² 时，可用冷光紫外线灯；如面积大于 30cm² 时，可用高压汞灯分野照射。需注意用 50cm 以上距离，以避免热辐射。进行一野的中心重叠照射法，除紫外线外，尚可用抗生素离子导入。不论化脓性还是非化脓性，均可用无热量短时间的超短波电容场，或无热量的微波或分米波疗法。

3. 急性、亚急性深层组织炎症，主要采用无热量或微热量的超短波、短波、微波或分米波疗法。如病变在皮下脂肪层，用较小电极间隙的超短波、短波电容场疗法；如病变在肌层，用微波或分米波，或短波涡流电极；如病变在微波或分米波达不到的深部，则用电极间隙大的短波或超短波电容场治疗。

4. 慢性浅层组织炎症非化脓性者用紫外线局部照射；化脓性者除上述治疗外，还可用抗生素电离子导入。不论化脓性还是非化脓性，均可用微量、温热量的超短波、微波疗法。

三、改善血液循环

1. 皮肤　改善皮肤血液循环，以干扰电疗、间动电疗、超声电疗、阴极直流电、舒张血管药物电离子导入、红外线或可见光照射为佳。皮下组织以小间隙温热量的短波或超短波电容电极治疗为佳。

2. 肌肉　以微波或分米波、短波涡流电极治疗，干扰电疗、间动电疗、超声疗法为佳。

3. 内脏　对于含水丰富的内脏，以微波或分米波、短波涡流电极为佳；对于含气多或电阻大的内脏，以短波或超短波，电容电极大间隙温热量的治疗为佳。

4. 骨皮质及骨膜　以超声治疗为佳。

5. 整个肢体　相应交感神经节的干扰电疗、间动电疗、超声电疗、合并长形辐射器的微波或分米波，或短波电缆治疗为佳。

四、针对伤口感染与愈合迟缓

（一）脓性创面

对于含有大量脓性分泌物及坏死组织的创面，进行紫外线中心重叠照射用20～30MED 或 60MED，伤口周围 5～10cm 的皮肤用 3～5MED 剂量照射，每日 1 次。其目的在于杀菌、消炎和加速坏死组织的剥脱，控制感染，清洁伤口。上述治疗往往数次即有明显效果。若感染不能控制，可查清病原菌，先用该菌株敏感的抗生素在创面作直流电离子导入。

（二）清洁创面

当创口清洁、肉芽组织生长良好时，可改用 1MED 紫外线照射，小剂量紫外线能刺激肉芽生长，而大剂量紫外线则破坏肉芽生长。若肉芽组织苍白、水肿，可先用有干燥作用的短波红外线照射 10～15min，然后再用 2MED 左右的紫外线照射；肉芽组织生长过度而影响愈合时，可先用 3～5MED 剂量的紫外线照射，促使肉芽组织溶解，以后再改用 1MED 的剂量以促进愈合。

（三）愈合迟缓

（1）应用小剂量紫外线照射，在防止和控制伤口感染的同时，还能刺激肉芽组织生长，加速上皮搭桥和创口愈合过程。

（2）在创面上用 0.01mA/cm^2 的电流密度，进行阴极弱直流电治疗，每次 2h，休息 4h，再治疗 2h，1 日 2 次，共 4～5 周。

（3）对于下肢静脉曲张形成的溃疡，用锌离子导入或达松伐尔电疗法，比单纯外科换药处理，伤口愈合日期显著缩短。

五、缓解中枢性瘫痪引发的肌痉挛

1. 对于中枢性瘫痪引发的肌痉挛，临床上常用冰敷，当肌肉温度下降到 20～12℃时，痉挛明显减轻，但效果最长为数小时。

2. Hafschmidt 提出痉挛肌及其对抗肌的交替电刺激疗法，这种方法可收到较长时间的缓解效果。具体方法是：用两路电流交替地刺激痉挛肌及其对抗肌，两路电流的电脉冲出现的时间相差 0.1～1.5s，脉冲 t 宽为 0.2～0.5ms 的方波或一组波群，方波或波群出现的频率为 0.66~1Hz，电流强度均以能引起肌肉明显收缩为准。治疗原理是：

（1）第一路电流刺激痉挛肌→痉挛肌强烈收缩→肌腱上的高尔基氏腱器兴奋→神经纤维传入脊髓→反射性地抑制痉挛肌。

（2）第二路电流刺激痉挛肌的对抗肌→对抗肌强烈收缩→引起交互抑制→痉挛肌亦发生反射性的抑制作用。两种抑制接连发生，使痉挛得以减轻。这种治疗在欧洲用 Spas-motron 仪进行，国内生产的这种仪器名为痉挛肌电刺激治疗仪。

3．用正弦调制中频电流刺激痉挛肌的对抗肌，但电流强度以能使对抗肌产生强烈的收缩为准。

4．对于较轻的痉挛，可用透入深度能达肌肉的分米波或微波透热治疗，均颇为有效；也可用松弛性肌电生物反馈疗法，让患者设法减弱仪器中发生的声、光和仪表指示，逐步达到松弛肌肉的目的。

5．对于整个双下肢均有痉挛的患者，可令其在 38~39℃的步行浴池中，缓慢进行步行运动，这种治疗往往能使 90% 的痉挛得到缓解。

六、促进瘫痪肢体运动

1．20 世纪 60 年代有学者发现，用电刺激神经（NES）疗法，治疗偏瘫或颅脑损伤患者的足下垂时，虽然停止电刺激治疗，但仍有一种持续效应，即患者仍感到足背屈比较容易。研究认为这是一种易化结果。之后不少学者证实这种效应。目前大多数学者认为，这种易化是电刺激神经而麻痹了肌肉，向中枢提供大量本体、运动和皮肤感觉的输入冲动，使中枢麻痹，而肌肉产生新感知，从而帮助患者有效地控制这些肌肉活动。

2．美国 Rancho Los amigos 康复工程中心发现，在偏瘫患者上、下肢运动的易化方面，配合肌电生物反馈疗法特别有效。在用 NES 进行易化治疗时，每次治疗的时间 15 分，但要求患者每次治疗均需积极参与，而且必须亲眼看到自身肌肉或关节的活动，这样可加入视觉反馈，使易化出现得更容易和更快些，治疗时电流的参数可参看废用性肌萎缩部分。

3．采用皮肤肌梭局部易化法，即在肌表皮肤用 0.6% 磷酸组织胺进行电离子导入引发红斑，可使易化作用延续 30min 以上。为使肢体易于活动，可在运动水池中，用水的浮力辅助患者肢体活动。

七、增大挛缩关节的 ROM

20 世纪 70 年代，国外学者相继研究证明，电刺激对中到重度屈曲挛缩关节、被动活动 ROM 不正常的偏瘫肢体具有肯定疗效。它可以减轻挛缩，增大 ROM。并发现这种治疗对膝关节的挛缩更为有效。治疗时电流脉冲参数是 t 宽＝200~500μs，

笔记栏

t 升＝200～500μs，f＝20～35Hz，f 调制＝3.3 次 ±min，每次治疗时间由 30 分至 2h 不等。这种治疗在温水浴后进行效果更好。

八、治疗中枢性瘫痪引发的肌萎缩

1. 用 NES 治疗上运动神经元性瘫痪引发的肌萎缩，不仅有效而且十分流行。有人研究证明：在 2～10 周治疗中，肌肉最大扭力矩进行性地增大，治疗前后的活检证明，这种治疗的典型适应证，是被石膏或夹板制动而关节和软组织都有矫形学改变，但萎缩的肌肉对电刺激仍有良好反应。

2. 临床经验证明：上运动神经元性瘫痪患者，脊髓不完全性损伤者，肌肉部分恢复神经支配者，电刺激可每日治疗多次，每次治疗时间 30～60 分钟。一般治疗 2～6 周即见明显效果。这种治疗，若配合局部温热疗法，效果会更好。

九、改善尿潴留或尿便失禁

（一）尿潴留

尿潴留时，可试用：t 宽＝500ms，t 升＝500ms，t 降＝150ms，t 止＝1000ms 的三角波电流刺激关元和中极穴，再刺激双三阴交穴。

（二）尿失禁

（1）用干扰电流刺激，以加强骨盆底和会阴部的肌力。治疗时用 4 个大号吸附电极，在腹股沟上方和股三角下缘交叉放置，差频选用 0～30Hz 或 0～100Hz，电流强度以患者能耐受的最大量为准，每次 15～20 分，每日 2 次。

（2）用点状电极和感应电流刺激两侧上、次、中、下髎，以及 $S_{2\sim4}$ 皮节的皮表。

（3）用感应电的刷子，迅速刺激 $S_{2\sim4}$ 皮节的皮表。

（4）用冰刺激 $S_{2\sim4}$ 皮节的皮表。

（三）便失禁

（1）用干扰电疗方法，与尿失禁时相类似。

（2）用点状电极和感应电流刺激两侧上、次、中、下髎及长强穴、关元穴、足三里穴等。

（3）刷拭和冰块刺激 $S_{2\sim4}$ 皮节的皮表。

（四）大便不畅

（1）用 4 个大板状电极，于腰腹交叉放置进行干扰电疗，差频选用 0～30Hz，电流强度以患者能耐受的最大值为准，每次 15～20 分。或用手套电极在腹部沿结肠走行方向，实施按摩式的手套电极干扰电疗。

（2）用两个 $300cm^2$ 大电极，分放于左右腰腹部，用 t 宽＝500ms，t 升＝500ms，t 降＝150ms，t 止＝1000ms 的三角形电流对腹部进行刺激。

（3）用感应电流的剧子电极，迅速拂拭 $L_{1\sim2}$ 后主支支配的皮节。

十、治疗周围神经元性瘫痪

1．根据电诊断结果，只要神经支配有恢复的可能，即应进行神经肌肉电刺激（NES）。此种治疗既能使疼痛最轻，又能选择性地刺激病变神经或肌肉而产生最佳效果，即通电时引起的扩散使邻近正常肌肉的收缩，不应比病肌收缩明显。用 MES 时，一般采用双极电刺激，电流脉冲参数可按表 5-9 选择：

表 5-9　1NE 电刺激参数选择

失神经程度	t 宽	t 升	t 降	t 止
神经失用而肌肉无失神经	1ms	1ms	0ms	20ms
轻度失神经	10～50ms	10～50ms	1ms	50～150ms
中度失神经	50～150ms	50～150ms	30～100ms	500～1000m
重度失神经	150～300ms	150～300ms	100～200ms	1000～3000ms
极重失神经	400～600ms	400～600ms	200～300ms	1000～5000ms

2．在无电诊断的条件下，失神经程度往往不易区分，此时可从表 5-9 中选一近似条件做试验检查。通过试验选择符合疼痛最轻，而病肌收缩反应又最强的参数。起初治疗时，使每条病肌收缩 1～15 次，休息 3～5min，如此反复，4 个循环为 1 次治疗。随着病情好转，以较多次治疗为好，直至神经支配功能恢复为止。若电极下皮肤受刺激太强烈，或皮肤神经过度敏感而影响治疗进行时，可改用正弦调制中频电流或干扰电流，这样可减少皮肤刺激反应。

3．当 NES 患者治疗出现细微的肌肉随意收缩时，即可开始对病肌进行肌电生物反馈治疗，让患者借助仪器的声、光、仪表指针等反馈信号，尽量做自主训练或辅助自主训练。每日 1～2 次，可增强 NES 治疗效果。

4．如有条件可让患者在温水池中做水中运动训练，借助水的浮力辅助无力的肢体活动。这种方法，在心理和肉体上都有良好效果。

十一、防治废用性肌萎缩

长期卧床患者或长期制动的身体部位，往往易于发生废用性肌萎缩，选用 t 宽＝1ms，t 升＝1ms，t 降＝0ms，t 止＝20ms，f 调制＝30/min. 电流，对有关肌肉进行 NES，可防治废用性肌萎缩，治疗每日 2～6 次，每次治疗使肌肉收缩 20～30 次。

笔记栏

如果患者需要长期治疗，或电极下皮肤对电流耐受不佳，可选用正弦调制中频电流，其条件是 WF＝全波段调制：Ma＝100%；F_1＝50Hz，t_1＝1′，t_2＝1″，1＝引起肌肉明显收缩。上述治疗最好在温热治疗后进行。

十二、训练肌肉做新动作

在肌腱移植等手术后，肌肉需进行它原先没有做过的动作，患者也感到不习惯，这时候，可以用感应电刺激来帮助建立新的运动功能，使感应电刺激与患者的主观意志同时作用，通过较长时间的配合训练，建立新的运动。

十三、防止肌肉与周围组织粘连

当肌肉周围组织有渗出物时，易于形成粘连，这可以通过有关结构发生相对运动来防止。若主动活动不可能或主动收缩的强度不够大时，可应用感应电刺激肌肉，有助于防止粘连。对已经形成的轻度粘连，亦可试用感应电引起肌肉收缩而使之缓解。

十四、预防深静脉血栓形成

严重创伤或手术后，由于制动的原因，在静脉系中易形成血栓，血栓栓子脱落后易引起肺栓塞等严重并发症。若用电流节律性地刺激腓肠肌，通电时肌肉收缩可促进静脉和淋巴管排空，断电时肌肉松弛可使静脉和淋巴管易于充盈。如是反复地收缩和松弛，对静脉和淋巴都有促进回流作用。国外学者曾在 110 名患者身上，用标记的纤维蛋白原吸收试验作为观察指标，证明血栓形成发生率，在电刺激组和对照中的比例为 9∶23，统计分析有显著差异。一些学者还证明，在预防小腿深静脉血栓形成方面，无论是长筒弹性袜，还是抬高肢体，都不如电刺激有效。治疗时可试用 t 宽为 15ms 左右的方波，f 为 30Hz 左右，调制频率为每分 10～30 次。

十五、增加残端皮肤的耐磨耐压性

有人研究，用 1MED 以上的紫外线反复照射后，局部皮肤的上皮细胞增厚，感觉感受器的敏感度降低。前者增强了残端皮肤对机械摩擦的耐受性，后者减轻了残端的痒感和受压感，两者都有利于装配假肢或其他矫形器械。加上残端往往有毛囊炎等皮肤反应，有时甚至有炎症感染，这时用紫外线照射有明显的消炎作用。治疗无炎症的残端，可用 1MED 的剂量照射，隔日 1 次，直到皮肤晒黑出现脱屑为止；对于有炎症的残端，可用 2.5～3MED 照射，隔日 1 次。

笔记栏

十六、软化瘢痕与消散粘连

1. 有实验证明，适当的温热作用，可使肌腱、韧带、关节囊等组织延展性增大 5～10 倍。临床经验证明，温热疗法、音频电疗、超声波疗法、碘离子导入疗法，均可以改善结缔组织的弹性，增加组织的延展性，常用于治疗术后瘢痕和组织粘连，有明显的软化瘢痕和消散粘连作用。

2. 对于肢体、体表浅层的纤维组织粘连，可用超声治疗。但对于内脏粘连，由于脏器的几何形状复杂，界面较多，加上有些空腔器官还有空气或其他气体，因此治疗效果不一。对于这类粘连，除可试用超声外，还应配合大电极间隙短波容电场、音频电疗，干扰电疗、正弦调制或电脑中频治疗等。对于浅部瘢痕和粘连，还可用透明质酸酶、5% 硫脲或 5% 碘化钾进行电离子导入。由于导入深度有限，因此不适用于深部的组织。对于瘢痕疙瘩可试用超声治疗或液氮冷冻激光治疗。

十七、促进骨质生长，加速骨折愈合

1. 实验证明，弱直流电阴极、TENS、干扰电疗法和脉冲磁场，均能促进骨质生长，加速骨折愈合。国内有人进行动物实验，用干扰电疗法，在骨折 4 周时，治疗组骨折形成比对照组多，6 周时治疗组愈合，但对照组骨折线仍清晰可见。

2. 有人应用植入电极，通以阴极弱直流电治疗骨折后骨不连接产生了公认的治疗效果。治疗时如有条件，可用埋入法，选 1.2m 左右克氏针作为阴极，除尖端 1cm 处外露以外，余均用聚氟乙烯涂套绝缘。在 X 线引导下，将消毒针从皮、皮下和骨皮质穿入骨折部。如不连接的部分小，用一根针即可，不连接的部分大，可插入 4 根针。上述电极连接阴极；阳极放在体表。除直流电疗仪和阳极外，其他设备均置于石膏内，患者可自由活动。所用电流视阴极的多少而定，一般每个阴极用 20μA 左右，治疗为连续性，一般治疗 10～12 周。

3. 由于植入电极较麻烦，有人应用皮肤电极或 TENS 电流治疗骨不连接。治疗时如局部无石膏，则用 4 个低频电疗电极，在不连接部位进行交叉对置；如果局部有石膏，则在石膏的远、近端交叉放置。电流参数为：单向脉冲，t 宽＝100～300μs；f＝1～2Hz；I＜20mA，每次治疗 30～60 分，每日治疗 3～4 次，10 周时做 X 线拍片检查。

十八、防治骨质疏松或骨软化

20 世纪 80 年代，认为长期居留户内的老人，紫外线照射对防治骨质疏松或骨软化有效。治疗时可选光谱范围为 270～380nm，峰值在 313nm 的长管荧光太阳灯 8 支，悬挂在病房的活动天花板上，距离患者活动地点 1.5～2m 高，将剂量控制在照

笔记栏

射 3h 相当于 1/4～1/2MED 的范围内。让老人们每日在该室内活动 3h，活动时暴露头、面、胸、手、臂、小腿等部位，大约相当于 0.4m² 的体表面积。照射治疗，可持续到血浆中 25 羟维生素 D_3 水平恢复正常为止。对于卧床的老人，可把移动的光棚推到病床上方进行照射，仰卧时需用黑眼镜保护眼睛，剂量仍控制在上述范围内，患者在床上可每半小时或 1h 翻身 1 次。

十九、调节免疫功能

机体自愈能力和免疫功能，对于残疾者而言至关重要。实验证明，紫外线、红外线、磁场等物理因子，均有增强和调节机体免疫的作用。有人用 1/5～1/3MED 紫外线照射家兔，血清补体滴定度明显上升，在两周内升到最高值。又有人用 1/4MED 紫外线照射，发现白细胞吞噬能力增强 26%～55%，凝集素滴定度增加 8～16 倍，并于停止照射 1～1/2 月内，上述两项指标仍高于原来水平。红外线照射除可改善血液循环之外，还可使小动脉及毛细血管周围出现细胞移行、浸润，吞噬细胞功能增强，抗体形成增多；磁场对机体细胞免疫及体液免疫均产生有益影响。

二十、抗　　癌

近几十年应用射频加温、低温冷冻、激光光敏效应、激光气化炭化、超声聚焦及强磁场等理疗方法治疗癌症取得进展，并引起有关方面的重视。

第六章　高电位疗法基础与应用

第一节　高电位疗法基础

一、什么叫高电位疗法

根据静电场与生物体离子之间的关系，利用高压交变电场以调节人体血液酸碱平衡，改善自主神经功能，提高免疫力等，对人体进行预防和治疗疾病的方法，就称为高电位疗法，或称富兰克林电疗法。

在日本，把这种疗法称为交流高电位疗法，简称 H 疗法，就是通过类似自然界的电场来影响人体的生理功能（尤其是神经系统和代谢系统的功能），以达到治疗目的的一种疗法。

日本学者中喜雄等人认为：生物体内有能量和信息两大系统。能量系统包括肌肉、血液、呼吸、消化等，而信息系统则包括神经和内分泌系统等，信息系统控制并作用于能量系统，能达到同样的生物效应。而电位疗法，国内学者认为属于信息系统，这种信息用于自我控制系统，调节机体的各项功能以达到治病的目的。

高电位疗法，就是直接间接利用高压的电能作用于人体，调节体内的离子平衡，而达到治疗效果的疗法。

高电位疗法是重要的自然疗法的一种，它能使人体所有的细胞复苏，恢复细胞的生命力，恢复患者的自然治愈力。

二、高电位的发展史

从中世纪开始到纪元前古希腊时代，就知道用布摩擦琥珀产生静电，衣服摩擦垫子后再靠近垫子，头发就会吸附到垫子上 17 世纪英国科学家基尔巴特，就将电称为 "electricity"，这个拉丁文为 "electrum"，即琥珀的意思。

在 2000 多年前，希腊人即开始用有电的鱼来治疗痔和痛风，这些鱼就是南美亚马孙河的电鳗和产于非洲的电鲇，或地中海较多见的电鳐，这些鱼会瞬间产生数百伏的电，利用这电作用于人体，用于舒缓痛风等患者的疼痛，所以远在古希腊时代即开始用最原生态的静电来治疗疾病。

17 世纪，利用静电的机器来治疗疾病。1600 年德国物理学家欧特·芳·格利凯生产出第一台用摩擦生电的机器。

1752 年，富兰克林在雷电交加中，通过放飞的一种绢制风筝，将雷电收集到一个特制的莱顿瓶中，并证明雷就是电，而且发明了避雷针，同时用这次收集到的电治疗自己的痛风病，他认为：地球和宇宙间存在着一种没有电流的高电压的特殊环境——自然界的静电场，之后，他改装了德国制造的摩擦电机，将人置于此电场内，用以治疗风湿病、神经痛等疾病，收到很好的疗效。

富兰克林不但是一个杰出的科学家，而且还是美国独立运动的领导者、民主精神的缔造者、《独立宣言》的起草者，是举世公认的现代文明之父，美国人的象征。

在以后的 200 年中，欧美和日本等发达国家通过微分子生物学、宇宙医学、电子学紧密结合，以人体和宇宙电场的关系为基础，从提高身体特有的生理电位来改善人体体质的理论为出发点，研发出一系列的高科技的静电产品。

1864 年，霍乐兹·托普拉发明感应电机之后，杰姆百斯特将之改造成原始的静电机，治疗时将人体和大地绝缘，将感应电输出端接于患者局部或全身，从而产生负荷，而达到治疗目的。静电疗法是既古老又现代的电疗法，在 18 世纪中叶到 20 世纪初，曾一度在欧美国家盛行，随后由于机器设备极为笨重，使用条件限制多，如防潮、防尘、防日晒等，应用起来很不方便，且由于工业的发达，各种新的电子医疗产品相继出现，又轻便，又有效，而使高压静电疗法治疗范围逐渐缩小，一度几乎被淘汰，但柳暗花明又一村，高压静电治疗，由于电子管、半导体出现，使高压静电治疗体积由大变小，简便、易于操作。更重要的是它的一些特殊治疗作用是其他方法无法取代的，所以这种疗法"死而复生"，而且受到医生和患者的欢迎！

1928 年，日本原敏之博士看到德国杂志发表了长期生活在高压线下的人发病率低，农作物生长旺盛的报道，从而研发了治疗结核的高压静电治疗仪，并在九州大学杂志发表"结核与物理治疗"的论文。

1936 年，日本早稻田大学研发出负高压静电治疗仪。在第二次世界大战期间，日本发现人体功能每 11.7 年就会受到太阳黑子活动有极大的影响，因而注意到宇宙电磁环境的改变会对人体血清蛋白造成微妙的影响，特别是 Y- 球蛋白活化，可以提高人体免疫力。伊藤博士认识到高电静电场可以调节人体的自主神经（尤其副交感神经）的作用，有助于治疗由于压力引起的各种疾病。

1963 年，日本厚生省（相当于卫生部）批准作为家庭用医疗器械来使用，主治头痛、肩膀痛、慢性便秘、失眠症等。在日本、韩国、东南亚和中国台湾等国家和地区，高电位治疗得以普及到千千万万个家庭，在中国台湾被誉为"现代健康法之王"。

我国在 20 世纪 50 年代从苏联引进系列静电治疗机在大型综合医院理疗科使用，但没有普及。1994 年，复旦大学中山医院康复医学科国内率先引进日本高电位治疗设备，经过 20 多年的临床应用证明是安全的、有效的。21 世纪以来，国内自行研发生产各种高电位治疗仪，从高压、低压到负压，质量、技术与日本、韩国等国家的设备技术参数具有可比性，而且小巧、灵便。有些企业生产的高电位设备性价比更高，克服机体适应性，做到长期使用、长期有效，使这一古老的物理治疗方法又开出了新花。从医院的神圣殿堂，走进千千万万个家庭，为中国百姓造福！

三、自然电场与人类健康

（一）生命起源与雷电有关

生命如何起源，有各种各样的学说。但其中有一个学说认为自然界的电现象与生命的存在有密切关系，地球在 45 亿年前，随着太阳系诞生，又经过数亿年，地球表面开始形成硬地壳，出现海洋，围绕地球的大气层主要是甲烷、氮、氢、二氧化碳和水蒸气，它们在太阳强烈的紫外线、放射线、雷电和火山爆发时产生的大量热的作用下，反复出现化学反应（包括光化学反应和热化学反应），使一些简单的无机化合物形成原始的有机化合物，如碳氢化合物。直到 30 亿年前，大海中才形成复杂的有机化合物，即氨基酸物质，复合形成蛋白质，构成细胞，而氨基酸的最初合成是在雷电打击下在海面促进的聚合反应，这样，原始的生命诞生了。所以说生命的起源和高压静电有关系。

（二）大气中弥漫着电场

从天空到地面是一个充满电子、离子和静电场的世界，这个神秘的世界是人类长期生存和依赖的空间。

众所周知，地球和大气层之间存在一个巨大的静电场，人类各种生理和病理现象均和这静电场密切相关，其中电离层到地面的电压高达 360kV，地面附近电场强度约为 130V/m，电场方向垂直指向地面，它使人体头、足之间呈现 100～200V 的电位差，空气中的电荷通过人体流向大地。

大气中的电场，就是大气中电气的电位，电流就是由于有电位差（与电压是同样的意思），它就从高电位处向电位低处流动，而大气中的电场则只有电压而没有电流流动的一种特殊电，我们称之为静电。大气中的静电场是容易变化的，这种变化随着电压的高低或电位高低而表现出来，当静电场的变化超过正常范围时，则对人体产生不良影响，如出现感冒、气喘、偏头痛、关节痛、神经痛等症状。

静电可分为正、负两性，当湿度高，天气条件恶劣时，人们就会产生焦虑、烦闷等不舒服的感觉，这是因为大气中的正静电压增高之故。当晴朗的天气时，人们会感到神气清爽，这是因为大气中负静电压的加强有关。

大气中的静电和空气中的离子有密切关系，当大气中的正静电压较强时，则空气中的正离子就比负离子要多。当大气中的负静电压较强时，负离子的数目就比较多，什么是离子呢？就是"带电状态的原子或原子团"，也就是带电的小微粒，这小微粒很小，直径只有1/1000万微米，这种微粒即使在显微镜下也无法观察到，但是对人体的影响却是很大的。

正离子过多时对人体健康不利，负离子则正相反，是我们人体不可缺少的要素。

（三）地球生态环境的破坏严重

人类的智慧，使文明世界得以充分的展现，但也产生一些后遗症，破坏了人类赖以生存的自然环境。汽车、工业的高速发展，使整个地球均笼罩在污染的空气之中，PM2.5的雾霾天气日益增多，由地球散发到宇宙的热被凝聚，地球的温度日趋增高，结果造成呼吸道疾病和癌症日益增多。

地球的大气层受到破坏，可防有害紫外线的臭氧层变稀薄，结果造成人类皮肤癌的病例不断增加，江、湖、海、河水质严重污染，森林、草地面积锐减，水土流失，耕地减少，大量电器的使用，微波炉、手机、电话、电视大量普及，也造成严重的电磁辐射，人们长期生活在钢筋水泥的大厦中，与自然界完全隔离，城市道路大量增多，每日吃的食品中大量加入防腐剂，食用的家畜被喂养抗生素物质……使人类赖以生存的自然电场受到严重破坏，负离子产生匮乏。

另外，人类不健康的生活方式，人们放弃了走路，处处是汽车代步，饮食过度，烟酒无度，疲劳过度，生活节律失调更造成人体的放电系统产生电流功能障碍，进一步加重了负离子的不足。

日本北海道大学公共卫生教研室让兔子在屏蔽状态下进行实验研究，证明可以产生：①免疫功能减退；②自主神经功能紊乱；③发育不良；④出现贫血倾向；⑤容易疲劳；⑥伤口复原较慢。

德国的亚尔特曼博士对人进行观察，证明长期工作在钢筋水泥屏蔽的大厦中确实影响健康。德国医学家休尔兹调查大气电场的电压变化，对人体会造成极大的影响，大气中静电场的变化超出正常范围时，就会出现气喘、头痛、神经痛等症状以及患心脏病、风湿病的人急速增多，就会得慢性病。这是由于大气电场的变化，使人体产生的电平衡受到破坏，引起部分电的异常蓄积，过剩的电会使体内的氧或血液循环紊乱，使肌肉中的代谢产物增加，而产生肩膀酸痛、腰痛等全身症状。

以上情况均说明人类必须在适当的电场下生存，才能预防和治疗疾病。

在地球的大气中，每平方厘米通常有数十至数千的空气离子，其数量及正负离子的比例常因地理环境、地质状况、城乡分布以及气象、季节等条件而有很大差异。高山、山谷正离子较多，海滨、森林地带负离子较多，城市空气离子数远少于郊区和农村，空气污染的环境中负离子可少至每平方厘米1~2个，一般说，同一地区离子数在晴天时比阴雨天多，早晨比下午多，夏季比冬季多，雷雨过后大气中的负离子显著增多。

人们很早就发现靠近海边、瀑布、森林地区的居民中健康长寿者比较多，所以大批的"候鸟人"定期到这些空气清新的乡村、森林和海边进行生活。使不健康的身体逐渐得以恢复，使人们充分享受大自然的恩赐，是最有效的健康疗法。

但是人们能不能不当"候鸟人"，而能享受到和大自然一样的电磁场环境呢？而且比大自然更为稳定的电场呢？而现代的工业水平完全可以以人工方式制造出一个稳定电场的治疗仪，用以人体的保健，治疗起到良好的作用，可以促进人体物质代谢，改善血液循环和自主神经的功能，达到辅助治疗高血压、神经衰弱、失眠、支气管哮喘等疾病。

（四）人体内的电

人类是大自然的一部分，深受自然界电的影响，人类和一切生物均适应了这个环境，如果生活现代化使人脱离了负电荷，在人体内积累了过多的正电荷，就会威胁生命。实际上，人体内存有大量的电流，如动物中的电红、电鳗鱼都会产生强烈的电流，而人类也存在生物电，人类的健康和寿命均取决于人体带电量的多少，健康人应拥有80%的负电和20%的正电，才达到阴阳平衡。

国内外研究表明，细胞是生命的基本结构单位和功能单位，无论是单细胞或复合细胞，还是神经细胞、血液系统、上皮细胞、内皮细胞……都是一样的，人体约有60M细胞，它们都存在着静电电位。在静息的活细胞中，细胞内为负电位（－），细胞外为正电位（＋），人类细胞静息电位为－90mV，人体是由成千上万个这样带电细胞组成的天然生物电池，每个细胞相当一个电容器，存在正电位和负电位（内负外正），称为细胞膜电位，这个"电"为生命的源泉、生命力的象征、即人们常说的生物电，这个生物电在我们医学诊断上提供了重要的信息，如心电图、脑电图、肌电图、视网膜电流图等均是诊断的重要工具，每天有数十个到数百个库伦的电流通过，所以德国贝尔教授认为"生命的基本活动基本是电子传递，如果电子传递停止了，人的生命也就终止了"，日本伊藤贤治提出生命本质理论就是"电子生命论"。

假如儿童储有6V电，中年人则为3V，老年人则为2V电，体弱多病者储电量则更低，生物电消失，人的生命也就结束了，所以说人体健康和人体储电量的多少有密切关系，即电足则体健，电亏则体衰。身体健康的人，即电充足的人，劳累一天，经过休息和睡眠，靠自身的神经和体液调节很容易恢复，而体弱多病者神经体液调节功能减退，有一点疲劳则不易恢复，甚至患病，这种自然恢复力的衰退，实际上是体内电能量的下降。

所以人体保持正负电位的平衡，细胞才能保持－90mV的静息电位。由于细胞的静息电位，才能使食人的食物进行化学分解和合成，才能使代谢正常进行，才能

笔记栏

使细胞内外的钾、钠、氯、钙离子得以平衡，使细胞膜有最好的通透性，使营养物质得以摄入和废物得以排出；细胞电位的平衡才能控制人类体内温度的恒定，进行体温的调节，适应外界温度的变化；才能使心脏的正常舒缩；才能保障正常神经的传导，保证触、压、声、光、嗅、味各种感觉信息，传输通畅无阻；保证各血管、淋巴管正常运转等，以上证明：人体细胞所带的电位，才能促进细胞质中含有大量与糖、蛋白、脂肪代谢有关的酶，在促使其裂解的过程中，释放出大量负电荷的结果。

如果电在体内自由流动遇到某些障碍而受阻时，该部就会引起部分电的异常蓄积，过剩的电会使体内的氧或血液循环紊乱，使肌肉中的老旧废物增加，就会使肌体出现肩膀酸痛、腰痛或心身等症状，也就是说，人体产生的电平衡一旦受到破坏，就会引起疾病。

现代电在体内过剩，除了机体本身疾病原因之外，家庭中常用的电视、手机、空调、微波炉等也均会在体内产生流动的电，引起体内产生过剩蓄积，化纤材料的衣服、地毯等也都会由摩擦而产生静电，使体内过剩的蓄积电。

第二节　高电位的理论基础

一、高电位治疗的原理

高电位治疗的"电位"是指电的位能，即电路两点之间的电位差（电压），电压是电流流动的原动力，如电路相连则形成电压，就会产生电流，如果电路没接通，即使有电位差，电流也不会流动，但会产生电场，利用这个原理，形成电压，这时接地电位为零，则我们身体有较高的电位，这就能产生电场，这就是电位治疗仪的原理。因此，虽然电压高达 9000V，但因为没有电流通过，所以不会触电。

"静电场"是什么呢？凡是带有电荷的物体，周围空间均存在一个电荷与电荷相互作用的物理场，称为电场，静止的带电体，其所带的电荷也静止不动（称为静电），其周围空间形成静电场，在静电场中任何带电体均受到电场力的作用，为了形象地表示静电场的性质，常用曲线来表示，这些曲线则称为电力线，曲线上各点的切线方向，与该点的电场方向一致。曲线密集的程度，与该处的电场强弱呈正比，在静电场中，电力线以正电荷开始，终止于负电荷，不形成闭合线，也不中断。

实验表明：对同一试验电荷来说，在静电场中不同点，受到电场力的大小不同，越靠近带电体，所受到的电场力越大，这反映在静电场中，每个点的电场强弱程度不等，人们常用电力线的疏密来表示电场的强弱，带电球体的周围电场中，各点电场强度相同，称为均匀电场，各电场强度不同，则称为不均匀电场。

二、高电位静电场的物理特性

（一）静电感应和极化现象

导体不带电呈中性，但在外电场作用下，其表面的不同部位就会出现正、负电荷的现象，我们称之为静电感应。

在高压静电场的作用下，电压可达 50～60kV，在组织内可产生 0.1～0.2mA 的微弱电流，使带电流通路细胞具有充分的活力。

什么叫"极化"呢？从物质结构看，一个中性分子所带的正负电荷数量是相等的，在没有外电场作用下，由于分子的正负电荷中心重合在一起，分子就没有电偶极矩（此分子称为无极分子），这类电解质在外电场的作用下，分子的正、负电荷发生相对移动（电偶极子）并且顺序排列，这种现象，我们称之为电极化（极化），这种极化程度和外电场的强度呈正比关系。

另一类电介质，在没有外电场的情况下，也存在正、负电荷中心不重合，也就相当一个电偶极子，这类电介质称为有极分子电介质，它们在没有外电场作用下，由于分子热运动的结果，电矩方向是混乱的。因此，整个电介质呈中性，但在外电场作用下，它的分子电矩有沿着外电场转动倾向，按外电场方向较整齐地排列，这种排列的整齐程度也和外电场强弱有关，呈正比关系，这种极化过程，在液态介质中比在固态介质中更为显著，因此在液体中分子比较易于转动。一般说：电介质在极化过程中，两种极化可以同时存在。

电介质的极化程度与外加场强成正比，但也取决于物质本身的介电常数（表 6-1），介电常数越大的电介质，极化程度越高。

表 6-1　已知一些介质的介电常数数值

介质	常数值	介质	常数值
空气	1.0006	骨	6～10
水	81.7	皮肤	40～50
玻璃	4～8	血液	50～60
石蜡	2	肌肉	80～85
云母	6	脑	90～100
脂肪	5～6		

人体内既有导体，又有电介质，所以在高压静电场作用下，既可以发生静电感应现象，又可以发生极化现象，这将引起体内电荷的重新分配，各种带电的物质向两极方向运动，这将引起一系列体内生理生化的改变。

（二）电致收缩（压电效应）和电热现象

在高压静电场的作用下，一个分子的正极和另一个分子的负极衔接，并沿着外电场方向整齐排列，由于正负极相吸引，使整个电介质在方向上发生收缩，直到内部弹性力与电引力达到平衡为止，这种电解质在电场中的弹性变形现象，我们称之为电收缩或逆压电效应。在这过程中产生的温度，我们称之为电热现象。某些晶体的电解质，如石英、糖、盐等晶体在电场作用下，均可引起形状和温度的变化。

（三）无声放电和火花放电

在空气中，由于在高压静电场的作用下，可产生大量的空气离子，电极不同的空气离子被吸附和中和，极性相同的空气离子被斥向对侧，由于空气离子的加速运动，从而形成离子流，这强大的离子流，就形成"一股风"，这种现象称为"电风现象"，当空气离子的浓度达到一定程度时，可发生空气导电现象，以求得两极间的电位平衡，我们称之为无声放电或气体放电，如两极电压增加到数千伏以上时，两极间的自由电子和离子迅速增加，以极高的速度冲向另一极，这是两极间可听见"噼啪"声和火花放电现象，在静电电极上电压越高，空气湿度越大，灰尘越多，则电极板（电容器）的电容量越大，所发生的火花时间越长。因此，静电电极板的放电，也就是电容器的放电，从而形成高频振荡电流，普通一次火花放电时间为 $1/50000$s，如果上述两极间距离适当延长，则产生无声放电。在静电机工作时，火花放电的阳极，其尖端可见到一个小光点的出现，如为阴极，则可见到紫色的光束出现。在无声放电时，阴极附近可以听到呜呜的声音。

（四）空气离子和臭氧

在高压静电场内，空气分子被分离，在阳极处可以聚集较多的空气负离子，在阴极处聚集较多的正离子，在应用上，这些正离子被装置中的高压电场负极部分所吸附中和，而阳极处形成的负离子则被风扇吹出，以供使用。

在高压静电场内，特别是火花放电时，空气中的氧可以氧化为臭氧（O_3）和二氧化氮（NO_2），据测定，用电子管或静电机进行治疗时，患者呼吸部位的空气中臭氧含量为 $0.0014 \sim 0.00148$mg/L。

高电位疗法主要是根据以上的物理特性静电感应和极化、电收缩和热电现象，无声放电和火花放电，空气离子和臭氧对人体的作用，产生一系列的生理、生化反应，而起到治疗效果，而应用低压静电（输出电压 <500V）治疗时，主要是静电场对机体产生的作用。

三、高电位治疗的作用机制

高压静电电场对机体作用主要是静电感应和电介质的极化、电泳、电渗和静电场的激励（或触发作用）。其主要作用如下。

（一）静电感应作用

人体在静电场的作用下，带电粒子受电场力的作用而运动，原有电荷分布状态立即改变，电荷重新分配，细胞和组织液内离子向相应的极性方向运动，在组织间产生 0.1～0.2mA 的微电流，在静电感应作用下，产生的微电流对细胞产生轻微的按摩作用，增强了细胞的活力，增加了细胞的渗透性，增强了细胞内外的离子交换，如 K^+、Na^+、Cl^- 和 Ca^{2+} 等，所以电位疗法不是只对某部位有效，而是能够改善全身细胞，治疗各种疾病。

（二）电介质极化作用

在高电压静电场的作用下，人体的电介质（包括人体内脂肪、肌腱、韧带、骨骼等不能导电组织）将产生电子位移极化和分子取向性极化，体内电荷重新分配，各种带电粒子向相应的极性方向移动，电介质表面出现极化电荷。

（三）电泳和电渗作用

在高压静电场作用下，人体胶体分散体系则出现电泳和电渗。胶体分散体系内胶体粒子（分散质）和分散体粒子的液体（分散剂）组成，在电场作用下，胶体粒子向极性相反的一极移动，称为电泳，分散剂向另一极移动，称为电渗。蛋白质溶于永中形成胶体溶液，蛋白质是分散质，水则是分散剂，蛋白质属于两性的电解质，当蛋白质在碱性溶液中（pH＞7）时，蛋白质的羧基解离出氢离子而带负电荷，当蛋白质在酸性溶液中（pH≤7）时，蛋白质的氨基结合氧离子而带正电荷。

由于人体的体液 pH 偏碱性，所以人体蛋白质多带负电荷，蛋白质在电场作用下，向阳极移动，而水则向阴极移动。不规则的生活、饮食不当和过度紧张的人血液则呈现弱酸性，血液的酸性化，使人体各组织出现不良症状，如疲劳、紧张、睡眠不足、神经衰弱，心脑血管病和癌症。而高电位疗法则可以进行电位调整，使血液的酸性化受到抑制，使之恢复为弱碱性，从而促进新陈代谢，使失调病变的组织器官康复，达到治疗、保健和预防疾病的目的。

在一定电场强度的条件下，可发生少量电子释放，并加强对自由的氧化。

总之，在电位场的作用下，体内各种组织成分：水、电解质、胶体分子等，因电荷的改变，在各种组织、细胞间泳动，产生一系列生理变化的改变，促使组织、器官的生理功能，病理状态发生一定改变，从而获得治疗效果。

（四）空气离子流的治疗作用

当电压升到一定程度，产生强大的离子流和无声放电，形成风吹一样感觉，这种电风对皮肤感受器起到细微的安抚刺激作用，通过神经反射弧，大脑皮质和自主神经对相应器官起到调节作用，促进疾病的康复作用，局部经受电风作用时，可以

笔记栏

对伤口愈合不好和溃疡有良好作用。治疗时，只需用火花放炮，将电极和人体局部适当延长距离，则产生无声放电，从而出现电风现象，这种强大的空气离子流将有利于将药物导入人体内，Finogenor 在人臂处涂上普鲁卡因溶液后，在阳极的空气离子流作用 20～30min 后，在该处的疼痛度降低，说明药物已导入体内。

（五）火花放电的治疗作用

当静电压力增加到数千伏以上时，两极间自由电子和离子迅速增加，以极高的速度向另一极冲去。这时两极间可以产生火花放电现象，这种火花放电现象可以使局部皮肤感觉神经兴奋性降低，具有镇痛、止痒的作用。在火花放电治疗时，可以产生麻刺感，兴奋了感觉神经的粗纤维，冲动向中枢传导时，可干扰和阻断痛、痒等，可以消除病理兴奋灶的异常冲动，降低运动神经和肌肉的兴奋性，缓解骨骼肌肉痉挛，还可以通过神经节段性反射，影响有关内脏器官的功能，缓解小动脉痉挛和平滑肌痉挛等。

火花放电刺激皮肤，还可以通过轴突反射，使末梢小动脉，毛细血管，先发生短暂收缩，继而发生持续性扩张、充血，血液循环加强，从而改善组织营养，促进组织再生。

火花放电刺激皮肤时，可引起少量蛋白质变性，产生组胺进入血液内，刺激组胺酶的产生，这种酶可以分解过敏状态时血液内过量的组胺而起到脱敏作用。

火花放电刺激更重要的一点，是利用高电位电子笔进行穴位刺激，利用经络学说和有关穴位进行治疗，加强了高电位治疗的治疗效果。

（六）空气负离子的治疗作用

在高电位治疗时，电场内可产生大量的空气负离子，小的空气负离子直径约为 0.000001cm，在电场中运动速度较快，具有生物学活性。

1. 作用途径　具有生物活性的负离子可以通过以下途径起作用。

（1）直接作用：空气负离子可以通过皮肤，口鼻腔黏膜，通过局部作用，加速呼吸道纤毛细胞的纤毛运动。

（2）反射作用：通过神经感受器，将冲动传到中枢神经系统，再通过传出纤维，引起机体局部和全身的生理反应。

（3）进入血液起作用：空气负离子可以通过肺泡的上皮层进入血液，许多学者研究认为：空气负离子吸入人体之后，可以调节体内 5- 羟色胺含量（5-HT），从豚鼠的运动实验中可以观察到空气负离子可以使 5-HT 氧化成 5- 羟吲哚己酸随尿液排出体外，它可以消除污染大气的正离子引起的鼻干、烧灼、发痒及头晕、头痛、咽喉干、吞咽困难以及呼吸困难等症状。

2. 主要功能　目前已知道空气负离子已有多种功能。

（1）调节大脑的兴奋和抑制过程，使之趋于正常，起到镇静作用，增强短暂性及长期性记忆力，这与脑内 5-HT 水平降低有关。

（2）调节自主神经的功能。

（3）促进内分泌系统的功能。

（4）降低高血压：在病理性低血压时，可以使之上升，其作用机制和利复平作用相似。

（5）改善心肺功能：使心脏的冠状动脉和周围毛细血管扩张。

（6）双向调节免疫功能：免疫功能低下的可以提高免疫力，对过敏性疾病的患者也有显著的脱敏作用。

（7）促进体内合成维生素。

（8）激活体内各种酶。

（9）抑菌、杀菌和净化空气的作用。实验证明，除结核杆菌无效外，对金黄色葡萄球菌、痢疾杆菌、铜绿假单胞菌、大肠埃希菌、伤寒属沙门菌、霍乱杆菌等在高浓度的负离子空气中均受到抑制或杀菌。正、负离子对人体的生理生化的影响。

现代人对健康的重视程度日渐提高，人人都希望有一个健康的身体，一个幸福的家庭。家庭幸福有赖于全家人的健康，同样一个国家的富强也有赖于国民的健康，保健的观念也越来越深入人心。

人们不断从饮食、运动、心理等多个角度寻找保健的途径，保健医疗仪器也应运而生。由于电子工业和半导体工业的发展，

高电位治疗已经由大型医院原来用的笨重设备，逐步过渡到体积小、重量轻、操作简单、价格便宜、安全性能高的小型高电位治疗仪，并且从医院的圣殿走人家庭，为千千万万的老百姓服务。高电位治疗仪不仅可以治病，而且还能防病。

四、高电位治疗的特点

高电位治疗是一个既古老又现代的物理治疗方法，在物理治疗中有其独到之处，是其他治疗方法所不能取代，具有体积小，重量轻，操作方便，无副作用等优点，深受广大病人欢迎，其中主要的特点如下。

（一）自然性

高电位治疗主要通过感应电流，空气负离子、臭氧等对人体产生作用，它既改善外环境，又改善体内环境，使内外环境协调统一，提高了自我抗病能力，因而提高了"自然治愈率"，它和药物治疗不同，药物治疗是有选择性、针对性的特定治疗方法，如发炎则用抗生素，血液循环不好，则用扩张血管药物，改善血流速度等，而高电位则是调整机体整体的抗病能力，如提高细胞活性，调节自主神经功能紊乱，提高免疫力等，提高机体本身的抗病能力，从而提高人体的"自然治愈率"，是一种自然疗法。

（二）整体性

高电位治疗时，使全身均置于电场内，人体各组织成分、水、电解质、胶体分

子均在电场里受到作用，产生一系列的生理生化改变，从而对调整神经系统、循环系统、呼吸系统、泌尿系统、消化系统和代谢系统方面起到积极作用，高电位治疗不是专门针对某一组织、某一器官、某一种疾病，而是对全身起作用，故有整体性。

（三）基础性

细胞功能状态的好与坏，及内环境的恒定是机体各种生理活动的必备条件，也是健康的基础，而高电位治疗可以改善细胞的新陈代谢，恢复细胞的正常功能，这是由于高电位治疗时，可以促进细胞膜电荷的作用，营养被充分吸入到细胞内，老旧废物完全排出，因此，细胞的新陈代谢就会旺盛，这种治疗会使细胞逐渐由衰弱变的复活，同时细胞内外的离子交换也提高了血液中的钙，提高了肌肉的能力，特别是心肌的兴奋性，使心脏得以恢复健康。

（四）便捷性

由于现代电子技术的不断发展，使高电位治疗小型仪，安全性高、操作简便、易于掌握，更加适合于社区医院和家庭自我保健治疗。

（五）普及性

随着社会的发展，工业化程度越高，人们的精神压力越来越大，所以亚健康人群也急增，成人病的发病率也不断也提高，高电位治疗对这一大群的人群具有保健、预防和辅助治疗的作用，所以它具有很大的普及性。

（六）前瞻性

目前大多数疾病均以药物治疗为主，药物的不良反应也日渐显著，"万病不离药物"治疗面临很多现实问题。选择既有效、又安全、又经济，又没有不良反应，可预防又可治疗的新方法，已成为现代医疗的趋势，而高电位治疗则顺应了这种趋势，这种仪器体积小、操作方便、没有不良反应、可以提高机体自身的抗病能力，因而已提到日程上来。

五、高电位治疗的优越性

（一）避免了药物的不良反应

高电位治疗是一种物理治疗方法，在治疗疾病过程中配合药物治疗，可以起到事半功倍的效果，提高疗效、减少药量，特别在疾病早期，高电位治疗配合合理膳食，适当运动，有良好习惯、戒烟限酒等健康生活方式，即能很快恢复，这对很多慢性疾病，如高血压、糖尿病、自主神经紊乱，失眠、便秘等疾病都是一个很好的辅助治疗。

（二）治疗时循序渐进

对疾病恢复有好处，高电位治疗时，全身状态均得以改善。降低高血压的同时，也降低血脂，血黏稠度，这样使高血压逐步下降，降后比较稳定，不易反弹。1～2 个月或以后症状仍不见好转，甚至加重，则是这种疗法不适合这位病人，应停止治疗。

（三）治疗时间，年龄与治疗效果的关系

1. 高电位治疗一般每日进行 1～2 次，15～20 次为 1 个疗程，治疗时间为 30min～1h，因人而异。日本谷越大佑认为晚上睡前使用，效果更好，疗效比白天增加数倍之多，因为自主神经系统中交感神经白天起作用，副交感神经则在夜间起作用，治疗时主要副交感神经兴奋起作用。

2. 治疗效果、改善与时间、年龄有很大关系，日本的经验是按以下规律呈现不同疗效。

20 岁以下～2 个月以内

30 岁以下～3 个月以内

40 岁以下～4 个月以内

50 岁以下～5 个月以内

60 岁以下～6 个月以内

70 岁以下～7 个月以内

80 岁以下～8 个月以内

时间越长，疗效越好，但我们认为以上只不过是参考值，因为疾病种类不同，急性或慢性疾病时间长短，病损程度不同，个体差异不同，体质强弱不同，对高电位的敏感性不同，服药情况不同……而治疗时间长短，疗效也不同。

一般来说：对脑梗死、冠心病、心肌缺血最低限度要治疗 1 个月以上，才见效果，对自主神经功能紊乱，则可能 1～2 周即见效。如果是高血压、糖尿病、失眠等慢性病病人，则需长期坚持治疗，才能巩固疗效。特别是有的病人还需要药物治疗，千万不要以为高电位治疗，症状好转，就私自把药物停了，高血压病人，血压逐渐下降要密切观察，可以逐渐减药，以免反弹，血压波动更危险。

六、高电位疗法的五大作用

高电位疗法之所以有治疗效果，归纳有以下几点：

（一）血液的净化作用

1. **恢复血液的弱碱性** 正常人体温的 pH 偏碱性。因此，人体蛋白质多带负电荷，蛋白质在电场作用下向阳极移动，而水向阴极移动，在不规律生活、饮食和过

度紧张的人血液呈现弱酸性。血液的酸性化使人体各组织出现不良症状，如疲劳、紧张、睡眠不足、神经衰弱、心脑血管疾病和癌症等。而高电位疗法则可以使酸性血液转化成为弱碱性，主要是将负离子给予身体，能够增加钠离子和钙离子，减少钾离子，由于活化全身细胞，能够使血液中的钙离子增加，中和血液中积存的老旧废物（乳酸、磷酸、酪酸等酸性物质）使其无害化，血液就变成健康的弱碱性。当钠离子由细胞内朝血液移动时，积存在细胞内多余的水分也会一并被吸出，对心脏性、肾性、过敏性水肿等具有改善效果。

日本东邦大学高田薛博士的研究证明：当负电荷负电位时，血液中的钙、钠离子化率上升，所以加速血液的弱碱性进行，具有净化作用。

2. 降低血黏度、血脂，防止动脉硬化　人类的血管遍布全身，包括大小血管在内，延伸后约达 10 万 km 长，如果连成一线，约可绕地球两周半。卡扎里斯教授说"人类随着血管的老化而老化。"著名病理学家亚体夫指出："人类在 40 岁左右血管就开始出现老化。"人类血管为什么老化呢？除了年龄因素以外，人类血管的老化和生活方式有明显关系，即不正确的生活方式，如暴饮暴食、生活不规律、精神紧张、缺乏运动、吸烟喝酒等，就会引起人的血黏度、血脂增高，加快了动脉硬化的速度，使血液中胆固醇沉积在动脉壁上而导致血管狭窄，引起一系列的心脑血管病，如脑梗死、冠心病、心肌梗死、脑出血、主动脉瘤和末梢动脉闭塞症、肾动脉硬化症和高血压等疾病。

想要血液循环通畅，维持血管弹性，除了我们自身要有一个良好习惯以外，高电位治疗不失为一个良好的辅助治疗方法。

由于高电位治疗时，可以使血黏度下降，血脂、胆固醇明显的下降。

另外，由于高电位治疗时，其产生的负离子对副交感神经产生作用。使血管扩张，现已明确，动脉硬化和活性氧有密切关系，高电位治疗可以消灭氧自由基起到强大的抗氧化作用，所以能维护血管健康，另外高电位治疗还可以改善血液状态，保持血液流动通畅，这是其他物理疗法所不能及的。

（二）细胞的激活作用

细胞是生命的基本单位，地球所有的生命体都是由这个拥有生命的基本单位的集合体所构成，国内外研究细胞已有上百年的历史，得出一条结论：只要是生命细胞，不论是单细胞还是多细胞；不论是动物细胞还是植物细胞；不论是体表细胞还是内脏细胞；不论是神经细胞、心肌细胞、消化道的细胞、呼吸道细胞还是泌尿系细胞，只要是活的细胞，都存在静息电位，在静息的活细胞中，细胞内的电位为负，细胞外电位为正，人体细胞静息电位应为 $-90mV$，人体是由 60M 细胞的带电细胞组成的天然生物电池，每个细胞相当于一个电容器，细胞内外均蓄积为 $-30\sim-50mV$ 的电，虽然是微量的电压，但 60M 个细胞也可以聚集成很大能量。细胞内外存在的负电和正电，医学上称之为细胞膜电位，即人体生物电。人类从地球上诞生后，经过 40 亿年逐步适应环境进化成一个十分精密结构和复杂功能的精致生命系统。人体的 60M 个细胞，不断地新陈代谢，构成整个生命体系。细胞基本上是由细胞膜和细胞质构成。细胞质中央有一个核，核中有染色体和核仁，细胞质中则有高基化体、线粒体、核糖体、内质网等小器官。细胞中 75% 是水，20% 是蛋白质，5% 是脂质、糖类、核酸和无机盐等。

细胞膜是由两层构成的，它的功能除了保护细胞之外，还具有吸收养分，排出废物和二氧化碳的功能。

人体细胞有数百种之多，其功能各不相同，新生儿的细胞只有 3M 个，长大成人后则增至 60M 个。细胞一旦受伤或功能衰退，是很难修复的，但高电位治疗则可以使衰弱的细胞复苏，增加了细胞的活力。这种功能是因为高电位治疗时可产生大量活性负离子之故，这时细胞的通透性增加，钙、钠、氯、钾等离子通过细胞膜进行离子交换，现已知道血液中的钠离子浓度为细胞内液的 10 倍，而细胞内液中的钾浓度则是血液中的 40 倍，一般而言，浓度不同的两种溶液隔着细胞膜接触的水分会从浓度高到浓度低进行扩散，以保持均匀的浓度。但是，细胞膜则违反这个渗透压的理论，保持细胞内外形成较大的浓度差。英国剑桥大学的霍吉金和哈克斯雷两位生化学家（获诺贝尔奖）发现细胞膜上有"钠泵"，这个泵的作用就是将细胞内的钠不断地输送到血液中，而流到血液中的钾则不断地吸入到细胞内，维持细胞内外环境的稳定的浓度差，借此平衡而产生生物电，这时有 3 个钠分子吸入到血液中的同时，有 2 个钾分子吸入到细胞内。这个钠泵的动力能源是什么？就是 ATP 的高能量物质，所以说 ATP 的合成是维持生命活动的原动力，而且这 ATP 的合成只能是人体自己制造，而外界是无法补充的。

细胞膜是由脂类构成的双重膜，钠、钾离子是没法通过的，只有由蛋白质构成的离子通道才能通过。如果离子通道阻塞，离子内外出入不良，则生物电就会下降，如果"钠泵"的能量不足，则离子也无法通过，这样使膜电位降低，生物电衰弱，就会抑制生命活动，于是就会出现疲劳、老化和疾病，如 ATP 合成停滞也就是人的生命结束了。

高电位治疗可以因为产生的负离子可以活化，细胞膜的 ATP 酶，进而可以合成更多的 ATP，因而使细胞的膜电位渗透性更强，使氧气和营养物质更易进入细胞内，二氧化碳和废旧物质很易排出，如果活性氧过剩而会杀死正常细胞，这时负离子增多消灭多余的活性氧而变成无害化，所以能防止疾病的发生，消除疼痛，活化衰弱的细胞。

（三）调节自主神经的功能

高电位治疗时，人体承受较高的电位，在其周围形成电场，这个电场对人体哪个部位起主要作用，目前尚不完全清楚，但根据动物实验的结果和临床观察，确定其在"调节自主神经系统的平衡"和"使机体的免疫功能恢复正常"起到了很大的作用，人体对外界的变化和刺激都能维持体内状态平衡、稳定，如人体温度恒定在 36～37℃，都和自主神经的调节和免疫功能正常有密切关系，而高电

笔记栏

位治疗，对自主神经的调节和免疫功能的调节均起到良好的作用，因而可以恢复身体的平衡状态，使机体恢复健康。高电位治疗对哪个部位起作用？据一些学者研究认为和丘脑下部有关，丘脑下部是大脑和脑干之间的小器官，是控制自主神经的中枢，所以认为自主神经的功能改善，是由于高电位作用于丘脑下部所起的作用。

人体的神经系统包括中枢神经系统，末梢神经系统和自主神经系统。中枢神经系统包括大脑和脊髓部分，分管情感、记忆、思考、语言、运动等；末梢神经系统是将中枢神经系统的指令，传达到全身，同时也将身体各部位的感觉信息（如疼痛、热等）回传到脊髓，如果想说话时，则从中枢神经系统的语言中枢和运动中枢的指令，由脊髓通过末梢神经传到口、舌而说话。而自主神经系统则与中枢神经系统和末梢神经系统完全不同，它完全不受大脑的支配，而是自主地调节人体的功能，例如心脏跳动、胃肠在蠕动、出汗等都是由自主神经所支配。

自主神经包括交感神经系统（又称为活动的神经）和副交感神经系统（又称为休息的神经），它们一方面抑制机体一些脏器在活动，另一方面又兴奋一些脏器活动，它们互相制约，以达到机体平衡，如交感神经可以使心率加速；而副交感神经则可以使心率减慢，而在胃肠则正相反，副交感神经可以促使胃肠蠕动，而交感神经则抑制胃肠蠕动；对呼吸，交感神经兴奋时则呼吸急促，副交感神经兴奋时则呼吸平稳。对血压来说交感神经占优势则血压升高，副交感神经占优势时则血压下降。人在感觉恐惧危险时，肾上腺髓质就会分泌肾上腺素，肾上腺素可以刺激交感神经，使末梢血管收缩，血压增高，心跳加快，这一反应是身体的自我保护反应，使身体活动更为敏捷，得以逃脱。

而泡温泉水时，身体得以放松，是副交感神经受到刺激之故，夜晚想入眠是因为交感神经功能减退之故，一般说白天交感神经兴奋占优势，夜晚则是副交感神经占优势，如果自主神经失调，则两种神经不平衡，就会出现胃肠功能紊乱、失眠、便秘、血压升高等症状。

交感神经占优势时，则易失眠，高血压，便秘等疾病，而在高电位治疗时，可使交感神经兴奋受到抑制，使毛细血管扩张，液循环改善，故对治疗高血压、失眠、便秘等疾病有效。

有人对健康犬和痴呆犬（副交感神经兴奋）进行了高电位治疗，观察两种犬在治疗以后均表现为末梢血流量增加，血液循环改善，血中 5-HT（神经传导物质）均有所增加，说明高电位治疗可以调节自主神经系统，使之平衡。

据日本今西嘉南观察重度自主神经失调的患者接受高电位治疗，结果其显效率可达 62.5%，对胃松弛的胃下垂患者有效，经停止治疗后一年观察胃松弛症依然没有发作；另外治疗便秘和神经性腹泻治疗后也得以改善，头痛、头晕症状减轻，对低血压患者的四肢冰冷、发热、颜面潮红或苍白、多度出汗以及内脏神经症均有效果，同时对疲劳、失眠、低热、口渴、尿频等症状，总的疗效，其中显效可达 75%，好转为 25%。

（四）调节免疫功能

很多病人，如有高黏血症、高脂血症，糖尿病、高血压、肥胖、失眠等，出现一系列不正常状态，这些病人均有免疫功能下降。

什么是免疫力？人生活在大自然中，经常遭遇外来环境中的细菌、病毒等病原菌的侵袭，同时自身也有大量细胞不断发生突变，机体为了保持自身稳定，必须有清除病原体和突变细胞的能力，这种清除功能就是免疫力。现代免疫学证明：机体内存在一组复杂的免疫器官、免疫细胞和免疫分子组成机体的免疫系统，其生理功能主要是识别和区分"自己"和"非己"成分，以维持机体的稳定平衡。

免疫功能失调可导致免疫性疾病。

（1）免疫力低下者易受感染，易发生肿瘤。

（2）免疫功能亢进者可表现为变态反应性疾病，如过敏性鼻炎、支气管哮喘等，侵入人体的异物，如细菌、药物、食物等，称之为抗原，体内则产生过剩反应（抗原抗体反应），就会出现湿疹、发热、荨麻疹、花粉症，异位性皮炎等过敏性疾病。

（3）自身免疫性疾病，即自身免疫耐受遭受破坏，如系统性红斑狼疮、甲状腺功能亢进、重症肌无力以及2型糖尿病等。

（4）免疫系统先天发育不良可引起先天性免疫缺陷综合征，因病毒感染或其他因素也可以得获得性免疫缺陷综合征。

（5）免疫细胞也可以恶性变，如浆细胞恶性变可引起骨髓瘤。

淋巴细胞恶性变可引起各种淋巴细胞白血病以及淋巴肉瘤等。高电位治疗可以提高机体免疫力，可以双向调节免疫，故对治疗免疫性疾病有一定效果。

上海交通大学第一人民医院陈文华报道用高电位治疗免疫调节紊乱的肠易激综合征40例，治疗后其显效率可达57.5%，总有效率可达92.5%，患者血清IgM含量显著下降，T淋巴细胞总数增加。辅助T淋巴细胞和T淋巴细胞总数的异常比值也得以纠正。

中国台湾李晓涵编著的电位疗法提到高电位治疗时，血液中的γ-球蛋白显著增加，因而使体内抗体增高，提高人体的抗病能力。

有人用兔子实验证明对用高电位疗法时免疫和过敏有密切关系的抗体产生的影响，方法是给9只家兔静脉免疫注射白蛋白溶液，而对照组也同样进行免疫静脉注射白蛋白溶液，只是不进行高电位治疗，治疗组从免疫注射一结束，其γ-球蛋白即增加，而对照组则从7天开始γ-球蛋白才增加，12天才达到最大值，以后又逐渐减少，说明高电位治疗对少量的抗原就会迅速生产出液体抗原。

（五）控制活性氧，防止生物氧化

老化和疾病产生的原因，90%是因为体内产生过剩的活性氧造成的，所以说："活性氧是万病之源。"在空气中70%是氮气，21%是氧气，其中含有2%的活性氧（氧原子）这种活性氧在体内可以帮助杀灭细菌和病毒等外来的有害物质，是能够保

笔记栏

护我们身体的有益物质，所以说是不可缺少的物质。但是地球环境的变化，造成大气污染、水污染、食品污染，由于病毒、细菌的感染，精神压力的增加和长期服用药物等不良因素的影响，使人体产生过剩的活性氧，这些活性氧不会乖乖地待在细胞内，而会跑到细胞外，它不只攻击有害物质，而且也会攻击正常细胞，这种活性氧的毒性就是其氧化力，例如铁锈就是铁和空气中的氧发生氧化反应，在铁的表面就生成氧化铁（即铁锈），如继续氧化，铁的内部也被腐蚀，变得破烂不堪，苹果切开后暴露在空气中，很快在表面形成锈迹斑，这也是氧化的结果，活性氧对人体也是一样，生物体细胞组织被活性氧夺走电子，也会发生氧化，活性氧从生物体的脂质（不饱和脂肪酸）或蛋白质那里夺走电子，在体内的活性氧，其氧化能力是普通氧气的几千倍，可想而知，这种活性氧是多么可怕！如果细胞膜和基因受损就会引起癌症，脑卒中、心脏病、高血压、动脉硬化、慢性肝炎、支气管哮喘、异位性皮肤炎、关节风湿、炎症和肩背酸痛等诸多毛病。

但是人体结构也是很巧妙的，当体内出现过剩的活性氧时，也可以被体内的一些抗氧化物质将之除去，如人体红细胞内的超氧化物歧化酶（SOD）、过氧化氢酶、谷胱甘肽过氧化物酶，均可以帮助清除活性氧。另外，胆固醇、维生素 E 和维生素C，甘露醇和二甲基亚砜、胡萝卜素、维生素 A 等均可以对活性氧有防御作用。

但是以上抗氧化物质的生产随着年龄的增长而渐渐地衰退，随着外界环境污染，精神因素等，这些过剩的活性氧就会对人体造成损害。怎么才能保护自身免于过剩的活性氧对人体造成的危害呢？高电位治疗就是一个好的方法，电位治疗时产生的负离子可以使不稳定的活性氧得到负离子而变成无害的水，就不会从细胞那里夺走电子而损害细胞，还可以将氧化的细胞还原，这样这些衰弱的细胞，逐渐变成健康的细胞，使疾病得以康复。

在 1998 年第 118 届日本药学会发表一篇论文有关活性氧和负离子的研究报告，其内容是给小鼠以毒性极强的除草剂百草枯，使小鼠的肺部受损害，让体内产生过剩的活性氧，再给予电位治疗，150V 的负电子治疗，一周后检查发现电位治疗可以抑制小鼠肺部的损害，而且明显地改善肺部出血倾向，说明给予生物负电子治疗可防止生物体内的活性氧所造成的损害。

现代医学证明：低密度脂蛋白（LDL）是引起动脉硬化的"元凶"，最新研究真正坏的不是 LDL 胆固醇，而是活性氧氧化而变性的 LDL，也就是活性氧化让 LDL氧化，改变了性质，成为变性 LDL，而动脉硬化、高血压、高血脂、糖尿病等慢性病会诱发脑梗死、脑卒中、冠心病、心肌梗死等危及人生命的疾病，都是活性氧造成的，所以用高电位治疗可以消除体内过多的活性氧，使无毒化。

七、高电位对各系统的作用和临床应用

高电位治疗时，作用于全身各组织器官，由于体内生物电的变化，空气负离子和少量的臭氧，对皮肤和呼吸道黏膜的神经感受器的刺激引起的直接作用和神经反

射作用以及体液的变化而达到一系列的治疗作用。

（一）神经系统

1. 可以改善脑组织的营养状态，减轻和消除神经细胞因能量消耗而产生的功能紊乱，调节大脑皮质的兴奋和抑制过程，使之趋于正常，故可以改善睡眠，还可以增强短暂性及长期性记忆力的作用。具有镇静作用。Nagasumiyago 把成年鼠放在电场内 15min，连续 7 天，用脑电波测试其清醒和睡眠状态的脑电波情况，结果在清醒状态下出现的 δ 波、θ 波、α 波和 β、ρ 波下降，在安静慢性睡眠期和慢波深睡眠期状态下出现 δ 波、θ 波、α 波和 β、ρ 波增加，说明高电位治疗对神经系统有安定、放松的作用。

对神经衰弱病人进行治疗时，病人很易进入睡眠状态，睡眠时间延长了，睡眠质量提高了，部分病人减少了药物用量。如兰州军区临潼疗养院唐梦雨报道，用高电位治疗的神经衰弱病人 40 例，其中显效 28 例（占 70%），好转 11 例（占 28%），无效 1 例（占 2%），总有效率为 98%。

安徽省庐江县人民医院. 用高电位治疗 35 例失眠者，结果睡眠时间<7h 的百分率由治疗前的 82.9% 变为治疗后的 34.3%（$P<0.01$），而且睡眠的潜伏期大于 30min 病人的比例，由治疗前的 94.3%，降为治疗后的 40.0%（$P<0.01$）。

2. 自主神经系统对高电位治疗比较敏感，吸入适当的负离子、臭氧，对调整自主神经系统的功能紊乱有明显的效果。

自主神经系统，是神经系统的组成部分之一，具有特殊的生理功能，主要支配内脏、血管和腺体，维持人体随意运动和不随意运动，由于自主神经系统与全身各器官、腺体、血管以及糖、盐、水、脂肪、体温、睡眠、血压等均有关系，所以自主神经功能紊乱后，可以出现局部和全身症状，其临床表现涉及心血管系统、呼吸系统、消化系统、代谢系统和内分泌系统。

我们常见的自主神经功能紊乱症，如神经官能性心脏病、神经官能症、肠易激综合征、更年期综合征均属于自主神经功能紊乱症，故对高电位治疗来说都是适应证。

南方医科大学珠江医院陈银海等人报道用高电位治疗 38 例自主神经功能紊乱病人，其中 30 例为功能性睡眠障碍，3 例为胃肠自主神经功能紊乱，5 例为心脏自主神经功能紊乱。治疗结果：38 例患者中显效 25 例（占 66%），好转 12 例（32%），无效 1 例（占 2%），总有效率为 98%。

河北省沧州市中心医院信素英报道治疗由于自主神经紊乱引起的内脏功能紊乱，发生神经呕吐 11 例，其中 3 例已不能进食 6~9 天，各种药物治疗无效，8 例能进食，但呕吐原因不明，不定时的发生，经高电位治疗后，11 例病人中，痊愈 10 例，能正常饮食，无呕吐占 91%，好转 1 例，症状明显好转，呕吐次数减少，占 9%，6 个月后追踪观察，痊愈者无复发，好转者 3 个月后又复发。

武警湖北总队医院陈新武用高电位治疗神经官能性心脏病 55 例，治疗时停用任何药物。而用 52 例作为对照组，服用谷维素、普萘洛尔作为常规治疗。两组共

笔记栏

有 107 例病人。治疗后两组临床疗效及心电图检查均有显著性改善，但高电位治疗组效果更佳，高电位治疗组显效率为 56.4%，总有效率为 87.3%，而对照组的显效率为 32.7%，总有效率为 71.2%，两者统计学上有显著性差别，$P < 0.05$。血压在 180mmHg 以下，显效率为 71.4%。

以上均为医院治疗的高血压人群，降压明显，对正常人，高电位治疗仅轻度降压。对于低血压病人，其收缩压变化也是明显的。日本金西嘉南报道有效率为 75%，其中显效为 37.5%。

3. 改善心肌营养：高电位治疗可使冠状动脉和周围毛细血管扩张，加强心肌收缩力，脉搏加快，从而改善全身血液循环。

4. 提高血液中红细胞和血红蛋白水平，对贫血病人造血功能有改善作用。

5. 降低血脂（包括低密度脂蛋白和三酰甘油）。

6. 降低红细胞沉降率。

（二）呼吸系统

由高电位治疗时，由于空气负离子的吸入有助于加强气管黏膜上皮纤毛运动，改善肺泡的通气功能和分泌功能，换气功能，增加氧的吸入量和 CO_2 的排出量，促进氧化还原作用，故可以改善呼吸功能，由于调节免疫功能，故可以缓解支气管痉挛，对支气管哮喘的改善有较好的效果。

（三）消化系统

可促进消化腺分泌，增进食欲，由于胃肠功能改善，所以对便秘、腹泻有效。

（四）内分泌系统

可调节内分泌腺激素分泌，保持内外环境稳定。据 YAGO 报道，将实验鼠置于静电场内，发现其血浆 ACTH 及肾上腺皮质酮呈下降趋势。Furuya. K. 用高电位疗法对下丘脑垂体功能轻度低下的 6 位老人进行治疗，这 6 位老人表现为皮肤干燥、多皱、耐寒力下降、牙齿脱落、便秘、汗多、疲劳感、腹痛、性欲下降等症状，经 2 个月治疗，其中 3 例有效，而且其内分泌功能有所改善。

上海市第一人民医院陈文华报道用高电位加针刺治疗肠易激综合征。其显效率为 57.5%，总有效率为 92.5%，而对照组治疗后的显效率为 31.2%，总有效率为 75%，两组显效率比较，$P < 0.05$。

潍坊市立医院报道，用高电位治疗 37 例更年期综合征病人，其中显效 20 例（占 54%），有效 17 例（占 46%），没有无效病例，效果良好。

（五）血液循环系统

调节血压：对高血压病人可以使之降低，而病理性低血压时则可以使之升高，其主要原因是在高电位的电场内，可以调节自主神经系统，而且由于高电位治疗中产生的负离子和降压药利复平作用相似，均是降低脑中的 5- 羟色胺，故可以降压。

南京大学医学院附属鼓楼医院汤国强报道用高电位治疗 67 例中度原发性高血压，经两个疗程治疗后，总有效率为 65.7%，其中显效率为 46.3%（31/67），有效率为 19.5%（13/67）。

南方医科大学珠江医院陈银海报道用高电位治疗高血压病人 40 例，病程均在 1 年以上，治疗结果 40 例中显效 24 例，好转 14 例，无效 2 例。40 例中经治疗后，血压的收缩压和舒张压均明显降低，经统计学处理 $P<0.01$。

北京大学第一医院盛琴慧也报道用高电位治疗 30 例病人，治疗结果，显效率为 77.3%，有效率 13.3%，总有效率可达 86.7%，血压下降平稳，可以调节降压药用量，有 2 例病人治疗期间，用药剂量减少一半。

张雯报道用高电位治疗高血压病人 58 例，均为原发性高血压，治疗后，58 例中有 28 例好转，22 例有效，8 例无效，总有效率为 86%。治疗期间仅有 1 例血压上升明显，但休息片刻后即好转，其余均无明显反应，安全系数为 100%。

日本今西嘉南报道血压在 180mmHg 以上的其显效率为 74.1%，原来呈低值的尿 17 羟类固醇（170HCS），尿 17 酮类固醇（17KS）治疗后出现增加，而且血浆中的 Cortisol 昼夜曲线改善为 U 字形，另外，对 ACTH 的反应迟缓，通过高电位治疗，也向正常反应方向改进，进而根据 Metopirone 测试，由无反应型变为正常型，以上研究显示高电位治疗有助于改善肾上腺皮质功能。

（六）代谢系统

高电位治疗可以调节糖类、蛋白质、脂类的代谢，保持内环境稳定，实验表明，静电场作用下，可促进年幼动物的成长，但过强的静电场又可使实验小鼠发生代谢障碍，使结缔组织和淋巴组织致密，细胞数目增加，出现脱毛和皮肤角化，剥落现象。

伊藤二夫报道对 35 例患有不同疾病的病人，糖尿病、高血压、脑卒中、缺血性心脏病、肥胖、痛风的病人进行高电位治疗前后血清脂类检查：结果 13 例（37%）病人的三酰甘油（TG）下降。20～30mg/dl。26 例游离脂肪酸 FFA 增高的病人，经高电位治疗后有 7 例（26.9%）改善至正常范围。6 例垂体功能减低者，经高电位治疗后，其中 2 例 FFA 转为正常，说明高压静电场具有双向调节的作用。

张俊杰报道用高电位治疗 31 例糖尿病病人，证明这种治疗可以降低血糖，由（9.528±0.789）mmol/L，下降到（5.824±0.586）mmol/L，$P<0.01$。同时指（趾）、唇、舌，局部麻木感的 6 例病人症状均有明显减轻或消失。作者还对 31 例糖尿病病人的甲皱微循环检查，均得以改善，其中以红细胞解聚最为明显，血管袢内血流速度也明显增加，2 例病人血管袢内发现的白色微小血栓经治疗后完全消失。

吕锡玲报道用高电位治疗脑梗死病人 104 例，取得好的效果，其中有效 96

例，无效 8 例。

潍坊市医院也报道用高电位治疗 52 例，其中显效 26 例（50%），好转 22 例（42%），无效 4 例（8%），有效率为 92%。

以上都是由于高电位治疗有效地改善脂蛋白，降低血黏度，因而可以改善心脑血管疾病的血压循环，使心脑血管扩张，血流速度加快，对心脑血管疾病的病人功能恢复和降低复发有明显的效果。

（七）泌尿系统

可激活肾功能，使尿量增加，促进代谢产物的排出。

（八）皮肤的局部治疗

对于皮肤各种感染性炎症，通过高电位局部火花放电产生的空气负离子和臭氧可以杀菌和消炎。Hasegawa 报道用高电位局部治疗手掌、足趾的化脓性感染，其好转率可达 70%。

对于皮肤瘙痒和疼痛，高电位治疗可以达到止痒、祛痛的作用。

也有人报道对 38 例麻风分枝杆菌引起疼痛，通过高电位治疗，其中 32 例有不同程度减轻，其显效率可达 90.7%。

（九）骨折

高电位治疗骨折的临床报道，尚未查阅到，但是动物实验证明它可以缩短骨折愈合时间。Takeshi 用家兔实验，家兔桡骨骨折，用高电位治疗后，实验组的骨折后淤血的吸收，软组织修复，骨痂形成时间，均比对照组明显。

八、高电位疗法的适应证和禁忌证

1. 哪些疾病适合应用高电位治疗

（1）高血压：多数病人坚持长期治疗，血压趋于平稳，症状减轻或消失；特别是高血压早期病人，效果更为明显。

（2）自主神经功能紊乱：心脏神经官能症、神经衰弱、尿毒症病人血透后自主神经功能紊乱、肠易激综合征等，经高电位治疗后其症状均有明显改善，如心悸、气短、出汗等。

（3）失眠：由于高电位治疗后可以调节大脑皮质的兴奋和抑制过程，使之趋于正常，因此睡眠得以改善。

（4）糖尿病：高电位可以调节糖、蛋白质和脂肪代谢，故也可以调节血糖，以治疗糖尿病，主要是对 2 型糖尿病病人。

（5）更年期综合征：更年期病人内分泌紊乱造成的更年期综合征，高电位治疗可调节内分泌，可以调节自主神经系统，故可以治疗更年期综合征。

（6）脑卒中后遗症：因治疗后颅内和肢体血液循环改善，使后遗症减少，得以康复。

（7）支气管哮喘：高电位治疗可以双向调节免疫功能，可以脱敏，故可以缓解支气管痉挛。

（8）脑震荡后遗症，颅内血循环改善之故。

（9）贫血：因可以贫血病人的造血功能，提高血液中红细胞和血红蛋白的水平之故。

（10）消化系统疾病：如胃肠道炎症，便秘、腹泻，这是由于高电位治疗后调节了自主神经系统，使交感神经和副交感神经达到平衡。

（11）耳、鼻、喉疾病：过敏性鼻炎、眩晕、耳鸣等。

（12）运动系统疾病：颈椎病、肩周炎、腰腿痛、关节炎、骨折等均可以降低神经末梢的兴奋性，提高痛阈，减少炎性致痛物质的分泌，并促进炎性产物的吸收，故有明显的镇痛效果。

（13）皮肤疾病：银屑病、皮肤瘙痒症、伤口长期不愈合、皮肤溃疡。

（14）骨折：可以促进骨痂生长，加速骨折愈合。

（15）亚健康人群。

2. 哪些病人不适宜高电位治疗

（1）装有心脏起搏器、人工心肺，心律调整器等。

（2）心、肺、胃功能衰竭。

（3）严重的心脑血管疾病。

（4）恶性肿瘤。

（5）高热病人。

（6）有出血倾向。

（7）妊娠期和月经期。

第三节　高电位疗法治疗设备

一、高电位治疗设备术语

1. 高电位治疗设备　通过 1000～30000V 高电位产生的电场进行治疗的设备。包括使用工频电场、中频电场、负电位电场的设备。为保证人体生理功能的适应性，设备输出工程中电压突变不应超过 10000V。

2. 高压交变电场　交流高压施加于治疗坐垫与周围空间，在治疗坐垫与周围空间产生的电场。

3. 应用部分　治疗时与患者接触或可能接触的部件，包括局部治疗头、全身治

笔记栏

疗用的毯子、坐垫、椅子、脚踏板等靠近前述部分可能与患者接触的部分高压输出电缆等。

4. 输出电压　为产生治疗电场，在无负荷状态时，由设备输出端子输出的电压。

5. 短路电流　治疗设备输出端子间短路时流过的电流或各自接地时流向地的电流。

6. 保护电阻　高压输出回路中的阻抗网络，该阻抗网络使输出短路时电流不超过短路电流的限值。

二、高电位治疗设备的分类

1. 按使用场所分医院使用型和家庭使用型　医用型一般输出为 30kV，家用型小于 10kV。

2. 按输出方式分单极和双极输出　一个坐垫或脚踏板输出的多为单极型，头部上方及脚底有电极的为双极输出。

3. 按输出功能　分低频、中频、负电位及中低频与负电位混合型高电位治疗设备。

4. 根据防电击类型　分市电电源供电、Ⅰ类设备或直流供电、Ⅱ类设备。

5. 根据防电击的保护程度　BF 型应用部分。

6. 根据对有害进液的保护程度　IPXO。

7. 根据操作模式　分连续运行或间断运行。

8. 按治疗仪外形　分卧式和立式，

9. 根据医疗设备管理分类　Ⅲ类。

10. 根据输出电压及波形分　分电压波形固定型、电压波形变动型及负电位型。

三、高电位治疗设备的组成

1. 设备　由电场治疗仪主机及应用部分组成，主机外壳由 LED 显示及控制按钮、高压输出插座、遥控接口、输入插座、带保险电源开关等，内部由控制变压器、高压变压器、中频电源、限流电阻及控制电路等组成。

2. 高电位治疗设备用高压变压器　高压变压器是高电位治疗设备的最重要部件，它的安全可靠性决定设备的安全可靠性，它的性能大致决定设备的性能，因此，高压变压器的设计、生产对高电位治疗设备的安全性能指标有直接影响，同时对每个高压变压器的检测是十分重要的。

高压变压器用骨架一般为槽式骨架，特别是副边次级绕组槽是由多槽组成的。这样才能确保设备的电解质强度满足国家行业标准要求。

为保证输出正常时电流小于最大短路电流，高压变压器一般采用磁饱和变压器结构进行设计。其初级线圈与次级线圈之间被一个带空气隙的磁分路分开。当输出短路时，输出电压为零，输出电流小于额定输出电流的 1.5～2.0 倍，而输入电流并不增加，这样就能保证高压变压器长期短路也不会烧坏。

3. 高电位治疗设备用高压限流电阻　对人体构成危害的是流经人体的电流，而不是设备的输出电压。

根据欧姆定律：电流 $=\dfrac{电压}{电阻}$

高电位治疗设备的最主要安全措施除了采用具有短路保护功能的磁饱和高压变压器，同时高压输出端串联了限流电阻，确保治疗设备的输出短路电流绝对小于人体承受的安全电流。

例如输出电压为 9000V 的高电位治疗设备，如果输出端串联 10 兆欧电阻，其短路电流最大值为

$$I = 9000/（10 \times 10^6）= 0.9mA$$

国家行业标准规定工频输出短路电流 $<3.5mA$。

棒状高压玻璃釉膜电阻器多被选用在高电位治疗设备中作限流电阻。厚膜金属釉膜电阻元件和蛇形图案设计，提供理想的成本效益。稳定性高，精度精确，具耐高电压的特点。阻值范围 $10^6 \sim 10^9 \Omega$，耐压范围 $10 \sim 35kV$。

高电位治疗设备一定不能用一般的低压电阻作限流电阻，且限流电阻器要放在合适的位置固定。

4. 高电位治疗设备用坐垫　坐垫是电场治疗设备的重要组成部分。交流高压施加于治疗坐垫与周围空间，在治疗坐垫与周围空间产生的电场。人体置身于电场中，各种组织成分受电场力的作用，促使血液循环加快，达到预防及辅助治疗疾病的目的。

坐垫一般由绝缘材料、导电布及带高压插头的高压连线组成。导电布处于绝缘材料的内部中间，高压连线的另一端在坐垫内部与导电布连接。根据《医用设备安全通用标准》（GB 9706.1—2007）的要求，若电压输出为 9000V，绝缘材料表面对高压插头的电介质强度应该是 11000V 以上。

四、高电位治疗设备的主要性能指标

1. 输出电压　在额定电源电压下，设备各挡输出电压误差不大于相应挡位电压设定值的 $\pm 10\%$。一般家用型高电位治疗设备的输出电压分别是 3000V、6000V、9000V。

2. 输出频率　在额定电源电压下，设备各挡输出频率不大于相应挡位频率设定值的 $\pm 10\%$，世界范围内的市电频率多为 50Hz 或 60Hz。中频输出时设定 $10 \sim 100kHz$。

3. 输出电压稳定性　电源电压在额定电源电压的 $\pm 10\%$ 之间变化时。输出电压在额定电源电压下输出的基础上变化不大于 $\pm 10\%$。

4. 短路电流　设备输出回路中的保护阻抗必须足够大：使其短路电流不超过表 6-2 中数值。

笔记栏

表 6-2　短路电流限值

频率 f	直流	50Hz	1~100kHz
限值 /mA	10	3.5	10

5. 输出过流保护

（1）如果保护阻抗使用单个电阻，设备必须有过流保护装置。

（2）如果短路电流＞1mA，设备必须有过流保护装置。

6. 安全要求

（1）漏电流。

① 对地漏电流：正常状况下不大于 0.5mA，单一故障状态下不大于 1mA。

② 患者漏电流：正常状况下不大于 0.1mA，单一故障状态下不大于 0.5mA；对于患者漏电流，在待机状态下，无高压输出的情况下进行测量。

（2）电介质强度：根据《医用设备安全通用标准》（GB 9706.1—2007）的要求，对于输出电压 1000＜V＜1000 的医用设备，其加强绝缘应为 2×（U＋2500），因此对 9000V 输出的家用电场治疗设备。应用端对输入端的电介质强度应该是 2×（9000＋2500）=23000V。

这个指标是衡量高电位治疗设备安全性能最重要的指标。

对于绝缘承受工作电压超过 10000V 的设备，GB 9706.1—2007 中相应部位试验电压值以基准电压值 U＋15000V 来计算。

五、高电位治疗设备的前景

1. **高电位交变场的治疗在康复医学的突出地位**　通过大量临床实践证明高电位交变场在康复治疗中是不可缺少的一部分，它填补了康复医学中的空白。

目前康复医学的主动治疗，除了康复师作业、外力器械、患者自主训练以外。还没有使用高压交变场生物电疗法。

康复医学是以促进病、伤、残患者功能康复的医学学科是临床医学的一部分，它的目的是预防和减轻功能障碍的程度，利用各种康复手段使患者肢体受限或丧失的功能尽可能恢复到最大限度，生活能自理，过正常人的生活。

世界卫生组织明确地将康复计划归属于现代医学所必须具备的预防、治疗、康复和保健的四大功能之一，而高电位交变场的治疗确实有预防、保健、治疗和康复的功能。可以纳入康复治疗的范畴，作为康复治疗中的成员。

2. **高电位疗法在我国的特殊优势**　我国大量临床应用成果表明，高电位医疗设备可以治疗多种疾病，尤其对心脑血管疾病、小儿脑瘫以及康复治疗方面取得重大科研成果。总的来说，高电位治疗在我国开展时间不长，临床应用范围还在探索中，与发达国家，如欧美、日本和韩国等国相比较，存在一定差距。但我国的技术水平在同业的共同努力下已经接近先进国家的水平，如果能与我国传统中医医学（针刺穴位和经络学）相结合，发展前景会更广阔，治疗效果会更好。故高电位交变场的治疗将会在我国茁壮成长起来，一定会赶超世界先进水平。

3. 高电位治疗有待进一步发展完善　由于高电位治疗在中国还是一个比较新的事物，必然存在很多不足之处和尚未认识的问题，比如：

（1）治疗机制尚需进一步深入探讨。

（2）需加强基础理论的研究。

（3）临床实践中选择最佳电压值、电流、频率和叠加波形，内置自动变换的治疗模式和高电位传感器与电子笔匹配以及原材料选取等，以期达到最佳的临床治疗效果。

（4）更多开展临床与应用，并按循证医学进行总结，得出更准确的结论。

LCD 液晶显示、音乐高电位治疗设备、变频调压型高电位治疗设备、带生理指标反馈调节高电位治疗设备、网络高电位治疗设备及智能型电位治疗设备代表高电位治疗设备的发展方向。

第四节　三变专利技术介绍

一、概　述

1. 技术领域　本实用新型涉及一种带智能程控的变频变波高电位治疗仪，属于物理治疗技术领域。

2. 背景技术　在物理治疗领域内，高电位治疗仪是目前国内外盛行的一种治疗仪器。其特点是，无需电极，而是依靠在一块通电布周围产生高压低频交变电场和磁场，当患者坐在通电布上时，通过高压低频交变电场和磁场间接地作用于人体，在人体内产生感应电荷，达到保健治疗的目的。

目前市场上使用的绝大部分高电位治疗仪，它的工作原理都是利用 AC220V 产生高压交变电场和磁场作用于人体进行保健治疗，它的高压的工作频率是 50Hz，它的波形是交流正弦波，在治疗时产生的高压交变电场的频率和波形都是固定不变的。在长期的治疗过程中发现，如果一直使用固定频率、固定波形的高压交变电场来治疗疾病，患者在使用一段时间后，自身会产生一定的耐受性，从而影响治疗效果。

目前医学物理治疗领域需要一种带智能程控的变频变波高电位治疗仪。

输入电路，输出若干不同幅度的输入电压；继电器开关模块，控制所述高压变压模块的输入端在输入电路与变频变波功能模块之间切换并控制所述输入电路的输入电压幅度；变频变波功能模块，接收所述输入电压并输出一具有一定频率和波形的模块输出信号；高压变压模块，接收所述变频变波功能模块输出信号或输入电路的输入电压产生高压信号；智能控制模块，对所述变频变波功能模块的模块输出信

笔记栏

号以及继电器开关模块控制。通过对 MCU 编程实现自动控制治疗时间、治疗电压、治疗频率和治疗波形，减少因耐受性对治疗效果造成的影响。

二、控制原理图（数码显示为例）

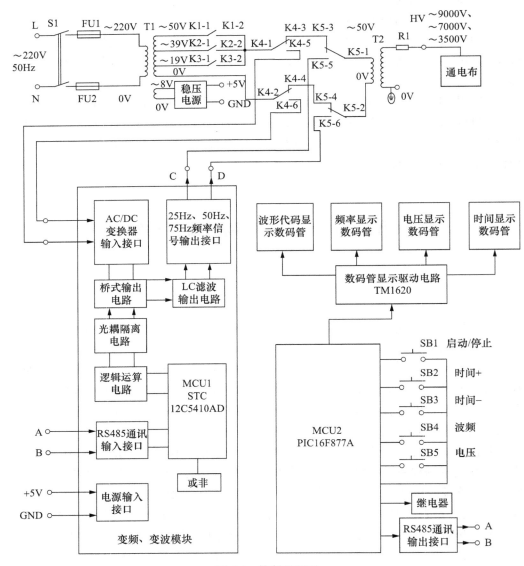

图 6-1　控制原理图

三、控制原理解释（三变技术）

1. 输入电路，其输出若干不同幅度的输入电压，第一变压器和一电压源，所述第一变压器包括若干输出,所述若干输出的电压幅度不同。

2. 变频变波功能模块,接收所述输入电压并输出一具有一定频率和波形的模块输出信号。

3. 高压变压模块,与所述变频变波功能模块以及输入电路连接,接收所述变频变波功能模块输出信号或输入电路的输入电压产生的高压信号。

4. 继电器开关模块,其与所述输入电路和变频变波模块连接,控制所述高压变压模块的输入端在输入电路与变频变波功能模块之间切换并控制所述输入电路的输入电压幅度。

5. 智能控制模块,与所述变频变波功能模块以及继电器开关模块电连接,对所述变频变波功能模块的模块输出信号以及继电器开关模块控制。

6. 电压转换单元,接收一交流电压转换成一直流电压。

与所述电压转换单元连接的全桥输出单元,其接收所述直流电压并输出一具有一定频率和波形的模块输出信号,所述模块输出信号为该模块的最终输出信号;与所述全桥输出单元连接的光耦隔离单元,其接收多路信号并经逻辑运算后产生使所述全桥输出单元的输入端信号互锁的多路不同频率的信号。

7. 用于控制所述电压转换单元、全桥输出单元和光耦隔离单元的第一 MCU;以及与所述第一 MCU 连接的用于与外部通信的数据接口单元和用于控制所述模块输出信号的控制单元。

8. 所述智能控制模块包括第二 MCU、按键控制单元、数码管显示单元、继电器控制单元以及通信单元,所述第二 MCU 分别与所述按键控制单元、数码管显示单元以及通信单元连接。

9. 所述按键控制单元包括启动 / 停止按键、时间增加按键、时间减少按键、波频切换按键、电压切换按键。

第七章　高电位疗法与慢病健康管理

高电位治疗现在已普及千家万户，其中主要包括有高黏血症、高脂血症、高血压病、糖尿病、心脑血管病，治疗最多的是失眠、神经衰弱。另外骨性关节病、风湿病、便秘、自主神经紊乱等也均有报道。

第一节　高　黏　血　症

（一）血黏度与高黏血症

血黏度是反映血液黏滞性的指标之一，影响血液黏稠的因素，主要是红细胞的聚集性和红细胞的变形性，血细胞的比容、大小、形态，血液中的胆固醇、三酰甘油和纤维蛋白原的含量等。

一般情况下，血液中血黏度也在不断变化中，如安静时血流速度要慢于运动时速度，天冷时血流速度要慢于天热时，血流速慢时，则血液黏稠度就会增高。

通俗地说，高黏血症就是血液流动缓慢、血液过度黏稠，可以看到红细胞聚集成串，丧失应有的间隙和距离或者红细胞通过毛细血管时的变形能力下降了。

（二）高黏血症的病因

1. **血液中水分少了**　相对来说红细胞的比例就会增多，也即血液中液体成分多了，血液黏度自然就增高了。

2. **血液中大分子增多**　血液中大分子增多和红细胞黏合成网络，增加血液流动的阻力，导致血液黏度增多，大分子如球蛋白纤维蛋白原等。

3. **血细胞聚集性增高**　当红细胞或血小板结构异常时，就会聚集到一起，阻塞血管，形成血栓。

4. **血细胞的变形性减弱**　人体的毛细血管很细的，最小直径只有 $2\sim3\mu m$，而红细胞的直径则有 $8\sim10\mu m$，红细胞只有通过变形才能将氧气和营养物质带到细胞和组织内，当红细胞变形力弱时，则不能通过小血管，影响血流速度，使血黏度增高。

5. **血脂异常**　血中血脂增高，本身就会使血黏度增高。另外，增高的血脂可抑制纤维蛋白溶解，使血液黏稠度更高。

（三）高黏血症的临床表现

1. **早期表现**　①晨起头晕，晚上清醒；②午餐后犯困；③喜欢蹲着干活；④阵发性视物模糊；⑤血液流变学检查异常，血黏度增高。全血黏度，一般可观察其切变率，高切变率主要反映红细胞的变形性，低切变率主要反映红细胞的聚集性。

2. **老年人的血黏度常增高**　这主要是老年人血管壁弹性低，管腔逐渐变狭窄，红细胞易聚集而使血黏度增高。另外，老年人的球蛋白、纤维蛋白和血脂也比较高，血液中有脱落的上皮细胞、血管脱落的类脂质也较多，纤维蛋白和血小板聚集在上述异物周围，包裹起来形成血栓，影响血流速度，加重血液黏稠度。

（四）高黏血症的治疗

高黏血症的治疗中除去治疗原发病等因素以外，还包括药物治疗和非药物治疗两大类。

1. **药物治疗**　常用药物稀释疗法，可选用肝素、阿司匹林、强心苷、低分子右旋糖酐、丹参、川芎等使血液稀释、血管扩张、红细胞变形能力增加。近年来用丹参加蝮蛇抗栓酶、红花（番红花、藏红花）、茶色素也有很好的疗效。

2. **非药物治疗**　血液稀释疗法即将血液抽出，分离红细胞，再回输血浆和相应的体液，使血容量稳定，从而改善血液黏稠度，使血细胞比容下降，改善微循环，使组织缺氧情况好转。但此治疗方法有成功的实例，也存在不少的失败例子，说明其复杂性。

3. **高电位治疗**　南方医科大学珠江医院陈银海等报道用高电位治疗 52 例脑梗死患者，同时进行血液流变学的检查结果证明高电位可以降低血黏度，对防治心脑血管病有重要意义（表 7-1）。

表 7-1　血液流变学指标（$x\pm s$）治疗前后的变化

项目	高切全血黏度（mPa·s）	低切全血黏度（mPa·s）	血浆黏度（mPa·s）
治疗前（$n=22$）	7.58 ± 0.75	8.67 ± 0.82	1.83 ± 0.12
治疗后（$n=22$）	6.63 ± 0.58	7.76 ± 0.77	1.68 ± 0.1
P	<0.001	<0.001	<0.001

上海第一人民医院刘嵋等报道用高压静电治疗 2 型糖尿病，并观察其对血液流变学的影响。作者将 2 型糖尿病患者，分成药物治疗组（25 例）和静电药物治疗组（30 例，加静电治疗），治疗后静电药物治疗组较药物治疗组低切还原黏度，全

笔记栏

血高切还原黏度（$P<0.001$），血沉方程 K 值、红细胞沉降率、空腹血糖和三酰甘油（$P<0.005$），有明显下降，说明高压静电治疗能明显改善糖尿病患者的血液流变学（表 7-2）。

表 7-2　电场疗法对糖尿病患者血液流变学的影响

项目	n	红细胞沉降率（mm/h）	血细胞比容	血浆黏度	全血低切还原黏度	全血高切还原黏度	血沉方程 K 值
治疗前单纯组	25	25.7±12.1	44.9±4.5	1.2±0.2	16.1±1.8	7.1±0.7	91.4±25.1
静电组	30	23.7±12.8	45.5±4.5	1.2±0.1	15.8±4.8	6.9±1.2	92.2±21.4
治疗后单纯组	25	27.4±9.7	46.9±6.3	1.2±0.1	15.7±2.5	6.8±0.6	87.5±24.6
静电组	30	18.9±11.0*	46.5±5.1	1.2±0.2	13.3±2.8***	5.9±0.9***	80.3±22.9*

两组治疗前后血液流变学各项指标比较
与治疗后单纯组比较 *$P<0.05$；***$P<0.001$

　　糖尿病患者有明显的血液流变学异常，是糖尿病慢性并发症发生的重要因素之一。据研究发现 2 型糖尿病患者由于存在红细胞、血小板、白细胞、血黏度及血管壁受损等因素有明显的血液流变学异常。其中红细胞流变性为主要决定因素，红细胞的变形能力下降，聚集性增加，红细胞膜的流变性改变，血液呈高黏状态等。这些导致了糖尿病患者的微循环缺血、缺氧。糖尿病患者在高电压静电治疗下，从单个红细胞的黏附性指标，全血低切还原黏度，全血高切还原黏度和反映血液黏度及红细胞聚集能力的指标，血沉方程 K 值，红细胞沉降率均有非常明显的下降，较空腹血糖、三酰甘油的降低更明显。

　　高电位治疗是由于人体处于高压交流场中，补充人体的阴离子，促进细胞的新陈代谢，使机体的内环境保持和恢复"恒常状态"，提高"自然自愈力"，从而达到防病治病的目的。

（五）高黏血症的危害

　　由于血浆黏度、全血黏度、红细胞聚集性、血小板聚集性、血小板黏附性、血液凝固性、血栓形成趋势的增加等。这些因素的异常改变造成血液循环特别是微循环障碍，导致组织细胞缺血、缺氧，而诱发其他疾病的发生。

　　1. 高黏血症诱使高脂血症　高黏血症患者即使长年不吃肉，其血脂仍可上升，这主要是由于高黏血症引发的内源性高血脂。大量的脂质加快沉积在血管壁上，使血管变狭窄，造成心脑血管供血不足而出现冠心病心绞痛和心肌梗死、脑梗死等。

　　2. 高黏血症可诱发高血压　高黏血症导致血脂沉积、血管壁增厚、血管弹性降低、动脉硬化，从而使血压上升。降压药只能使血压暂时下降，药效过后，血压又反弹上升。反复用药，使动脉硬化加重。甚至导致肾病的发生。

　　3. 高黏血症使血糖上升　高黏血症使肾上腺素激增、胰岛素的含量降低，使血糖上升；高黏血症使糖尿病患者的血液瘀滞、供血不足、血管损伤，造成局部缺氧、缺糖和产生酸中毒，极易使糖尿病患者发生并发症。

（六）高黏血症的预防

1．多饮水每天不少于 2000mL，晨起时、就寝前和饭前 1h 都需要饮水。

2．多食用稀释血液的食物

① 防止血栓形成，抑制血小板聚集的食物：黑木耳、洋葱、柿子椒、香菇、草莓、柠檬等。

② 抗凝食物（类似阿司匹林）：西红柿、橘子、葡萄等。

③ 降脂食物：山楂、螺旋藻、芹菜、胡萝卜、魔芋、海带、核桃、玉米、芝麻、苹果、猕猴桃等。

3．合理饮食少吃动物内脏、脂肪多的食品，少吃油炸食品，少吃甜食，以素食、清淡食物为主，粗细粮搭配，多食含维生素 C 的水果和蔬菜。

4．适当运动特别是有氧运动。如慢跑、快走（每分钟 50～60 步，每天半小时），其他运动还有打羽毛球、太极拳、游泳等。

5．禁烟限酒。

6．保持良好心态。

7．定期查体 50 岁以上最好查血液流变学。

第二节　血脂异常

（一）病因

1．食物中油脂太高　主要是胆固醇和动物的脂肪引起的，如动物内脏：脑、肝、肾、肠等。这些由于生活水平不断提高，不注意节制饮食，我们称之为原发性高脂血症。

2．继发性高脂血症　由于糖尿病或肝病引起的并发症，肥胖或超重、甲状腺功能减低、库欣综合征、肾病、多囊卵巢综合征。老年人高脂血症的发病率是中、青年的 3～5 倍，与动脉粥样硬化、高血压、糖尿病密切相关。

3．体力劳动和运动量过小　参加运动和体力劳动，其血清胆固醇均低于脑力劳动者。

4．药物引起　服用避孕药、雌激素、糖皮质激素、抗焦虑药、利尿药、β- 受体阻滞药。

5．遗传因素　表现在细胞表面脂蛋白受体缺损及细胞内某些酶的缺陷（如脂蛋白酶等）。

6．其他　饮酒过度，吸烟。

（二）什么叫血脂异常

血脂代谢发生紊乱，脂肪代谢或运转异常，血浆中一种或多种脂质浓度，包括血浆中总胆固醇及三酰甘油水平过高或血浆高密度脂蛋白胆固醇含量水平过低。总胆固醇或三酰甘油同时或单独高于正常值均为高脂血症，我国成年人患血脂异常患者率为 18.6%，估计有 1.6 亿人有血脂异常。

（三）血脂异常的危害

现在证明血脂异常是加速动脉硬化的最危险因素，其中低密度脂蛋白是引起血管阻塞和冠心病及卒中的罪魁祸首。所以被称为坏胆固醇。而高密度脂蛋白则可以将低密度脂蛋白从血液中运回肝脏，降低血中低密度脂蛋白的水平，并防止它在血管壁沉积。它可以携带血液中的 1/4～2/4 的胆固醇，还可以将过多的胆固醇从动脉粥样斑块中移去，所以是好胆固醇。高密度脂蛋白的下降，也可以使动脉粥样硬化发展速度加快。

另外，血脂异常也是高血压、糖尿病的一个重要危险因素。血脂异常还可以导致脂肪肝、肝硬化、胆结石、胰腺炎、眼底出血，甚至失明、周围血管病变、高尿酸血症等（图 7-1）。

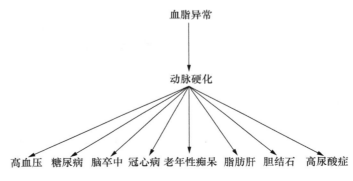

图 7-1　血脂异常的危害

（四）血脂异常的诊断

主要依据血液化验结果。

正常人：空腹血清总胆固醇＜5.72mmol/L，三酰甘油＜1.7mmol/L，一般血脂异常分为四种类型。

1. 高胆固醇血症　血清总胆固醇＞5.72mmol/L，而三酰甘油正常＜1.7mmol/L。

2. 高三酰甘油血症　血清三酰甘油＞1.7mmol/L，而总胆固醇含量正常＜1.72mmol/L。

3. 混合型高脂血症　血清总胆固醇和三酰甘油均增高，即总胆固醇含量＞5.72mmol/L，三酰甘油＜1.7mmol/L。

4. 低高密度脂蛋白血症　血清高密度脂蛋白含量＜0.9mmol/L。

（五）血脂异常的临床表现

多数患者无任何症状和异常体征；少数患者脂质在真皮下沉积引起黄色瘤，往往在进行血液生化检测血胆固醇和三酰甘油时才发现。

（六）血脂异常的药物治疗

1. 降胆固醇为主的调脂药物：主要是他汀类药物（HMG-CoA 还原酶抑制药）. 常用的有洛伐他汀、辛伐他汀等。

2. 降血浆三酰甘油为主的调脂药物：常用贝特类药物，如氯贝特、非诺贝特、苯扎贝特等。

值得注意的是他汀类药物和贝特类两种降脂药物不能联合应用，否则易发生横纹肌溶解的严重并发症。

冠心病、糖尿病患者属于高危患者，高血压、肥胖、吸烟和老年人属于中危患者；健康的人则属于低危人群。不同人群调脂治疗的目标是不一样的（表 7-3）。

表 7-3　血低密度脂蛋白胆固醇的标准

人群	血低密度脂蛋白胆固醇标准
高危患者（冠心病、糖尿病）	2.60mmol/L（100mg/dL）
中危人群（高血压、肥胖、老年人、吸烟）	3.12mmol/L（120mg/dL）
低危人群（身体健康）	3.64mmol/L（140mg/dL）

临床治疗时千万不能达标以后马上停药，否则很易引起反弹。陈红教授举出一例冠心病患者停药后 2 周血脂很快反弹。另外，血脂异常的危害主要看其对血管内皮的影响，血管内皮功能不好则易形成血栓。这位患者治疗前血管内皮功能是 6.5，服药后功能改善，血管内皮功能改善达到 11.3，停药后变得比服药前功能还差，变为 3.3。

贝特类药（降三酰甘油）的服用时间：因为三酰甘油主要是吃进去的，白天吃饭会升高，所以贝特类应白天早餐前 30min 服用；他汀类药（降胆固醇）的服用时间：因为胆固醇合成是晚上，所以应晚上睡觉前服。

他汀类药并不适合所有人，活动性肝炎、胆汁淤积性肝炎患者不适合服用。

另外，也有用烟酸及其衍生物，如烟酸、烟酸肌醇酯等。还有用抗氧化制剂（如虾青素、辅酶 Q_{10}、花青素、葡萄子、灵芝孢子等），这些抗氧化剂的特点是降低三酰甘油，提高高密度脂蛋白，防止低密度脂蛋白（LDL）被氧化。其主要成分是植物提取物，无不良反应。

（七）血脂异常的高电位治疗

伊藤不二夫报道对 35 例患有糖尿病、高血压、脑卒中、缺血性心脏病、肥胖、痛风的患者实施高电位疗法前后进行血清脂质检测，结果 13 例（37%）患者三酰甘油（TG）下降 0.52～0.78mmol/L，在 26 例游离脂肪酸（FFA）呈高值（0.82 ± 0.14mEq/L，$n=26$）的患者中 7 例（26.9%）改善至正常范围（0.51 ± 0.03mEq/L，$n=7$，$P<0.005$），另外 6 名垂体功能减低中有 4 名 FFA 低值者，经高电位治疗，其中 2 例 FFA 转为正常，说明高压交变电场具有双向调节的功能。

首都医科大学附属安贞医院杨威等使用高电位治疗仪对 28 例脑梗死患者和 2 例椎－基底动脉供血不足患者进行治疗。结果显示高电位治疗能降低总胆固醇（TC）、三酰甘油（TG）、低密度脂蛋白（LDL-C）和升高高密度脂蛋白（HDL-C），这对防治心脑血管疾病具有重要意义（表 7-4）。

表 7-4　治疗前后脂蛋白的变化（$n=30$）

脂蛋白（mg/dL）	治疗前	治疗后	P
TG	175.0 ± 98.7	159.8 ± 93.7	<0.01
TC	290.3 ± 71.4	176.7 ± 31.5	<0.01
LDL-C	148.2 ± 27.4	125.2 ± 23.7	<0.01
HDL-C	38.5 ± 9.9	44.2 ± 8.6	<0.01

南方医科大学珠江医院陈银海等报道，用高电位治疗 52 例脑梗死患者，在进行血脂检查，治疗前后均有明显的改善（表 7-5）。

表 7-5 中除脑梗死患者 52 例外，尚有其他脑血管病患者 3 例。

表 7-5　脂蛋白及亚组分治疗前后的变化（$x\pm s$）

脂蛋白及亚组分	治疗前（$n=55$）	治疗后（$n=55$）	P
TG（mmol/L）	2.37 ± 1.24	1.69 ± 0.91	<0.001
TC（mmol/L）	5.31 ± 1.30	4.66 ± 1.04	<0.001
LDL-C（mmol/L）	3.76 ± 0.98	3.11 ± 0.88	<0.001
HDL-C（mmol/L）	1.09 ± 0.26	1.43 ± 0.23	<0.001
HDL$_2$-C（mmol/L）	0.35 ± 0.16	0.49 ± 0.13	<0.001
HDL$_3$-C（mmol/L）	0.74 ± 0.18	0.94 ± 0.15	<0.001
TC/HDL-C	4.9 ± 1.5	3.3 ± 1.4	<0.001
LDL-C/HDL-C	3.4 ± 1.1	2.2 ± 1.2	<0.001
HDL$_2$-C/HDL$_3$-C	0.47 ± 0.20	0.52 ± 0.18	<0.005

LDL-C 参与动脉粥样硬化的形成，而 HDL-C 有助于抗动脉粥样硬化。高电位治疗可以降低 LDL-C，升高 LDL-C，故可以防治心脑血管病。

（八）血脂异常的预防

1. 生活调节

（1）限制高脂肪食品摄入：严格选择含胆固醇低的食品，减少动物性脂肪（如猪油、肥猪肉、黄油、肥羊、肥牛、肥鸭等）的摄入：高胆固醇的食物包括动物内脏、蛋黄、鱼子、鱿鱼、脑、脊髓；适当减少糖类的摄入，少吃糖和甜食，特别是主食也要少吃。因为糖也可以转化为三酰甘油，每餐应只吃七八分饱，三餐饭量分配要均衡，特别是晚餐，不宜吃得过饱。吃完就睡觉，能量最不易消耗出去，是造成血脂增高的重要原因之一。

（2）饮食要多样化：应该多吃粗粮，如小米、燕麦、豆类等。这些食品中纤维等含量高，具有降血脂的作用。蔬菜中富含纤维素、无机盐和维生素，能降低三酰甘油，促进胆固醇的排泄。多吃蔬菜，特别是粗纤维的菜（如芹菜、菠菜、油菜）。另外，患者也应当摄食低胆固醇食物，如瘦肉（鸭、鱼、鸡、猪、牛、羊）等，这些食品每 100g 食物仅有 100mg 左右的胆固醇。

（3）多食植物油、不吃动物油：植物油如橄榄油、玉米油、葵花籽油、花生油、豆油、菜籽油等，每天用量也不宜太多，每天 20～30g，约为三匙油量。尽量以蒸、煮、凉拌为主，少吃煎炸食品。限制甜食。不能采用饥饿疗法，过度饥饿反而使体内脂肪加速分解，使血脂增高。

（4）运动：足够的活动量对中老年人来说是防治高脂血症的冠心病的重要因素，但要以量力而行、循序渐进、坚持不懈、简便易行为原则。

（5）改变不良生活习惯：如戒烟限酒。烟中有尼古丁，使周围血管收缩和心肌应激性增加，引发血压上升、心绞痛发作。

（6）适当饮茶：茶中含有儿茶酸，可以增加血管柔韧性、弹性和渗透性，预防血管硬化。但多喝浓茶，使心率增快，对身体反而不利。

（7）其他：精神过度紧张、过度兴奋可引起血中胆固醇和三酰甘油含量增高。还应注意减肥，中心性肥胖更危险，以腰围为指标，男性＞90cm、女性＞80cm 即诊断中心性肥胖。

2. 解决认识误区

（1）血脂检查正常就安全：化验单血脂正常值是对于没有任何并发症的人而言，但是对于有患高血压、糖尿病、脑梗死者对血脂的水平会要求更严，其数值见前文。

（2）不吃肥肉，血脂就能正常：我们吃的东西包括糖类、脂肪、蛋白质，这三大营养素是可以互相转化的。即使不吃肥肉，吃粮食（糖类）多了，同样可以转化为三酰甘油，使血脂增高。

（3）保健药品（如鱼油和卵磷脂等）能代替药物：这些保健品对血脂维持平衡有一定好处，但绝对不可代替药物治疗。高脂血症患者必须在医师的指导下，服用降脂药，使血脂保持平衡。

（4）没有症状就不应该有高脂血症：大多数高脂血症患者没有症状，高脂血症对人体的伤害是渐进的、隐匿的，它使动脉粥样硬化，直到出现并发症才出现严重症状。所以，平时应经常检查血脂。如血脂升高（三酰甘油高）应引起足够重视，咨询医师治疗。

（5）高脂血症与肥胖无关：肥胖者常常伴有脂代谢的异常。身体越胖则血脂可能越高：苹果型（中心性肥胖）比鸭梨型肥胖更易得冠心病和糖尿病。所以肥胖患者一定要减肥。要膳食平衡、适当运动，以保证体重达到正常标准。

此外，高血压、糖尿病、冠心病、脑卒中等病经常和高脂血症同时相伴而生，所以治疗高脂血症时，同时要注意降压、降糖、降血黏度，以取得更好的治疗效果，防止和减少并发症的发生。

第三节　糖　尿　病

（一）什么是糖尿病

糖尿病是一组由于胰岛素分泌缺陷和胰岛素作用障碍所致的高血糖为特征的代谢性疾病。持续性高血糖与长期代谢紊乱等可导致全身组织器官，特别是眼、肾、心脑血管、神经系统和皮肤的损害，严重者可引起水、电解质紊乱和酸碱平衡失调等急性并发症酮症酸中毒和高渗昏迷。

（二）临床表现

1. 典型症状　"三多一少"症状：即多饮、多尿、多食和消瘦，多见于 1 型糖尿病，2 型糖尿病常不十分明显或仅有部分患者有此表现。

2. 不典型症状

（1）头痛、头晕、乏力：这是由于葡萄糖不能充分氧化，使人体不能充分利用葡萄糖和有效地释放能量。同时组织脱水，电解质紊乱，而使全身无力、精神萎靡。

（2）无任何症状。

（3）糖尿病早期，可在午餐或晚餐前出现低血糖症状。

3. 急性并发症表现　在某些应激情况下突然出现头晕、恶心、呕吐、食欲减退、腹痛、尿多、嗜睡、视物模糊、呼吸困难，昏迷等。

4. 慢性并发症表现

（1）糖尿病视网膜病变：是由于视网膜微血管并发症。

（2）糖尿病性白内障，糖尿病性青光眼，糖尿病眼肌病变。

（3）糖尿病性肾病：尿中泡沫多或蛋白尿，尿素氮、肌酐增加。

（4）糖尿病神经病变：四肢皮肤感觉障碍的末梢神经炎，如麻木、针刺、蚁走感及足底踩棉花感；自主神经功能受损。如便秘和腹泻交替，尿潴留，性功能障碍等。

（5）糖尿病皮肤病：反复皮肤感染，如疖、痈、小腿和足部长期不愈合的溃疡。反复发生泌尿系感染，皮肤和外阴瘙痒等。

（6）糖尿病心脑血管病变：引起高血压、心绞痛、心肌梗死、脑梗死、脑出血。

（三）糖尿病的诊断：测血糖是诊断的唯一标准

正常人血糖处于动态平衡之中。空腹血糖一般为 3.3～6.1mmol/L，餐后 2h 血糖为 3.3～7.8mmol/L，2h 以后血糖恢复正常，如果超过以上标准即为不正常，但不能诊断为糖尿病，还需要进行糖耐量试验以排除糖尿病。

根据世界卫生组织标准，空腹血糖等于或高于 7.8mmol/L 或者餐后 2h 血糖等于或高于 11.1mmol/L 方可诊断为糖尿病。

如果空腹血糖低于 7.8mmol/L 同时服糖后 2h 血糖等于或高于 7.8mmol/L，而低于 11.1mmol/L。则只能诊断为糖耐量降低。糖化血红蛋白是评价长期控制血糖的金指标，是反映 3 个月体内血糖的水平，一般糖化血红蛋白的控制在 7.0 以下即可以。

（四）糖尿病的治疗

包括糖尿病教育、饮食治疗、运动治疗、药物治疗、血糖监测以及其他心血管疾病危险因子的检测和控制。

1. 糖尿病知识教育　糖尿病一旦确诊，即开始对患者进行糖尿病教育，包括糖尿病的一般知识，自我血糖和尿糖的监测，降糖药物的用法以及并发症的表现和防治。

2. 饮食控制　如有条件可按体重来计算热量和糖、蛋白质和脂肪的量。

（1）糖类：主要在主食中，一般主食不能超过 250～400g，早、中、晚比例为 1∶2∶2。我们认为糖类应占饮食 50%～45%，如食糖过低，必须动用脂肪和蛋白质，脂肪分解，酮体增多，如胰岛素分泌不足，不能充分利用酮体，则发生酮症酸中毒，体内蛋白质分解，使抗病能力下降，继发感染；如食糖过低，使体内糖原分解和异生，引起反应性高血糖。此即不吃饭血糖也升高之故。

糖尿病患者每餐必须进食一定量的淀粉食物，不是主食越少食越好。但主食可多食粗粮，如莜麦、荞麦、玉米面，其血糖指数低，为 75%～89%（血糖指数指口服 50g 糖后 2h 血糖升高的情况）而白米和白面却为 90%～100%，豆类最低，仅为 15% 左右。

（2）蛋白质：在糖尿病饮食中为 15%～25%，1 天不超过 150～250g。蛋白质食物必须以含有必需氨基酸多的动物蛋白为主，如鱼、禽、牛肉、猪瘦肉、牛奶等。其中牛奶（包括酸牛奶）是糖尿病的良好食品，因其中含有人体需要的基本营养素，易被人体吸收，其次牛奶中几乎不含核蛋白（其代谢产物为尿酸，肾排泄尿过多含损伤肾功能）。另外，牛奶含钠少，有利尿作用，牛奶（酸奶更好）还含有牛奶因子，能抑制胆固醇合成；鸡蛋蛋白质高，但胆固醇也高，所以每天只吃 1 个为宜；鱼、鸡肉等对肾的损害明显比猪、牛肉等小，故吃鱼肉、鸡肉为宜。

有些患者以为不吃粮食，可以吃大鱼、大肉为补充，认为这样血糖就不会高了。但这是大错特错之举。因高蛋白饮食可以引起肾小球滤过率过高，增加尿蛋白的排出，引起肾小球肥大，加速肾功能减退，容易促发或加重糖尿病肾病，如有肾病者，

笔记栏

蛋白质的摄入应适当控制。除动物蛋白质外，植物蛋白也可以适当少吃一些，如豆腐之类。但因所含的非必需氨基酸占50%。不如动物蛋白能满足体内的生理需要。豆制品的氨基酸含量相当于肉类的1/3～1/2。要吃比肉类多2～3倍的量才能补充等量的氨基酸，加重了肾负担，所以可以用动植物蛋白混合食物。以达到互补作用。

（3）脂肪：含量在三大营养物质中占20%左右，如炒菜的油每次不超过3小勺。大家都知道，动物性脂肪含饱和脂肪酸多，吃多了可以造成血清胆固醇增多而引起动脉粥样硬化，而植物油含有丰富的不饱和脂肪酸。而且是必需脂肪酸的最好来源。不饱和脂肪酸在体内能帮助胆固醇运转，能降低血清胆固醇。另外植物油不含糖. 所以有的患者误认为可以随意不加限制地食用植物油，这也是一种误解。因为糖尿病患者要控制总热量，而1g脂肪能产生热量9.4kcal（37.3kJ），而1g糖类和蛋白质产热量只有4kcal，故过量摄入植物油，热量产生过多，对控制疾病不利。有人认为花生、瓜子不含糖，又可以抗饥饿解馋，可以多吃，这是完全不对的。花生米、南瓜子、西瓜子、葵花子等坚果的脂肪量高达40%，属于油脂类高热能食品。吃18粒花生米或一小把瓜子，就等于25g主食或1个鸡蛋的热量。

（4）膳食纤维：除以上三大营养素以外，目前还有称为人体"第四大营养素"的膳食纤维，这可以从蔬菜和水果中得以补充。这种膳食纤维有各种形态，其中包括含天然植物细胞壁的纤维素和果胶、多聚糖等合成多糖类。膳食纤维可分为水溶性纤维（可溶性纤维）与非水溶性纤维（粗纤维）两大类，两者的性质以及作用有很大的不同，只有水溶性纤维对餐后血糖和血脂浓度有明显作用。

膳食纤维对人体有什么作用呢？

① 糖作用：膳食纤维进入胃肠后吸收水分膨胀。呈胶质状，延缓食物中的葡萄糖吸收。减轻对胰岛细胞的负担，提高胰岛素的降糖效率，降低血糖，特别是餐后高血糖，而且能增加粪便中氮的排泄量，对糖尿病肾病有好处。

② 降脂作用：减低肠道对胆固醇的吸收，促进胆汁分泌、排泄，降低胆固醇水平，可预防冠心病和胆结石的发生。另外，人体结肠中的厌氧菌能使水溶性纤维大量发酵，产生纤维醋酸盐、纤维内酸盐和纤维丁酸盐，也有助于降血糖和血脂。

③ 抗饥饿作用：膳食纤维在胃肠内吸水后膨胀，可产生饱腹感。而且膳食纤维不易嚼烂，进食时使咀嚼次数增加，下丘脑的"饥饿中枢"得到足够的刺激，使胃内容物排出时间延长，抑制了餐后血糖的上升，从而血糖刺激胰岛细胞分泌的胰岛素的量也减少，使脂肪合成降低。

④ 减肥作用：膳食纤维在胃肠内限制了部分糖和脂质的吸收，使体内脂肪消耗增多。有助于减肥，对患者无任何不适。

⑤ 通便作用：促进肠道蠕动，缩短肠内容物通过的时间由原来的102h，减少至68h，并软化大便，起到通便、解除便秘的作用。

⑥ 解毒作用：由于饮食纤维在肠道内起渗透压作用，从而对有害物质起到稀释作用，而且可以与致癌物质相结合，降低结肠癌发病率。另外由于肠蠕动加快，也可减少与有毒物质（包括致癌物质）的接触时间。

⑦ 增强抗病能力作用：提高吞噬细胞的活动，增强人体免疫功能，有利于防感染和癌症。

世界卫生组织提出：每人每天应摄入膳食纤维为 27～40g。天然的膳食纤维多存在于新鲜蔬菜和水果较多，故对糖尿病患者来说应多吃蔬菜和少量的水果，因为蔬菜、水果中含有丰富的可溶性纤维。含膳食纤维多的蔬菜有芹菜、白菜、藻类和绿叶菜，蔬菜内含钾，不含钠，对高血压患者有好处。糖尿病患者不宜吃香蕉、甘蔗等单糖多的水果，其他水果均能吃，因水果大多数是碱性的。有中和酮体、减轻酸中毒的作用. 但应分 5～6 次食用。西红柿、黄瓜、猕猴桃适合糖尿病患者吃，还可多吃含碘多的海带、紫菜、海蜇等。南瓜和山药含糖类均在 20% 左右，故可以作为主食的一部分食用，但不能过量食用，否则易引起血糖升高。

另外，糖尿病患者还要多喝水：少盐饮食和补充多种维生素等，更重要的是保证饮食的平衡，谷类、蔬菜、肉类、豆类、油类要多样化。

3. 运动疗法　运动疗法对糖尿病患者来说是不可缺少的环节，适量而定期的运动能增强体质，改善健康状态，其作用有以下几个方面。

（1）运动增加肌肉对葡萄糖的摄取，故可以降低血糖。防止并发症的发生。

（2）增加胰岛素的敏感性。

（3）运动增加机体对血脂的利用，使三酰甘油、胆固醇有所下降。

（4）减轻体重，增加肌肉强度和耐力：适度的运动如散步、体操、健身操、慢跑、骑自行车等对糖尿病治疗较适合。但 2 型糖尿病血糖在 16.6mmol/L 以上则不宜运动。运动可导致血液中有过多的乳酸堆积，而且因肝糖原动员过多，利用不良，使血糖进一步上升。脂肪分解亢进，酮体堆积，使病情进一步恶化。

糖尿病患者运动时间应选择在餐后 1h 进行，因为这时是血糖最高时间。运动后以微出汗，稍感疲乏，食欲和睡眠良好为宜，如头晕，眼花，过度疲乏，5min 后脉搏仍不恢复，则为运动过量。60 岁以上的老年糖尿病患者可以缓步走，每分钟 60～70 步为宜，60 岁以下则以每分钟 120 步为宜。

4. 心理治疗　生活或工作中的重大变化，可能造成心理障碍和挫折，可使糖尿病病情加重，血糖大幅度波动、升高，甚至促使体内酮体出现和增高。所以一定要控制情绪，否则引起机体自主神经功能紊乱、内分泌失调、交感神经高度紧张和兴奋。机体为应对各种刺激，做出反应，在大脑的调控下，肾上腺分泌更多的肾上腺素、儿茶酚胺等激素释放入血液，以满足大脑的调节兴奋和肌肉的能量需要。这些激素还可以抑制胰岛素的分泌，以提高血中葡萄糖的含量来满足机体应激状态的需要。在正常人，事情过后，胰岛素会迅速分泌，血糖也就降下来。如糖尿病患者，胰岛分泌功能相对低下，血糖就会明显升高。

糖尿病患者要养成心情开朗、性情豁达、遇事泰然处之的良好心理状态，如遇到不顺心的事则可以采取躲避法、转移法、释放法、控制法、让步法以解决。

5. 药物治疗　如饮食和运动均不能使血糖降到正常时，则可以采用药物治疗，目前常用的降糖药有两类，即双胍类和磺脲类。

笔记栏

（1）双胍类降糖药：主要是减低食欲，减少糖的吸收，比较适合较胖者服用，降糖作用属中等。常用的两种药是二甲双胍（降糖片）和苯乙双胍（降糖灵），其中降糖片的不良反应更小，主要不良反应是易诱发乳酸性酸中毒，偶有消化道反应（如食欲下降、恶心、呕吐、口干、腹胀、腹泻等）症状。故一般饭后服。

（2）磺脲类降糖药：主要作用是刺激胰岛素分泌，降糖作用为中等偏强。此类药物种类很多，有长效、短效者，其中长效的优降糖作用最强，作用时间长。易引起低血糖，对年老体弱者，肝肾功能不良者不宜用。这类人则可以用糖适平，其作用时间短，只有5%从肾排出，大部分在胆汁排泄，很少出现低血糖反应，这类药的不良反应有恶心、皮疹、白细胞和血小板减少等，宜餐前10～30min服用。

以上药物可以联合使用，以降低血糖，提高疗效。注射胰岛素是最好的治疗方式，它可以使患者的病情得到最好控制，使糖、蛋白质、脂肪、水、盐和酸碱代谢平衡维持正常，防止或延缓并发症的发生和发展。

（3）胰岛素：1型糖尿病必须用胰岛素治疗，否则易引起酮症酸中毒，危及生命。2型糖尿病主要是控制血糖，如血糖控制满意，可以逐渐减少胰岛素的用量，有的患者甚至可以完全停用胰岛素。

现常用的诺和灵50R、30R笔芯是预先混合型的生物合成人胰岛素。含30%可溶性胰岛素和70%低精蛋白锌胰岛素混悬液，与人体产生的胰岛素结构完整一致并具单组分纯度。皮下注射后，30min开始起作用，药效持续时间为2～8h，由于血糖波动，剂量应按医师指示调整治疗。笔芯内胰岛素在常温下可使用1个月，不用时可放置2～8℃的冰箱内，避免阳光直射或剧冷剧热。

6. 高电位治疗　高压交变电场中对身体的影响很复杂，主要是在高压交变电场作用下体内离子或带电质点发生位移和再分配：活跃人体血液中蛋白质和细胞，改善血液循环。另一作用是使空气电离产生负离子，对人体的自主神经系统具有调节作用。

治疗糖尿病的机制为在高压交变电场作用下血糖的衍化加速，其次改善了糖尿病患者的微循环而产生治疗作用。

微循环障碍是糖尿病患者的病理改变，也就是糖尿病患者产生严重并发症的原因。

其微循环障碍表现为微血管基膜增厚，经测定证实为糖蛋白的堆积，另有微血管内皮增生等病变，常使微血管发生异常扭曲、打结或有微血管瘤形成，致使血管通透性增加，脆性增加。加上血液黏滞度增加、血液纤维蛋白增加、红细胞变形能力差、高脂血症等加重了糖尿病微循环灌注和缺氧，这些将加重组织的损害。

人体置于高压交变电场内引起离子和带电复合物的改变，血液pH的碱性倾向中和了由于组织、细胞缺氧性代谢障碍所呈现的血液pH的酸性倾向。离子的位移和血清蛋白质组合的改变，可以降低血液黏稠度，抑制血小板和红细胞的聚集，增加红细胞的变形能力，改善机体组织、细胞的缺血、缺氧状态。

张俊杰报道用高电位疗法治疗31例糖尿病患者，证明它可以降低血糖，由

（9.528±0.789）mmol/L（明显高于正常范围）下降至（5.824±0.586）mmol/L，同时，有指（趾）、唇、舌局部麻木感的 6 例患者症状明显减轻和消失。

笔者还对 31 例糖尿病患者进行了甲皱微循环观察，用"甲皱微循环加权积分法"进行治疗前后观测。本组糖尿病患者微循环障碍最明显的是微循环血流速度减慢和红细胞聚集，积分值最高，其次为乳头变浅，乳头下静脉丛增加，袢顶出血及管袢形态异常等项；2 例患者管袢内出现白色微小血栓，本组患者甲皱微循环的综合积分为 4.694±0.301，属中度异常。

经 1 个疗程的高电位治疗以后，糖尿病患者的甲皱微循环获得改善，其中红细胞解聚最明显。本组患者甲皱微循环的红细胞聚集现象积分值最高，为 0.948±0.114；经治疗后降至 0.571±0.095（$P<0.01$）。其次为管袢内血流速度明显增加，积分值由治疗前的 1.094±0.049 降至 0.810±0.076（$P<0.05$）。2 例患者管袢内发现的白色微小血栓，治疗后完全消失。本组患者甲皱微循环管袢有一定数目的交叉和畸形，但治疗后管袢的这种形态特点改变不大，仅管径大小有所调整，无统计学意义。经治疗后，甲皱管袢出血吸收，乳头下静脉丛减少，乳头波纹化亦无统计学意义。

1 个疗程的高电位治疗后，甲皱微循环的综合积分由 4.697±0.301 下降至 3.142±0.342（$P<0.001$），已属于轻度异常。表明甲皱微循环明显改善，微循环的血液流态改善最为明显，其次是微循环的形态和袢周状态（表 7-6）。

表 7-6　高电位对糖尿病患者甲皱微循环的影响

观察项目	治疗前	治疗后	观察项目	治疗前	治疗后
清晰度	0.042±0.022	0.029±0.021	RBC 聚集	0.948±0.114	0.571±0.095
管袢数	0.090±0.044	0.065±0.042	WBC 数	0.013±0.009	0.013±0.009
输入支	0.209±0.043	0.652±0.384	白色微小血栓	0.161±0.115	0
输出支	0.110±0.219	0.077±0.019	血色	0.216±0.013	0.184±0.020
袢顶	0.110±0.219	0.087±0.022	周围渗出	0.145±0.107	0.097±0.067
管长	0.084±0.042	0.032±0.026	出血	0.307±0.106	0.026±0.026
交叉	0.135±0.043	0.135±0.043	乳头下神经丛	0.329±0.128	0.239±0.098
畸形	0.219±0.049	0.206±0.049	乳头	0.313±0.053	0.242±0.046
流速	1.094±0.049	0.810±0.076	汗腺导管$\sum$（A×B）	0.081±0.027	0.061±0.032
血管运动性	0.113±0.025	0.097±0.024	总积分	4.719±1.427	3.623±1.099

高电位治疗糖尿病，微循环的改善和血糖的下降相一致。

从以上测试结果表明电位疗法确实抑制了微循环内的红细胞聚集，加快了血流速度，消除了微血管内的白色微小血栓，调整了微循环的形态，改善了微血管周围的缺血状态。利用加权积分法测定治疗前后的甲皱微循环表明微循环障碍的程度明显轻于治疗前。这些结果为高电位治疗改善微循环的程度提供了强有力的佐证。

笔记栏

由于胰腺微循环改善，缺血、缺氧状态缓解。胰腺细胞分泌胰岛素的能力和释放速度增强，靶细胞膜上胰岛素受体的数量和质量增强，胰岛素的外周阻力降低，促进了胰岛素降低血糖的生物效应，这些因素也强化了血糖的降低。

（五）糖尿病的控制标准

见表 7-7。

表 7-7　糖尿病的控制标准

	目标值
血糖（mmol/L）空腹	3.9～7.2mmol/L（70～130mg/dL）
非空腹	≤10.0mmol/L（180mg/dL）
HbA1c（%）	<7.0
血压（mmHg）	<130/80
HDL-C（mmol/L）男性	>1.0（40mg/dL）
女性	>1.3（50mg/dL）
TG（mmol/L）	>1.7（150mg/dL）
HDL-C（mmol/L）未合并冠心病	2.6（100mg/dL）
合并冠心病	1.8（70mg/dL）
体重指数（BMI，kg/m²）	<24
尿白蛋白/肌酐（mg/mmol）	<2.5（或22mg/g）<3.5（或31mg/g）
男性女性尿蛋白排泄率	<20μg/min（30mg/d）
主动有氧活动（分钟/周）	≥150

第四节　冠　心　病

1. 冠心病（冠状动脉粥样硬化性心脏病）的定义和病因

冠心病是冠状动脉粥样硬化使血管腔阻塞，导致心肌缺血、缺氧而引起的心脏病，称为"冠状动脉粥样硬化性心脏病"，简称"冠心病"。

由于心脏是全身血液流动的泵，将血液泵向全身，心脏工作量很大，消耗的能量也很大，心肌耗氧量很大（其耗氧量占全身耗氧量的10%），体内各组织从动脉内摄取血氧只占25%左右，而心肌组织却能摄取60%～65%，但心肌储存氧和能量物质却很少，所以心脏是处于耗氧量大、耗能大而储备量少的条件下活动的。心脏要正常活动，就必须有足够的血液和氧供给。

冠状动脉是唯一供应心脏血液的动脉，是心脏的生命线。在正常情况下，冠状动脉能给心脏充足的血液和足够的氧。但冠状动脉如果发生动脉粥样硬化，动脉壁形成斑块：斑块破裂，血管腔内血栓形成或冠状动脉痉挛，加之侧支循环不易形成，使通过的血液减少，心脏得不到足够的氧和能量，就使心肌收缩无力，代谢产物堆积，出现胸闷、气憋等症状，即所谓的"心绞痛"。如某一支冠状动脉完全堵塞，就会使其供应部分的心肌发生缺血性坏死，即所谓的"心肌梗死"。

2. 冠心病的分类

（1）心绞痛：主要表现为胸骨后偏左下方憋闷或剧烈疼痛。疼痛可向左肩放射，有的甚至放射到上臂左侧及小手指，为暂时心肌供血不足引起，多在 3～5min 消失，是临床上最常见的一种类型。

（2）隐匿性或无症状性冠心病：患者无症状，但是心电图有心肌缺血表现。

（3）急性心肌梗死：由于冠状动脉严重病变或痉挛造成冠状动脉某一主支完全阻塞，使部分心肌缺血坏死，临床表现为持续性不易缓解的剧烈的心前区疼痛，有明显的心电图和血液化验改变，血清肌酸、磷酸激酶（CPK）、谷草转氨酶（GOT）、乳酸脱氢酶（LDH）增高。

（4）心律失常：由于心肌供血不足，影响心脏兴奋及传导系统，引起心脏节律及传导的功能障碍，出现心律失常，此时患者会发现自己脉搏忽慢忽快、不齐等。

（5）心力衰竭：由于心肌缺血、心肌硬化、心肌收缩力下降，从而表现为心力衰竭，出现发作性气急、咳嗽、水肿等。

（6）缺血性猝死：突发心搏骤停而死亡，多为心脏局部发生电生理紊乱或起搏、传导功能发生障碍引起严重心律失常所致。

3. 冠心病的主要危险因素　冠心病的危险因素很多，主要是高血压、高脂血症和吸烟，还有糖尿病、肥胖、缺乏体力活动、精神过度紧张、冠心病家族史等。这些危险因素和冠心病的作用机制还未完全清楚，但多种危险因素同时存在时，其冠心病的发病率则以倍数增加。

（1）高血压：60%～70% 心绞痛患者伴有高血压，高血压患者患冠心病的概率比正常血压者高 2 倍。

大量研究表明，高血压可以损伤动脉内皮引起动脉粥样硬化，而且加速动脉粥样硬化，另外，高血压是心绞痛的诱因，由于血压升高引起心脏负荷增加，心肌耗氧量增加。从而加速诱发及加重心绞痛。高血压更大的危险是血压升高可能触发粥样硬化斑块破裂，血栓形成，堵塞冠状动脉，导致急性心肌梗死。

（2）高脂血症：血中胆固醇高于身体需要时，就会积聚在血管壁上，如积聚在冠状动脉壁上使之狭窄、阻塞，使心肌缺血、缺氧，甚至造成心肌坏死，于是造成心绞痛、心肌梗死。

（3）高血糖：据研究发现，在糖尿病症状出现之前就潜在患冠状动脉粥样硬化性心脏病的高危险性。专家认为易发生糖尿病的高危险人群，并发冠心病的概率也很高。值得注意的是许多糖尿病患者发生心肌梗死时多为无痛性或不典型性，发病率在 16%～42%。这可能是由于营养心肌的冠状动脉分支已有广泛的微血管病变而侧支循环不好，在发生心肌梗死前就处于低氧状态，心肌一部分骤然梗死缺血，尚无足够的代谢产物释放，从而不引起疼痛。

（4）吸烟：吸烟对人体有百害而无一益，即使是很少量的吸烟也不例外，吸烟可以加速血管硬化，增加心脏病的危险性。

所以说高血压、高血脂、高血糖、吸烟是冠心病的四大元凶。

4. 冠心病的诊断　通常中年以上的患者，特别是男性有典型心绞痛病史者，心绞痛的诊断大致可以确立。若症状不典型，且发作时心电图又无缺血表现，则需进行运动试验、放射性核素检查或是冠状动脉造影方可确诊。

（1）运动试验：约有 65% 心绞痛患者于运动试验时可呈阳性表现。运动耐力低，运动试验时血压下降，ST 段降低，明显者常表明冠状动脉病变严重。

（2）放射性核素检查：90% 以上心绞痛患者于运动试验时行 $^{201}TI^{201}$ 铊，心肌扫描可检测到心肌缺血。

（3）冠状动脉造影：可发现心绞痛患者至少有冠状动脉主支或主要分支狭窄达 50% 以上，目前冠状动脉造影是确诊冠心病最可靠的方法。

关于冠心病的诊断，心电图是最基本的检查，心绞痛患者休息时心电图往往正常，有的患者则表现为陈旧性心肌梗死，也可呈左心室肥厚劳损，束支传导阻滞或轻度 ST 段改变。

当心绞痛发作时，部分患者的心电图仍可正常，但多数患者可出现特征性的缺血型 ST 段改变，这种改变几分钟即可消失。有的患者在心绞痛发作后，疼痛已缓解时才出现上述 ST 段改变。由冠状动脉痉挛引起的心绞痛，心电图既可呈现 ST 段抬高，亦可表现 ST 段压低（图 7-2）。

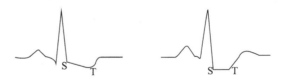

图 7-2　心肌缺血的心电图模式图

5. 冠心病的药物治疗

（1）硝酸甘油酯：0.3～0.6mg，发作时含于舌下，为目前最常用的方法。此药药效持续时间短暂，只作为临时扩张冠状动脉之用，以缓解疼痛。

平日可以口服 5- 单硝酸异山梨酯缓释胶囊，属于长效硝酸盐制剂（每次 40mg，每日 1 次），硝酸盐制剂除使冠状动脉扩张，增加冠状循环的血流外，还能减少静脉回流心脏的血量，减少心脏负荷和心肌对氧的消耗。

（2）肾上腺素能 β 受体阻断药：可阻断拟交感类对心率性和心肌收缩性受体的刺激作用，减缓心率，减少心肌收缩力和耗氧量，从而缓解心绞痛的发作，与硝酸盐合用，可增强抗心绞痛作用。

常用的药如美托洛尔（倍他乐克），可用于治疗高血压、心绞痛、心肌梗死、心律失常、心脏自主性神经功能紊乱和心力衰竭。

（3）钙通道阻滞拮抗药：双嘧达莫（潘生丁）及小量阿司匹林和中药也均有一定效果。

对确诊心肌梗死患者应绝对卧床休息、镇痛、镇静、吸氧、及时住院，有溶栓适应证者应力争早期溶栓，并早期应用支架或旁路移植手术。

6. 冠心病的预防

（1）保持情绪稳定：情绪波动最易引起心血管意外，不要大喜大悲，大怒大惊，如看凶杀电视、惊险游乐、剧烈的球赛、生离死别……均是引起冠心病发作的因素，应特别注意。

（2）保持饮食平衡：要防止暴饮暴食，忌荤腥厚味，如高脂肪食品，糯米甜食，过度的酒和过咸的菜，多吃水果、蔬菜，每天饮奶1杯，增加禽类及鱼类等含蛋白质丰富而含脂肪较低的动物食物。

（3）饮足够的水；冠心病患者应饮用适当的白开水或茶水，及时补充体内水分，特别夏天出汗多，血液易黏稠、易形成血栓，易导致心肌梗死。心脏病易在清晨时发作，有学者认为与夜间缺水有关，所以半夜醒来时适当地喝点水，降低血液黏稠度，对预防血栓形成有益。

（4）保持冷热平衡：冷热的变化直接影响心脑血管功能，故冠心病患者不要忽冷忽热，在季节交替时应特别注意，每年的4月份和9、10月份，探亲访友，外出旅游要做好防寒保暖。心脏病好发时间在早晨4～10时，为70%～80%冠心病患者的发作时间，故这段时间服药，饮水，防止剧烈活动，以免心脏病发作。

（5）保持血压平稳：血压波动是心脑血管疾病的重要原因，所以高血压患者千万注意避免情绪激动。

7. 高电位治疗冠心病　由于高电位治疗能使微血管扩张，血流加速，也有活血化瘀，改善微循环作用，另外改善血清中脂蛋白结构，降低血液黏稠度，对改善冠状动脉的供血，增加心肌的血氧供应。改善心肌损害及其心肌的复极功能；电位疗法还可以调节神经系统特别是自主神经系统功能，对血管弹性和减低外周阻力起一定作用。

中山大学附属第三医院报道用高电位疗法治疗冠心病心绞痛36例：主要表现胸痛、心悸、气短、心绞痛，心电图示心肌缺血（ST段下移0.5～0.15mV，T波倒置或低平）。冠心病高血压34例，除冠心病表现外，血压收缩压19～24kPa，平均22.72kPa；舒张压12.0～14.5kPa，平均13.25kPa。冠心病心律失常9例，除冠心病表现外，心电图示：频发房性期前收缩，房速或房颤，频发室性期前收缩（二、三联律）。冠心病兼有颈椎病15例，患者除冠心病表现外，尚有眩晕、头痛、恶心、呕吐，经X线诊断为颈椎病。脑血流图显示椎基底动脉供血不足。

从表7-8观察94例中显效48例，好转40例：其有效率达93.6%。其中以冠心

笔记栏

病伴高血压和颈椎病显效率最高，心绞痛和心律失常次之，疗效差或无效者是因为未能坚持 1 个疗程。

表 7-8　临床治疗效果

疾病	例数（%）	显效	好转	无效
冠心病心绞痛	36	13（36.1%）	19（52.8%）	4（11.1%）
冠心病高血压	34	20（58.8%）	12（35.3%）	2（5.9%）
冠心病颈椎病	15	13（86.7%）	2（13.3%）	0
冠心病心律失常	9	2（22%）	7（77%）	0
合计	94	48（51%）	40（44.6%）	6（6.4%）

笔者观察用高电位治疗 119 例不同病种的患者，平均治疗次数为 23.5 次，显效、好转、无效的平均治疗次数分别是 28.5 次、13.9 次、4.5 次，由此可见疗效与治疗次数成正比。

中山大学附属第一医院也报道用高电位治疗冠心病心绞痛 18 例和高血压心绞痛 6 例，均取得良好疗效（表 7-9）。

表 7-9　临床治疗效果

病种	例数（%）	显效	好转	无效
冠心病心绞痛	18	8（44.44%）	10（55.6%）	0
高血压心绞痛	6	4（66.7%）	2（33.3%）	0

冠心病患者大多数具有不同程度的心功能降低，尤其是心脏的心缩功能减退更为明显。从表 7-10 可以看出治疗后明显降低心脏的前后负荷，尤其是总外周阻力，具有统计学上的显著差异（$P<0.01$）。同时也能增强心脏收缩功能，增高动脉灌注压，改善血管功能，调整心室运动的协调性和主动脉的顺应性，从而使排血量增加，致心脏供血得以改善。

表 7-10　心室负荷的变化（$x\pm s$，$n=18$）

项目		治疗前	治疗后	P
前负荷	肺毛细血管楔压（PCWP）	（2.53±1.36）kPa	（1.20±0.12）kPa	<0.05
	左心室舒张终末压	（1.68±0.22）kPa	（2.48±1.04）kPa	<0.05
后负荷	总外周阻力（TPR）	（1860.2±11.30）Dyn/m²	（1692.5±12.50）Dyn/m²	<0.01

注：1Dyn＝0.01mN

南方医科大学珠江医院用高电位治疗 44 例冠心病患者，其中显效 20 例，好转 8 例，无效 6 例。治疗的效果与治疗时间（次数）成正比。

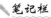

第五节　心　律　失　常

　　心律失常是指心脏电活动的频率、节律、起源部位、传导速度或激动次序的异常，按其发生原理分为冲动形成异常和冲动传导异常。

　　引起心律失常的原因分为生理性因素和病理性因素两大类。

　　1. 生理性因素　如运动、情绪激动、进食、体位变化、睡眠、吸烟、饮酒或咖啡、冷热刺激等。

　　2. 病理性因素　如心血管疾病、甲状腺功能亢进或减退发热、低血糖或药物影响，如洋地黄、扩张血管药物等。还有电解质紊乱、麻醉手术、电击、中暑等，也均是心律失常的原因。

　　心律失常发作时的心电图记录是诊断心律失常的重要依据。

　　完全预防心律失常发生有时是非常困难，故采取适当措施，减少发病率。如心律失常的诱因，包括吸烟、酗酒、过劳、紧张、激动、暴饮暴食、感冒发热等，所以患者应保持平和稳定的情绪，精神放松，按时作息的习惯。保证睡眠，适当运动，保持大便通畅，饮食定时定量，不饮浓茶不吸烟。

　　患者应合理用药，应注意服药后的反应。有些抗心律失常药物常可导致心律失常，所以应尽量少用药，用药后应密切注意用药后的反应，定期复查。

　　以往认为禁忌使用高电位进行治疗，可能是高压电场对心脏正常功能影响的作用机制不清楚造成的。

　　解放军总医院肖红雨等对用高电位进行治疗 24 例，这些患者治疗前停服或未服用过抗心律失常药物时看是否影响心脏正常电生理活动。所以在对心脏窦房结功能的观察上，重点对最高心率、最低心率、平均心率进行了治疗前后对照分析，未发现高电压电位对心脏正常电生理活动产生显著抑制作用（窦性心率均＞60/min），提示高电位治疗对心脏窦房结功能无明显影响。

　　高电位治疗后复查 24h 动态心电图，如期前收缩数量较治疗前减少 80% 以上，则定为痊愈，24 例中有 6 例，占 23.1%；如期前收缩数量较治疗前减少 50% 以上，则定为显效，24 例中有 6 例，占 23.1%；如期前收缩数量较治疗前减少 20% 以上，则定为有效，24 例中有 5 例，占 19.2%；如期前收缩数量较治疗前减少 10% 以下，则定为无效，24 例中有 3 例，占 11.5%；如期前收缩数量较治疗前增加 10% 以上，则为加重：24 例中 6 例，占 23.1%，总有效率 65.4%。

　　研究证明高电位治疗对部分心律失常具有较好疗效。

　　心律失常 24 例中包括持续房性或室性期前收缩。合并高血压病及甲状腺功能亢进症 1 例，持续性心房颤动 1 例，冠状动脉狭窄 1 例。

笔记栏

第六节　功能性心脏病

1. **心脏自主性神经功能紊乱**　是由于神经功能失调，引起心脏血管功能紊乱所产生的一种综合征，在病理解剖上心脏血管器质性病变，但临床上却出现心悸、心前区痛、呼吸不畅、全身无力等症状，女性比较多见。从广义来说，许多不伴器质性心脏病的心律失常，如过早搏动，阵发性心动过速等也均属于本病范围，这种病在有心血管疾病相关症状的患者中约占 10%。

功能性心脏病又名神经性循环无力，过去认为这种病为非器质性改变，临床上未给予足够重视，但最后医学家研究表明，由于它可以影响心脏传导、舒缩以及其他功能，严重者可导致心肌梗死和猝死，因而应引起重视和治疗。

2. **发病原因**　正常心血管系统是神经内分泌系统的调节，其中神经系统的调节起主导作用。高级神经中枢通过交感和副交感神经的自主神经系统来调节心血管系统的正常活动，由于外来和身体内部各种因素的作用，使自主神经系统功能失调，交感神经张力增加，迷走神经减弱，导致心血管系统功能紊乱而引起心脏自主性神经功能紊乱。

3. **不适表现**　症状多种多样，常见自觉症状是心悸、心前区疼痛、呼吸不畅和全身乏力。此外，尚有易激动、失眠、多汗、颤抖、头晕等。

心悸最常见，心前区不适是由于交感神经张力增高所致。多伴有窦性心动过速，血压暂时升高和心排血量增加。

呼吸不畅是自觉空气不足，因而加深呼吸，久之，血中二氧化碳浓度降低，可出现四肢麻木、手足搐搦、头晕等。

体检无异常，也可发现患者有焦虑和紧张的心情、手掌汗多、两手颤抖、心率稍快、心前区有收缩期杂音，偶尔过早搏动。

4. **药物治疗**　可常规给予口服谷维素片 100mg，每日 3 次；普萘洛尔（心得安）片 10mg，每日 3 次，心烦、失眠时给予地西泮 1mg，口服。

患者保持平和的心态规律生活，适当参加一些锻炼和劳动。

也可针灸穴法治疗，常取神门、内关、心俞等穴位或服中药（如安神补心丸等）。

5. **高电位治疗**　由于高压交变电场改善心脏自主性神经功能紊乱的自主神经功能，故可以使心脏自主性神经功能紊乱患者心电图的特征性表现 ST 段压低、T 波低平、平坦、倒置等得以恢复，使心率减缓，ST 段振幅下降，同导联 R/T 比值回升，与治疗前比较有明显差异，其主要原因是：①静电的交流交变模式对人的自主神经系统是一种良性刺激，起到调节的作用；②通过静电场电离作用，使心肌细胞膜内阴离子增加，细胞膜外流的 Na^+ 减少，而对 K^+ 的吸入增多，从而使心室肌复极化过程恢复正常；③由于静电场产生和臭氧直接调节紊乱的自主神经系统，可以使交感神经兴奋性降低，迷走神经活性增高，恢复正常的心脏调节功能。

武警湖北总队医院张静、陈新武、刘秋君报道用高电位疗法治疗 107 例功能性心脏病患者，随机分为高电位组 55 例（用高电位治疗）和常规组 52 例［口服谷维素和普萘洛尔（心得安）治疗］。二组分别进行心电图检测．结果治疗后两组临床疗效及心电图检测均有显著性改善，高电位治疗组优于常规组。证明高电位治疗心脏自主性神经功能紊乱有好的治疗效果，它可以降低心率，改善心电图检测指标（表 7-11，表 7-12）。

表 7-11　两组患者治疗前后心电图改变

组别	时间	心率（min）	ST 段（mV）	R/I	P
高电位组（n＝55）	治疗前	85.4±7.3	0.09±0.04	8.3±2.1	均<0.05
	治疗后	73.6±9.2	0.06±0.04	12.4±2.5	
常规组（n＝52）	治疗前	84.7±7.3	0.09±0.04	8.6±2.2	均<0.05
	治疗后	79.4±9.1	0.08±0.05	9.5±2.3	

表 7-12　两组患者治疗前后临床疗效比较

组别	n	显效	有效	无效	总有效率	χ^2	P
高电位组	55	31（56.4%）	17（30.9%）	7（12.7%）	87.3%	4.05	<0.05
常规组	52	17（32.7%）	20（38.5%）	15（28.8%）	71.2%		

第七节　脑血管病

脑是人体的"司令部"，它支配人体的一切活动和感受，脑细胞生存和活动由脑血管内血液提供氧气和养料。各种原因造成的脑血液供应停止，就会导致血液停止供应部分的脑细胞死亡，脑组织坏死，这就是通常称为"脑卒中"。"脑卒中"分为缺血性脑卒中和出血性脑卒中。缺血性脑卒中（包括短暂性脑缺血发作、脑梗死、脑栓塞）是由于脑动脉闭塞或被栓塞而造成相关脑组织缺血、坏死，从而引起一系列持续时间不等的神经系统功能障碍，严重者可导致死亡。高血压病、糖尿病、心脏病、高脂血症、吸烟以及以前有脑卒中病史者均会诱发急性脑梗死。出血性脑卒中是指某一脑血管破裂，血液进入脑组织，压迫、破坏该部位的脑组织。蛛网膜下腔出血（SAH）也是出血性脑卒中的一种类型，常由脑动脉瘤破裂引起。常见脑血管疾病的病因如下。

1. 血管壁病变　如动脉硬化和动脉粥样硬化；感染性或非感染性血管炎，如风湿、结核、寄生虫、结缔组织病（红斑狼疮、结节性动脉炎）等引起的血管壁病变；血管发育异常；动静脉畸形等；颅脑外伤、手术、导管、穿刺等引起的血管壁损伤。

笔记栏

2．血压变化　包括各种原因形成的高血压和血压骤然下降。

3．血液成分改变　包括血液黏稠度增加，恶性肿瘤引起的高凝状态，各种血液病（血友病、白血病、血小板减少性紫癜等引起的出血倾向）。

4．心脏病　包括心律失常、瓣膜病变、心肌梗死等。

5．其他　口服避孕药、药物中毒、药物过敏、颈椎病等。

以上病因以高血压、动脉粥样硬化最为重要，可造成下列病理变化。

缺血性脑卒中：各种原因引起的脑血管壁增厚，管腔狭窄，血液黏稠度高和血流缓慢，均可造成脑血管闭塞，使脑的相应区域供血不足，形成脑梗死，临床最常见的为动脉粥样硬化斑块脱落引发的脑梗死。此外，也可见于风湿性心脏病时二尖瓣的赘生物、亚急性细菌性心内膜炎时细菌赘生物的脱落，一些恶性肿瘤细胞也可通过循环系统引起瘤栓塞。另外还有空气栓塞和脂肪栓塞等。

一些恶性肿瘤可引起凝血机制的改变：导致血液高凝状态，造成非转移性脑栓塞。由于血管发育异常（动脉畸形）或血压过高或其他原因，均可引起血管破裂而造成脑出血。现代广泛的流行病学调查研究表明，脑血管疾病已是一种主要致死致残的常见病，与心脏病和恶性肿瘤构成人类死亡的三大病因，在我国城乡的许多地区脑卒中的患病率更是高居首位。因此，积极防治脑卒中是当务之急。

（一）脑供血不足和一过性脑缺血

1．脑供血不足　多由于脑动脉硬化、血管狭窄和脑血管痉挛，管腔显著缩小、血液循环障碍而引起的脑供血不足，其发病的诱因最常见的是情绪激动和过度劳累、吸烟、过度饮酒，也可由颈椎病、急速的头部转动诱发椎－基底动脉系统的供血不足，高血压、高黏血症等都是脑血管病的危险因素。

（1）临床表现：头痛、头晕、眼花、视物旋转模糊、行走不稳、睡眠不佳、多梦耳鸣、听力下降，有时暴发某些神经系统局限体征，如偏瘫、失语、偏盲、半身感觉障碍等，数分钟或稍长时间内又迅速恢复，这些都是脑血管痉挛的表现。

（2）临床常用的药物：尼莫地平、氟桂利嗪、尼麦角林、双氢麦角碱以及维脑路通、维生素E等扩张、软化血管药物。另外，针对高血压、高血脂等应给予相应的药物治疗。

（3）高电位治疗：湖南省人民医院张德元报道用高电位电子笔点穴治疗老年性椎－基底动脉供血不足200例，另100例作为对照，口服复方丹参滴丸10粒，每日3次，7日后观察两组临床疗效和脑血流速度的变化。两组治疗前均做经颅彩色多普勒超声（TCD）检查，明确单侧或双侧椎－基底动脉供血不足。200例高电位治疗组，患者静坐于高电位治疗仪上，输入9000V高压，治疗10min后，用高电位电子笔点刺百会、大椎、风池（双）、前谷（双）、后溪（双）等穴，每穴点刺6～10s，每日1次，7日为1个疗程，治疗1～3个疗程。治疗结果：治疗组200例，痊愈106例，好转90例，未愈4例，总有效率为98%；对照组100例，痊愈34例，好转57例，无效9例，总有效率为91%，两组比较疗效差异无显著性（$P > 0.05$），两组病例脑血流速度均有明显改善。

人体在高电位治疗仪作用下，血流速度增快，供血量增多，则改变细胞营养，加强新陈代谢；增强机体功能。高电位电子笔点穴能疏通经络，调节经络平衡，通畅气血。血流加快，则能活血化瘀。改善机体血液循环，恢复脑血管血液供应，从而达到了祛风、除湿、出汗、通经、活络、消肿止痛，故临床取得了较好疗效。

2. 一过性脑缺血　又称短暂性脑缺血发作，也有人称这为"小卒中"，它是指颈内动脉系统或椎-基底动脉系统发生短暂的供血不足。

（1）一过性脑缺血的特点。①短暂性：几秒到几小时不等，但一般不超过24h，便会自行缓解；②反复性：发生多次反复，但没有规律，有时一日数次，有时1～2年才发作1次。

（2）诊断标准：①急性起病；②阵发性眩晕，伴有恶心、呕吐，一般不伴有耳鸣；③可出现复视，发音困难，吞咽困难，交叉性或双侧性肢体运动及感觉障碍，甚至出现单侧瘫或偏瘫，有共济失调；④皮质性盲，视野缺损；⑤猝倒发作，但不伴意识丧失；⑥24h完全恢复。

（3）一过性脑缺血是发生脑卒中的危险信号，一般认为，一过性脑缺血的发作是一种可恢复的脑血管病。临床检查无明显的器质性损害征象，但经CT和磁共振检查，可发现这些患者均有不同程度的腔隙性脑梗死，症状有轻有重，次数由少到多，据统计有1/3的患者发展为脑卒中。因此，迅速控制一过性脑缺血的频繁发作，防止脑梗死的发生是治疗本病的主要原则。

（4）一过性脑缺血发作的病因是由多种因素造成的。①动脉痉挛：由于高血压，促进了小动脉痉挛，持续的小动脉痉挛会使脑小动脉血流量减少，造成缺氧，促使微栓子的形成。②微栓塞：脑动脉硬化的斑块发生溃疡时破碎散落到脑血液中，即形成微栓子。这种微栓子流到脑的小动脉中，便使血流受阻，局部脑组织缺血，这种微栓子可以由于酶的作用而分解，再由于血流的冲击，使微栓子流向动脉的末梢而恢复血流供应，此时症状可消失。但微栓子还可以多次形成，并多次被分解，故临床出现反复发作的症状。③血液黏稠度增高。④血浆纤维蛋白原含量增高。⑤心功能障碍。⑥高脂血症。

（5）高电位治疗：湖南省人民医院张德元等报道用高电位治疗100例短暂性脑缺血发作患者，其中60例为治疗组，40例为对照组。治疗组60例中有2例为颈内动脉系统引起的短暂性脑缺血发作，48例为椎-基底动脉系统引起短暂性脑缺血发作。对照组40例中有9例为颈内动脉系统引起的短暂性脑缺血发作，31例为椎-基底动脉系统引起短暂性脑缺血发作。

治疗组治疗方法：用高电位治疗，患者坐在特制的椅子上10～20min，输入9000V高压静电，然后将高电位电子笔点触百会、四神聪、头维（双）、上星、率谷（双）、风池（双）、风府（双）、睛明（双）、翳风（双）、攒竹（双）、人中、玉枕、百劳、大椎、心俞（双）、脾俞（双）、肾俞（双）、足三里（双）、阳陵泉（双）、太溪（双）、商阳（双）、二间（双）、三间（双）、合谷（双）、内关（双）、悬钟（双）、少泽（双）等穴。每穴点刺 10～15s，每日 1 次。10 天为 1 个疗程，治疗 1～3 个疗程。

对照组：用 0.9% 氯化钠注射液 250ml 或 5% 葡萄糖注射液 250ml，加入丹参注射液 16ml，静脉滴入，每日 1 次，10 天为 1 个疗程。

治疗结果：治疗前后症状控制情况，治疗前后经颅多普勒扫描（TCD），测定凝血酶原时间（PT）、活化部分凝血激酶（APTT）、纤维蛋白原（FIB）等情况，具体变化见表 7-13。

表 7-13　治疗组和对照组患者治疗前后 PT、APTT、FIB 的比较（$x \pm s$）

组别（n）	PT（s）		APTT（s）		FIB（g/L）	
	治疗前	治疗后	治疗前	治疗后	治疗前	治疗后
治疗组 60	12.3±2.02	9.1±4.26*	30.6±8.65	48.5±13.28*	3.87±0.65	1.83±050*
对照组 40	12.01±1.98	10.6±3.43	31.0±25.72	32.78±6.85	3.88±1.03	3.3±0.64

注：与对照组比较，* $P < 0.05$

本组患者随访 1～1.5 年（平均 1 年）。治疗组 60 例中 44 例基本痊愈（未出现 2 次发作），占 73.3%；11 例显效，占 18.3%；另 5 例出现 2 次以上发作，占 8.3%。

高电位电子笔循经点穴能改善脑组织供血、供氧状况，解除颅内血管痉挛，血管管径扩大，血管阻力降低，血流速度向正常转换。以上结果显示高电位电子笔循经点穴有类似降纤酶刺激血管内皮释放纤溶酶原激活物的作用，降纤酶的主要作用是降低纤维蛋白酶，有促进纤溶作用，可以促进血管内皮细胞释放纤维蛋白溶酶原激活物和缩短球蛋白的溶解时间，故抗栓作用强。可抑制血栓形成。降低血黏度：改善脑微循环状态，刺激血管内皮释放纤溶酶原激活物，增强纤维蛋白酶降解，减弱纤维蛋白原对红细胞、血小板的聚集桥联作用，从而抑制血液有形成分聚集，减少血液高凝和高黏滞状态。

3. 颈椎引起的脑供血不足　由于颈椎骨质增生可以压迫椎动脉而引起的脑供血不足，这类患者均会出现头晕、头痛、眼胀、颈部不适，在头部转动时可出现短暂的眩晕，还可以出现耳鸣、健忘、心悸，严重者可出现恶心、呕吐，甚至猝倒。

这些患者颈椎 X 线检查均有骨质增生，进行脑血流图（TCD）或局部脑血流图检查（r-CBF）均可以发现血流量增快或减慢。

上海第一人民医院林云平用高电位治疗仪治疗颈部眩晕 32 例，患者静坐治疗，配合高电位电子笔，高电位治疗仪治疗 15～60min，而电子笔治疗 1～2min，每日 1 次，10 次为 1 个疗程，连续治疗 2～6 个疗程。

治疗结果：32 例中有 11 例显效。16 例好转，5 例无效，其中显效率为 34%，有效率为 84%。

32 例患者治疗前后进行 TCD 和 r-CBF 检查，测量颈总动脉每搏量（Sr）、每分钟输出量（CO）、双侧颈总动脉血流量，治疗后其血流量均有显著增加（表 7-14），$P < 0.01$。

笔记栏

表 7-14　治疗前后颈总动脉血流量变化

组别	项目	治疗前	治疗后
左颈总动脉	Sr（ml/s）	6.3±3.0	11.5±5.2
	CO（ml/min）	451±178	815±396
右颈总动脉	Sr（ml/s）	5.8±0.7	11.1±5.4
	CO（ml/min）	458±215	7793±13
双侧颈总动脉	CO（ml/min）	907±332	1608±682

湖北吕新云报道用高电位治疗加上牵引治疗颈部眩晕 112 例，收到良好效果，而对照组 30 例，采用当归、丹参、黄芪注射穴位。

这些患者颈部 X 线检查均有骨质增生、椎间隙狭窄、颈椎生理曲度改变等，脑血流图检查显示椎－基底动脉供血不足。

治疗组采用高电位治疗，同时采用随机电子笔刺激穴位（风池、太阳、夹脊、风府、足三里等），加上颈椎牵引。

颈椎牵引可使椎间隙增大，缓解神经压迫，消除水肿，改善血液循环，解除肌肉痉挛。

高电位治疗，由于电场的刺激，可促进血液循环，改善大脑血液供应，取得了较好的疗效（表 7-15），达到治疗目的。

表 7-15　临床治疗疗效

分组	n	治愈（%）	显效（%）	好转（%）	无效（%）	有效率（%）
治疗组	112	47（43）	43（38.2）	18（16.1）	4（3.6）	96.4
对照组	30	3（10）	7（23.0）	15（50）	5（17）	83

（二）脑梗死

脑梗死是缺血性脑血管病最严重的结果，它是由于脑血管完全闭塞，从而造成该血管支配区域脑组织的功能障碍，因为脑神经细胞对缺氧、缺血极为敏感，缺血数分钟即可死亡，引起脑组织坏死。急性脑血管疾病、脑梗死的发病居中老年人神经系统疾病的首位。

脑梗死血栓堵塞的好发部位为大脑中动脉、颈内动脉虹吸段和基底动脉中下段，尚有 10%～30% 的血栓形成发生于颈部大动脉。

其发病的诱因最常见的是情绪激动、过度疲劳、血压骤变和血液黏稠度过高，易形成脑血栓。高血压病、心脏病、高血脂、饮酒、吸烟均为高风险因素，其中以血压升高为更重要的高危因素。

1. 病因

（1）血管壁病变：主要是动脉硬化和动脉粥样硬化，其他如动脉瘤，动、静脉瘘等均易形成脑血栓。

笔记栏

（2）血压变化：突然的血压升高或降低（脑血流灌注压减小）。

（3）血液成分的改变：血液黏稠度增加。

（4）心脏疾病：各种原因所致的房颤或心律失常等。

（5）其他：肿瘤、颈椎病压迫血管等。

2. 发病机制　主要是在动脉内膜病变基础上产生的，引起血管腔狭窄或闭塞，或血液黏稠度增加和血液流动缓慢，也可以造成脑血管闭塞，导致脑梗死而出现偏瘫等神经症状。

临床常见的是动脉粥样硬化性脑梗死，系脑外栓子进入血液循环，将脑动脉堵塞而形成脑梗死。脑梗死也多发生于原来有心脏病的患者，如因风湿性心脏病、慢性心房颤动、心肌梗死而产生的血管壁血栓，细菌性心内膜炎的赘生物均可脱落而成为栓子，肺部或盆腔感染、下肢的静脉血栓形成和某些寄生虫病也会引起脑栓塞，其他尚可见于胸科手术、气胸、气腹或减压病的空气栓塞，长骨或脂肪组织损伤的脂肪栓塞和肺癌等瘤细胞栓塞。

动脉被堵塞后，其所供应的脑组织即发生梗死。局部水肿、周围组织充血，经数小时或数日后，病变区发生肿胀、缺血性坏死和软化，有时也可为出血性梗死。坏死组织逐渐液化而形成囊腔，最后遗留黄色萎缩瘢痕。

3. 临床症状　多发生在 50 岁以上的患者，常于休息、静止或睡眠中发生，通常不出现意识障碍，面色稍苍白，脉搏稍快，血压可能不高，神经症状的发生和发展视病变血管管腔狭窄（或阻塞）程度和代偿功能之间矛盾的演变而区分为三类。①短暂发作型：多见于颈内动脉、大脑中动脉和椎动脉血栓形成。由于血流动力学的波动而引起间歇性发作的短暂性局部脑循环功能不全。一部分患者是由于颈部大动脉管壁粥样硬化斑块脱落的栓子所引起，症状持续数分钟至 1～2h 及以后完全消失。②进展型：由于脑循环代偿功能已不足以维持病变血管所供应的脑组织，局部神经损害的症状在起病后数小时至 1～2 天继续恶化。③完全型：起病后短时间内就发展为完全瘫痪，甚至昏迷。

脑梗死的临床症状常因血管部位不同而异。

颈内动脉系统（大脑中动脉和颈内动脉）：血栓形成的症状常表现为半身不遂，半身感觉减退，上肢症状往往重于下肢，若病变在左侧半球，则常有失语、失读和失写，如病变范围扩大，则可导致昏迷及完全偏瘫。

椎－基底动脉系统（椎－基底动脉和小脑后下动脉）：血栓形成后常表现为眩晕、耳鸣、眼睑下垂、复视、发音不清、吞咽困难、共济失调、交叉性瘫痪，严重者可出现四肢瘫痪、延髓麻痹、瞳孔缩小如针尖。

多数患者有心脏功能的各种异常改变，可能引起血压降低而进一步影响脑血流量。脑血栓形成多数在起病后几天内病情可趋于稳定，2～3 周后由于水肿消退和侧支循环建立而使症状逐渐减轻。

4. 药物治疗　脑血栓形成主要见于动脉硬化，所以应当预防和治疗动脉硬化，同时防止血压急剧降低，脑血流量减少，血液黏稠度增加和血液凝固性增加的各种因素。

急性期和恢复期可用低分子右旋糖酐静脉注射以稀释血液，降低血黏稠度和减少血细胞聚集，加快血流速度，以增强微循环。

中医学认为脑血栓形成是由于瘀阻脉络，故应以活血化瘀为主，辅以补气的药物，常用补阳还五汤加减：黄芪 18～36g，川芎 7g，当归 11g，赤芍 11g，地龙 11g，牛膝 11g，桃仁 11g，丹参 11g，血压过高者，黄芪用量不宜过大。

如进行性加重者，可用抗凝药物，如肝素、双香豆素等。针灸治疗对脑梗死后遗症有较好的效果。动脉严重狭窄者可进行手术或放置血管支架治疗。

5. 高电位治疗　首都医科大学附属北京安贞医院杨威等使用高电位治疗仪对 28 例脑梗死患者和 2 例椎 - 基底动脉供血不足患者进行治疗。

30 例患者中，有高血压患者 24 人，其中 12 例服药后血压控制在正常范围，另 12 例服药后血压仍较高，低血压 2 人，血压正常 4 人。

治疗时患者静卧于特制的绝缘治疗床上，用高电位治疗仪，输出交变电磁波进行治疗，每日 1 次，每次 40～45min，10 次为 1 个疗程。

通过治疗，观察 30 例患者（表 7-16），总有效率为 83.3%，无效率为 16.7%：治疗脑梗死的有效率为 82.1%，无效者均为病程 2 年以上或多次发病的患者，一般在治疗的第 3～5 天开始起效，治疗前神经功能缺损评分（欧洲卒中评分）为：76±16 分（表 7-17），治疗后评分为：84±14 分，对照同期科内收治的神经功能缺损评分相近（治疗前）而不用治疗仪治疗的脑梗死患者，以相同药物治疗 16 天后评分为：29±16 分，经统计学处理 $P < 0.05$，有显著性差异。

表 7-16　临床治疗结果

病种	例数	显效	有效	无效
脑梗死	28	4	19	5
椎 - 基底动脉供血不足	2	2		

表 7-17　治疗组与对照组的疗效判定

	治疗前	治疗后	P
治疗组	76±16	84±14	<0.05
对照组	75±17	29±16	<0.05
P	>0.05	<0.05	—

4 例患者血压正常，治疗前后无显著变化（表 7-18），低血压者 2 例（90/60mmHg）。经治疗 1 个疗程结束后，血压回升（105～110/70mmHg），有高血压病史而服药后血压控制良好的 12 例患者中，应用该治疗仪后，其中 7 例服药减量或停用。部分患者治疗中出现一过性血压升高，多发生于治疗第 3～5 天，继续治疗可自行消失。

笔记栏

表 7-18　治疗前后血压的变化（$n=12$）

血压	治疗前	治疗后	P
收缩压（mmHg）	167.1 ± 8.9	144.6 ± 13.2	<0.01
舒张压（mmHg）	91.8 ± 10.3	84.2 ± 9.3	<0.01

引起脑血管病的病因很多，试图消除病因以防治脑血管病，在目前阶段的医疗实践中难以达到。但对其中一些可以改变的危险因子予以有效干预，则脑卒中的发病率和病死率能显著降低。其中动脉硬化时形成脑卒中，主要有下列病因。

（1）动脉粥样硬化：主要累及冠状动脉、脑动脉、肾动脉等全身大、中动脉。在此发展过程中，脂蛋白的异常成为主要因素，现已证明，LDL-C 参与动脉粥样硬化的形成，而 HDL-C 则有助于抗动脉粥样硬化，减少脑血管病的发生，而本文结果显示高电位治疗仪能降低 TG、TC、LDL-C，升高 HDL-C，对防治心脑血管疾病具有重要意义（表 7-19）。

表 7-19　治疗前后脂蛋白的变化（$n=30$）

脂蛋白	治疗前	治疗后	P
TG（mm/dL）	175.0 ± 98.7	159.8 ± 93.7	<0.01
TC（mm/dL）	290.3 ± 71.4	176.7 ± 31.5	<0.01
LDL-C（mm/dL）	148.2 ± 27.4	125.2 ± 23.7	<0.01
HDL-C（mm/dL）	38.5 ± 9.9	44.2 ± 8.6	<0.01

（2）高血压性细小动脉硬化：持续高血压将促使中等动脉和大动脉内膜增厚，促进动脉粥样硬化，高血压使脑小动脉管径变小，脑血管阻力增加，脑血流量降低，高电位治疗仪对血压的影响，减缓了动脉硬化的发展。

（3）血液流变学与脑血管病的发展有着密切关系：血液流变因素在动脉硬化、血栓形成等发展过程中起重要作用，经高电位治疗仪治疗后：高切全血黏度、低切全血黏度均降低，这与降低 TG、TC、LDL-C，升高 HDL-C 后降低血液黏稠度相关，因而降低血管阻力，增加脑血流量，防止心脑血管病的发展。

（4）调节自主神经系统功能：高电位治疗仪可以调节自主神经系统功能，从而有效地改善全身血管弹性，降低外周阻力，降低血压，有效地扩张脑动脉；对低血压者则可以升高血压，增加脑血流量，改善脑供血状态，提高新陈代谢，促进脑组织的再生修复过程，达到功能的恢复。

南方医科大学珠江医院陈银海等报道用高电位治疗仪治疗 52 例脑梗死患者，其中显效 26 例，占 50%；好转 22 例，占 42.3%；无效 4 例，占 7.7%。这些患者经治疗后，收缩压和舒张压均明显降低，经统计学处理，$P<0.01$，有非常显著差异，观察其中 40 例高血压患者，治疗前后血压的变化见表 7-20。

表 7-20　治疗前后血压的变化（n＝40）

血压	治疗前	治疗后	P
收缩压（kPa）	22.72±2.88	17.41±1.49	<0.001
舒张压（kPa）	14.04±1.84	11.17±1.17	<0.001

　　潘文平报道高电位治疗之所以能降低血浆总脂含量，是由于物理因子可以改变体内某些物质性状，如表面张力、黏度、离子溶解度、渗透压、pH、酶活性等，通过神经—体液机制，促进脂质代谢（如胆固醇含量下降，分解和排泄增加等）。

　　张泽淑和李宝山报道物理因子能改变血液流变学，在高电位治疗仪的交变电场作用下，体内膜构象（包括膜酶、受体、表面电荷分布等）的变化、电解质离子的移动、体液渗透压及 pH 的改变等均为改变血液流变学性质的主要因素。

　　笔者从治疗患者的次数和疗效比较（表 7-21），证明该治疗需要一定的治疗时间和次数，只要坚持治疗，一定会取得满意的效果。

表 7-21　平均治疗次数

	显效	好转	无效	总计
例数	117	90	36	243
平均治疗次数	21.5	12.3	8.2	

　　以上统计包括除脑梗死外，尚有冠心病、高血压病、自主神经功能紊乱、脑外伤综合征、颈性眩晕等疾病共 243 例。

　　吕锡玲报道用高电位治疗仪治疗脑梗死患者 104 例，104 例患者分为 3 组进行治疗。第 1 组：34 例，无辅助电极，人体直接置于电场中进行全身调整；第 2 组：38 例，辅助电极置于脑部；第 3 组：32 例，辅助电极置于肢体处。

　　经治疗后，104 例中，有效 96 例，占 92.4%；无效 8 例，占 7.6%。在 3 组的治疗中，肢体辅助电极组有效率为 96.9%，脑部辅助电极组有效率为 92.1%，无辅助电极组有效率为 88.2%，说明加以辅助治疗，效果更佳。

　　潍坊市立医院报道用高电位治疗仪治疗 97 例脑梗死患者，其中显效 49 例，有效 36 例，无效 6 例，有效率为 93%。

　　中山大学附属第三医院、南京大学医学院附属鼓楼医院等均使用高电位治疗仪治疗脑栓塞患者，都取得了好的效果。

　　北京四季青医院曹蕾报道，由于脑卒中后过早行走可加重偏瘫患者下肢张力，导致痉挛加重，引起足内翻，严重影响患者步行能力的恢复。用高电位交变场配合早期康复训练治疗脑卒中后患者肢体痉挛致足内翻的 30 例和 30 例对照组。

　　治疗组（A 组）：仅做徒手牵引、器械训练、自我牵引三种康复训练，每日 2 次，每次 40min，再加上使用高电位治疗仪，偏瘫患者仰卧位，屈髋、屈膝或端坐位，双足必须紧贴台面，每日 2 次，每次 40min。

　　对照组（B 组）：仅做徒手牵引、器械训练、自我牵引三种康复训练，每日 2

笔记栏

次，每次 40min。

两组治疗前和治疗 8 周后，分别采用美国国立卫生研究院脑卒中量表（NIHSS）、改良 ASHWORTH 痉挛量表、步行能力评定表，以及测量治疗前后足内翻角度、BARTHEL 指数进行评定。

两组患者治疗前，各项指标的差异无统计学意义（$P>0.05$），治疗 8 周前后的 NIHSS 评分（表 7-22）、改良的 ASHWORTH 痉挛量表、步行能力（表 7-23）、是内翻角度（表 7-24）、BARTHEL 指数评定做比较，两组上述评分均有改善（$P<0.05$），但治疗组改善程度大于对照组（$P<0.05$）。

表 7-22　两组患者治疗前、治疗 8 周后 NIHSS、BI 比较（$x\pm s$）

组别	NIHSS 评分		BI 评分	
	治疗前	治疗 8 周后	治疗前	治疗 8 周后
对照组	16.30±9.48	13.13±7.92	36.18±14.38	49.16±14.8
治疗组	16.12±8.91	8.00±7.30	75.46±18.64	37.18±3.23

表 7-23　两组患者治疗前、治疗 8 周后 MAS、步行能力比较（$x\pm s$）

组别	NIHSS 评分		BI 评分	
	治疗前	治疗 8 周后	治疗前	治疗 8 周后
对照组	2.46±0.72	1.94±0.46	1.23±0.42	2.01±0.22
治疗组	2.58±0.63	1.5±0.23	1.14±0.38	3.55±0.56

表 7-24　两组患者治疗前、治疗 8 周后足内翻角度比较［$x\pm s$］

组别	治疗前	治疗 8 周后
对照组	15.06±4.85	14.63±3.96
治疗组	16.02±8.16	8.45±7.31

肢体瘫痪是脑卒中常见的并发症，也是最难治疗的症状之一，足内翻是胫骨后肌痉挛引起的，是过高的肌张力直接影响下肢运动功能的恢复，不利于步行能力的提高，患者跌倒的风险大。因此，降低足肌痉挛是十分必要的，脑卒中后下肢痉挛致足内翻，除积极的训练外，加用高电位交变场的电磁效应、微振动效应、温热效应，从足底传到人体全身，可以改善局部和全身的血液循环和增强机体代谢，调节自主神经，缓解痉挛。经治疗后患者下肢及足肌张力明显降低，肌力增加，步行能力与 ADL 较对照组显著提高，明显改善了足内翻的角度，大大降低了患者训练走时跌倒的危险性，对康复具有一定的临床意义。

黑龙江中医药大学附属第二医院唐强等报道，用高电位治疗仪结合药物治疗、针灸治疗，对于脑卒中后肩痛的患者具有很好的疗效。

肩痛是脑卒中患者常见的并发症。据统计，脑卒中偏瘫患者肩痛发生率为 5%～84%。最早发生于脑卒中后 2 周，通常发生于脑卒中后 2～3 个月，而且病程越长发病率越高，因疼痛妨碍患者主动锻炼及被动活动患肢，成为患者康复的重要妨碍因素。影响患者的生活质量及康复治疗的进行。故及时治疗肩痛，对患者肢体功能恢复具有积极作用。

偏瘫后肩痛的发病机制尚不清楚。关节照相术显示：偏瘫后肩痛与特发性肩周炎有相似的病理改变，其病因有多种多样，但其中最常见的病因之一，即脑卒中后偏瘫的特点为典型的肌张力增高模式，上肢表现为典型的屈肌模式，它使肩关节痉挛，肌肉失衡。

笔者将 40 名患者分为两组。治疗组 20 例：针灸结合高电位治疗，患者平卧于治疗床上，头针取中央前面中部，沿皮下刺入 0.5～0.8 寸，捻转 1～3mm，留针 30min。电压为 9000V，每日 1 次，每次 20min。

对照组 20 例：脑梗死采用常规内科治疗，用抗凝降纤疗法，进行抗血小板凝集，保护脑等对症治疗。脑出血则用止血、脱水保护脑细胞等对症治疗。

治疗结果：①治疗组：治愈 15 例，显效 3 例，有效 1 例，无效 1 例。治愈率为 75%，总有效率为 95%。②对照组：治愈 8 例，显效 4 例，有效 3 例，无效 5 例，治愈率为 40%，总有效率为 75%。头针结合高电位治疗组疗效优于药物组（$P<0.05$）。

第八节　颅脑损伤综合征

颅脑损伤是常见的损伤，以跌伤和撞伤最为多见，击伤次之。占全身各个部位损伤总数的 20% 左右，其发生率仅次于四肢损伤，占第 2 位。严重的颅脑损伤后，部分患者出现痴呆、失明、偏瘫、失语等器质性后遗症。

1. 临床表现　各型颅脑损伤痊愈后，更多的患者陈述有头痛、头晕、失眠、记忆力减退和情绪不稳定（如易激动、忧郁、恐惧、怕乱、喜静等）、注意力涣散、易疲倦、多汗、失眠、多梦、心慌、气短等症状，头痛为最常见的症状，多为胀痛或搏动性痛，往往因脑力或体力劳动时嗅到特殊气味，听到噪声等而加重。神经系统检查正常，腰穿发现脑脊液压力和成分正常。这些症状出现多为自主神经系统紊乱的表现。这些症状可以维持很长一段时间，临床常诊断为"脑外伤后遗症"，即"颅脑损伤后综合征"，常见于轻度脑外伤后。

2. 一般治疗　以心理治疗为主。解释说明疾病的本质，以减少、缓解患者对症状的焦虑和恐惧，生活规律和体育活动均有助于康复。

对出现的症状采取对症治疗，以减轻病痛。如服用镇痛、镇静药物和中西结合治疗。针灸或物理治疗等。

3. 高电位治疗　对调节颅脑外伤综合征有较好的效果。

广州军区总医院黄怀等报道，用高电位治疗颅脑外伤综合征 56 例，取得良好的效果。

笔者将患者分为两组：一组用常规治疗（对照组），即给予神经营养。改善循

笔记栏

环，促进代谢以及对症治疗。另一组（治疗组）除常规治疗外加用高电位治疗。

治疗结果：治疗组显效 17 例。占 60.7%；好转 9 例，占 32.1%；无效 2 例，占 7.2%；总有效率为 92.9%。对照组显效 8 例，占 28.6%；好转 13 例，占 46.4%；无效 7 例，占 25%；总有效率为 75%。经统计学处理，两组之间有显著性差异（$P < 0.05$）。

武警广东总队医院雷振辉等用高电位治疗仪治疗 57 例脑外伤后遗症。其中痊愈 11 例（占 19%），显效 25 例（占 44%），好转 20 例（占 35%），无效 1 例（占 2%）。总有效率高达 98%。

治疗方法为患者采用平卧位或坐位，每日 1 次，每次 30min，15～20 次为 1 个疗程。每次治疗时配合用电子笔结合经络学原理。全身或局部点穴。点穴刺激强度因人而异。其方法按头部－腰－腹部－上肢阴阳经－下肢阴阳经取、配穴，且根据不同症状，取不同的经络穴位。采用健、患侧经络穴位同时组穴，调节患者体内平衡，常取百会、风池、大椎、曲池、合谷、肾俞、足三里为主穴，辅以不同症状选不同穴位，每次选 10～20 个穴位，每次点刺 5 下，也可用滚动电极作用于局部和肢体，采用循经治疗。

南方医科大学珠江医院采用高电位治疗仪治疗 8 例脑外伤后综合征患者，其中 2 例显效，2 例好转，4 例无效。

潍坊市立医院报道用高电位治疗 53 例脑震荡后遗症，其中显效 32 例（占 60.4%）。有效 15 例（占 28.3%），无效 6 例（占 11.3%）. 总有效率为 88%。

以上各医院的治疗效果不一，与疾病轻重程度不一样、治疗方法不同有关。我们认为采用高电位全身治疗时配合电子笔局部穴位治疗效果更佳。

高电位交变场的电场感应、极化和电离作用，能调节自主神经功能。起到镇静、镇痛和催眠作用；能促进代谢，改善脑组织的营养状况，减轻或消除神经细胞因能量消耗而产生的功能减退，降低大脑皮质的兴奋性，加强机体内在的抑制、镇静机制；还能调节下丘脑－垂体－肾上腺素系统，使之趋于正常，促进人体内环境恢复平衡。人体处于高电位下加上电子笔局部点穴，起到了针灸经络、穴位的治疗作用。发挥了舒筋活血、调整全身气血的作用：提高肢体神经肌肉的兴奋性，促进功能恢复。

一般患者治疗 2 个疗程（20 次）后，感觉头痛、头晕减轻，全身疲劳感减轻，继续治疗则入睡容易，少梦，起床后精神好，情绪稳定，心情好转，食欲增加，乐于和病友交流。整体病情进一步改善，疗效巩固，大部分患者可以逐渐停用镇痛药、催眠药，证明其治疗效果确切。

第九节　小儿脑瘫

脑性瘫痪（crebralpalsy，简称脑瘫）是指发育早期（出生前到出生后 1 个月）各种原因所致的非进行性脑损伤，临床主要表现为中枢性运动障碍和姿势异常。可同时伴有或不伴有不同程度的智力障碍、癫痫及视听觉、言语行为等障碍。小儿脑瘫是儿童时期伤残率较高的疾病之一，治疗难度很大。本病并不少见，发达国家患病率为 1‰～4‰，我国 2‰ 左右。

（一）病因

多年来，许多围生期危险因素被认为与脑瘫的发生有关，主要包括：早产与低出生体重、脑缺氧缺血、产伤、先天性脑发育异常、核黄疸和先天性感染等。然而，对很多患儿却无法明确其具体病因。人们还发现，虽然近 20 年来产科和新生儿医疗保健有了极大发展，脑瘫的发病率却未见下降。为此。近年国内、外对脑瘫的病因作了更深入的探讨，一致认为胚胎早期阶段的发育异常，很可能是导致婴儿早产、低出生体重和易出现围生期缺氧缺血等事件的重要原因。胚胎早期的这种发育异常主要来自受孕前后孕妇体内外环境影响、遗传因素以及孕期疾病引起妊娠早期胎盘羊膜炎症等。

1. 产前因素　主要为遗传因素，染色体数目畸变或结构畸变、基因突变或先天性代谢缺陷时均可产生先天性畸形，表现出个体的发育异常。近年来的研究认为，遗传因素在脑性瘫痪中影响越来越大。某些患儿可追溯出家族遗传病史，在同辈或上辈的母系及父系家族中有脑瘫、智力障碍或先天畸形等。近亲婚配是其高危人群。

2. 妊娠期因素

（1）母体遭受感染：孕期母体遭受风疹病毒、巨细胞病毒、单纯疱疹病毒和弓形虫等感染，由于内分泌改变和免疫力下降而易被激活，通过胎盘引起宫内感染危及胎儿，可造成流产、早产、死胎、发生出生缺陷，导致脑瘫或成残疾儿。

（2）妊娠时的环境因素：胚胎在母体子宫内发育时，极易受外界环境因素如物理、化学或生物因素的影响，尤其对 8 周以内的胚胎更为敏感，引起胚胎的分化发育障碍，产生先天性畸形。最常见的物理性致畸因子有放射线、机械因素、高温、严寒、微波、缺氧等。高温对早期胚胎神经系统发育有致畸作用。当受精后 20～28 天，孕妇如发热至 39℃ 以上时，胎儿容易出现颅脑畸形。许多药物和环境污染物对胎儿发育有致畸作用，如抗肿瘤药、抗凝血药、有机汞、乙醇等。家庭装修中的甲醛、苯类对人类危害越来越普遍。

（3）母体患慢性疾病：妊娠期的低氧血症、营养障碍，是直接或间接导致脑性瘫痪的原因，如妊娠高血压综合征、心力衰竭、大出血、休克、重度贫血、胎盘异常、糖尿病、肺结核、慢性肝炎、慢性肾炎等。

3. 产时因素

（1）滞产：如头盆不对称、骨盆狭窄、胎位不正、高龄初产、巨大儿、子宫收缩乏力等原因使产程延长，发生滞产，引起胎儿宫内窘迫，未能及时处理者。

（2）手术操作不当：如高位产钳、胎头吸引、臀位产后出头困难。

（3）脐带血流阻断：如脐带脱垂、压迫、打结或绕颈等。

（4）胎盘异常：如胎盘早剥、前置胎盘、胎盘梗死或胎盘功能不良等。

（5）新生儿窒息、胎儿与母亲血型不合等。

4. 产后因素

（1）新生儿期呼吸障碍、惊厥：新生儿呼吸窘迫综合征、吸入性肺炎、肺不张、肺透明膜病、肺水肿及持续惊厥抽搐，都可影响脑组织的供血供氧，导致缺氧缺血性脑病。

（2）高胆红素血症：如新生儿败血症等造成核黄疸，脑组织细胞线粒体的氧化磷酸化的解偶联作用发生障碍，脑细胞能量产生不足而变性坏死。

（3）中枢神经系统感染：急性脑炎、脑膜炎、败血症、头部外伤等感染引起的新生儿休克等导致脑组织缺氧缺血。

（4）新生儿：维生素 K 缺乏，引起颅内出血等。

（二）临床表现

1. 基本表现　脑瘫出生后非进行性运动发育异常为特征，一般都有以下表现。

运动发育落后和瘫痪肢体主动运动减少，患儿不能完成相同年龄正常小儿应有的运动发育进程：包括竖颈、坐、站立、行走等粗大运动，以及手指的精细动作。

肌张力异常因不同临床类型而异，痉挛型表现为肌张力增高；肌张力低下型则表现为瘫痪肢体松软，但仍可引出腱反射；而手足徐动型表现为变异性肌张力不全。

姿势异常受异常肌张力和原始反射消失不同情况影响，患儿可出现多种肢体异常姿势，并因此影响其正常运动功能的发挥。体检中将患儿分别置于俯卧位、仰卧位、直立位，以及由仰卧牵拉成坐位时，即可发现瘫痪肢体的异常姿势和非正常体位。

反射异常表现为多种原始反射消失延迟。痉挛型脑瘫患儿腱反射活跃，可引出踝阵挛和阳性 Babinski 征。

2. 临床类型　运动障碍性质分类。①痉挛型：最常见，占全部病例的 50%～60%。主要因锥体系受累，表现为上肢肘、腕关节屈曲、拇指内收、手紧握拳状。下肢内收交叉呈剪刀腿和尖足。②手足徐动型：除手足徐动外，也可表现为扭转痉挛或其他锥体外系受累症状。③肌张力低下型：可能因锥体系和锥体外系同时受累，导致瘫痪肢体松软，但腱反射存在。④强直型：全身肌张力显著增高、僵硬，出现锥体外系受损症状。⑤共济失调型：小脑性共济失调。⑥震颤型：多为锥体外系相关的静止性震颤。⑦混合型：前述 6 种类型中的 2 种或 2 种以上类型表现的组合。

按瘫痪累及部位分类可分为四肢瘫（四肢和躯寻：均受累）、双瘫（四肢瘫，但双下肢相对较重）、截瘫（双下肢受累，上肢躯干正常）、偏瘫、三肢瘫和单瘫等。

3. 伴随症状和疾病　作为脑损伤引起的共同表现，50% 以上脑瘫患儿可能合并智力低下、听力和语言发育障碍。其他如视力障碍、过度激惹、小头畸形、癫痫等。有的伴随症状如流涎、关节脱位则与脑瘫自身的运动功能障碍相关。

（三）诊断

脑瘫有多种类型，其临床表现复杂，容易与婴幼儿时期其他神经肌肉性瘫痪相混淆。然而，只要认真询问病史和体格检查，遵循脑瘫的定义，正确确立诊断并不困难。

1/2～2/3 的患儿可有头颅 CT、MRI 异常。但正常者不能否定本病的诊断。脑电图可能正常，也可表现异常背景活动，伴有痫性放电波者应注意合并癫痫的可能性。诊断脑瘫的同时，需对患儿同时存在的伴随症状和疾病如智力低下、癫痫、语言听力障碍、关节脱位等做出判断，为本病的综合治疗创造条件。

（四）治疗

1. 治疗原则　①早期发现和早期治疗。婴儿运动系统正处在发育阶段，早期治疗容易取得较好疗效。②促进正常运动发育，抑制异常运动和姿势。③采取综合治疗手段，除针对运动障碍外，应同时控制其癫痫发作，以阻止脑损伤的加重。对同时存在的语言障碍、关节脱位、听力障碍等也需同时治疗。④医师指导和家庭训练相结合，以保证患儿得到持之以恒的正确治疗。

2. 主要治疗措施

（1）功能训练。①体能运动训练（physical therapy，PT）：针对各种运动障碍和异常姿势进行物理学手段治疗，目前常用 Vojta 法和 Bobath 法：国内尚采用上田法。②技能训练（occupational therapy：OT）：重点训练上肢和手的精细运动，提高患儿独立生活技能。③语言训练：包括听力、发音、语言和咀嚼吞咽功能的协同矫正。

（2）矫形器的应用：功能训练中，配合使用一些支具或辅助器械，有助于矫正异常姿势，取得抑制异常反射的功效。

（3）手术治疗：主要用于痉挛型，目的是矫正畸形，恢复或改善肌力与肌张力的平衡。

（4）其他：如高压氧舱、水疗、电疗等，对功能训练起辅助作用。

（5）高电位治疗：湖南师范大学第一附属医院张德元等报道，用高电位治疗仪治疗 30 例小儿脑瘫患儿，基本治愈 8 例，显效 13 例，好转 7 例，无效 2 例，总有效率为 63.3%。

对照组 22 例：基本治愈 2 例，显效 4 例，好转 8 例，无效 8 例，总有效率为 60.0%，两组总有效率对比，经统计学处理，有显著性差异（$P < 0.01$）。

其具体治疗方法：患儿由其家长抱坐在治疗台上 10～20min，输出 3000V 高压电，然后用电子笔点击风池（双）、百会、四神聪、哑门、风府、头维、上星、心俞（双）、脾俞（双）、肾俞（双）及双侧五输穴、八脉交会穴等，另沿督脉经从头至骶的夹脊穴点刺并推拿，每穴点 10～15s，每日 1 次，30 天为 1 个疗程，治疗 1～3 个疗程。

对照组单用电针治疗，取大肠俞、环跳、殷门、风市、曲池、外关、合谷、足三里、阳陵泉等穴，均为双侧。

两组均结合作业疗法、言语疗法和物理疗法。电子笔点穴能促进通络，调节经络平衡．调畅气血，使血流加快，活血化瘀，改善脑血流量：调节大脑皮质功能，改善病理状态，恢复临界细胞的功能。解除脑血管痉挛，恢复脑血管血液供应。

火箭军总医院儿科使用高电位治疗仪治疗脑瘫患儿 4 例，其具体治疗方法为让患儿由其家长抱坐在治疗台上 30min，输入 9000V 高压电，每日 1 次，30 天为 1 个疗程，同时配合康复训练。收到了良好的治疗效果。

［病例一］男，年龄为 4 个月，竖头不稳，肢体软，扶立尖足呈剪刀步态。治疗1 个月后，头控好，双下肢肌张力较前明显降低。

［病例二］男，1 岁 2 个月，不能独站，扶走时双足尖着地，呈剪刀步态，双下肢肌张力增高。治疗 1 个月后，双下肢肌张力明显降低，治疗 2 个月后，已能独站，牵一手可行走，步态明显改善。

［病例三］男，8 个月，不能独坐，双手持物不稳，发音含糊，不会叫"爸爸""妈妈"。治疗 2 个月后，已能独坐，会自己坐起来、躺下，双手持物明显改善，可一手传递玩具至另一手，能叫"爸爸""妈妈"。

［病例四］女，11 个月，不能翻身，独坐不稳，扶立尖足。治疗 2 个月后，患儿能坐稳，可翻身，尖足状态明显减轻。

以上 4 例患儿与单纯康复训练的患儿相比疗效更佳，目前正在进一步积累临床数据。

第十节　神经衰弱

神经衰弱是自主性神经功能紊乱中最常见的一种，是一种以烦恼、衰弱感为主要症状的神经症，由神经兴奋和抑制过程的规律失调造成的。

产生的原因为长期精神负担过重，脑力劳动者劳逸结合不好和病后体弱等。

神经衰弱可见于任何年龄人群，老年人有神经衰弱症状则应除外一些器质性疾病，如脑动脉硬化、高血压、结核病、肿瘤、外伤、贫血、甲状腺功能亢进等。

（一）临床表现

神经衰弱的症状表现繁多，几乎涉及所有器官与系统，归纳起来，主要表现为精神疲劳，神经过敏，失眠，多疑，焦虑和抑郁。

1. 精神疲劳　表现为工作效率低，注意力不集中，记忆力减退，特别是近期记忆力减退，患者食欲缺乏，肢体冷而发绀，性欲减退，月经不规则或闭经。

2. 神经过敏　患者情绪不稳，烦躁易怒，缺乏耐心，常因一些小事与人争吵，工作缺乏头绪，对外界刺激如声音、光线等特别敏感，常因这类刺激干扰了他们的工作与睡眠而生气，睡眠浅而多梦。机体内感觉增强，如心脏、血管的搏动和呼吸的动作等平时不易察觉的器官活动，患者却强烈地感觉到，因此感到全身酸痛，特别是由于颈项肌、咀嚼肌、颞肌紧张而引起疼痛，常是这类患者突出的主诉，头痛的特点是如头部像套上紧箍似的持续性疼痛，可因睡眠、休息注意力转移而减轻或缓解，如继续原来工作及情绪焦虑则可促使头痛加重。

3. 失眠　通常为入睡困难，患者辗转反侧，烦躁不安，越紧张越兴奋，担忧翌日工作，使入睡更为困难。清晨头重身乏，睡意仍未解除，白天昏昏沉沉，患者睡眠浅，易惊醒，多噩梦。

4. 多疑　由于这些患者注意身体各种不适，如消化不良，便秘腹泻，腹部胀满，心悸胸闷，呼吸不畅，尿意频数，月经不调，阳痿早泄等。因而产生各种猜疑，如怀疑患了肿瘤、心脏病、胃癌，害怕患精神病等。常焦虑、紧张、四处求医，进行不必要的各种检查和治疗。自以为得了重病，全身不适，手脚发软，动不动就头晕。长期卧床不起，不能坚持正常工作。

5. 焦虑、抑郁　部分患者较为突出，表现为心烦意乱，惶惶不安，心情沉重，坐卧不安，手足无措，常有睡眠和自主神经系统不稳定的现象，即"焦虑症"。

（二）治疗

1. 常规治疗

（1）以心理治疗为主：目的是解除患者的疑虑，减轻精神负担。劳逸结合，适当地进行体力活动。进行"静心"治疗，日本心理学家森田主张对症状持"听其自然"不予抗拒的态度。

（2）针灸治疗：可以安神，使睡眠改善。常用穴位有足三里、大椎、翳明、内关、神门、三阴交等。也可用普鲁卡因和维生素 B_1 等药液，选取足三里、三阴交、心俞等穴位，进行穴位注射。

（3）中药：可用酸枣仁汤、安神补心丸等。

（4）物理治疗：电兴奋治疗，溴离子导入治疗等。

（5）西药：常用轻型的安定药，如舒乐安定等，也可用谷维素，以调节自主神经系统。

2. 高电位治疗　由于高电位治疗是交流交变，通过高电位的正负相位变化激活生物场，起到疏通经络、活化细胞、调节神经功能的作用。由于高电位的作用，使10～40个分子的水分解成为小分子，这样进入细胞内的水分子将氧和营养物质带入细胞内，将废物排出细胞外。通过高电位的电离作用，使细胞外的阴离子增多，以提高细胞的通透性，减少酸性物质，使新陈代谢得以改善；高电位对自主神经能起到调节作用。

兰州军区临潼疗养院唐梦雨报道，用高电位治疗仪治疗 40 例神经衰弱患者，结果显效 28 例（占 70%），好转 11 例（占 28%），无效 1 例（占 2%），总有效率为98%。

笔记栏

江苏省徐州市彭城人民医院徐浩等将 68 例神经衰弱患者分为两组，均给予刺五加注射液 60ml＋5% 葡萄糖液 250ml 或生理盐水 250ml 静脉滴注，每日 1 次。10 天为 1 个疗程，谷维素、维生素 B₁ 常规口服。治疗组在对照组基础上加高电位治疗，治疗时患者坐在与地面绝对绝缘的专用椅子上，每日 1 次，每次治疗 10min，10 天为 1 个疗程。两组均治疗 2 个疗程。

治疗结果：治疗组总有效率，显效＋有效为 97.06%，对照组为 88.24%，两组经统计学处理无显著性差别（$P>0.05$），但显效率治疗组为 88.05%，对照组为 51.9%（表 7-25），两组进行统计学处理有显著性差别（$P<0.01$）。

表 7-25　两组临床疗效比较

组别	n	显效	有效	无效
治疗组	34	28	5	1
对照组	34	18	12	4

以上实例说明刺五加注射液注射联合高电位疗法：能扩张血管，降低血液黏稠度，促进血液循环，增加心脑血管血流量，降低心率及组织耗氧量和组织代谢，有防止疲劳和抗应激作用，对中枢神经系统有兴奋和抑制的双向调节平衡作用。联合疗法比单纯用刺五加药物治疗效果好，显效快，而且治疗后未发现全身及局部不良反应，故能提高患者治疗疾病的信心和生活质量，是治疗神经衰弱症的一种较好的辅助手段。其疗效确切，安全可靠，无不良反应，便于临床使用与推广。

第十一节　围绝经期抑郁症

本病是一种围绝经期以情绪低落为主的疾病，属于情感性精神障碍，患者患病时出现心悸、潮热、盗汗、失眠、躯体感觉异常等自主神经紊乱症状。

其主要原因是雌激素水平下降，导致下丘脑 - 垂体 - 性腺功能紊乱、下丘脑单胺类递质失调，以致抑郁产生，由于垂体分泌的 FSH、LH 代偿性增加，以致血管舒缩功能失调，从而出现心悸、潮热等自主神经紊乱症状。

目前治疗常用三环类抗抑郁药物，但起效慢，副作用大，神经紊乱症状改善不明显。

南京市中医院皮璐报道用清心舒方（主要是熟地黄、缬草、柴胡、青陈皮、郁金、百合、合欢皮、莲心、茯苓、浮小麦等加减）配合用高电位治疗，高、中、低档循环使用，每日 1 次，每次 30min，10～20 次为 1 个疗程。共治疗 60 例，显效 13 例，有效 41 例，无效 6 例，总有效率为 90%。

这主要是由于高电位疗法可以调节自主神经功能，使细胞内 K^+、Na^+ 活化，加强了大脑皮质抑制过程，降低感觉神经的兴奋性所致。

第十二节　自主神经功能紊乱

自主神经是神经系统的组成部分之一，具有特殊的生理功能，主要支配内脏、血管和腺体．维持人体的随意运动和不随意运动，所以也称之为自主神经系统。医学中许多疾病都牵涉到自主神经系统，有些疾病则以自主神经损害为主。由于自主神经与全身各器官、腺体、血管。以及与糖、盐、水、脂肪、体温、睡眠、血压等调节均有关系，所以自主神经发生障碍后，可以出现局部或全身症状。其临床表现涉及心血管系统、呼吸系统、消化系统、内分泌系统、代谢系统、泌尿系统等。

南方医科大学珠江医院陈银海等用高电位治疗仪治疗 38 例自主神经功能紊乱，其中 30 例为功能性睡眠障碍，3 例为胃肠自主神经功能紊乱，5 例为心脏自主神经紊乱。

治疗时患者平卧于特制的治疗床上，每次 30～40min，每日 1 次，10 次为 1 个疗程，一般连续治疗 2～3 个疗程。

治疗结果：38 例患者中显效 25 例（占 66%），好转 12 例（占 32%），无效 1 例（占 2%），总有效率为 98%。

高电位治疗能调节神经系统功能，特别是自主神经系统功能，因而对自主神经系统功能紊乱有明显的治疗作用。特别对功能性睡眠障碍的自主神经功能紊乱有显著效果，一般治疗 5 次即可见效，10 次可以获得满意效果。

河北省沧州市中心医院信素英等报道，用高电位疗法治疗自主神经和内脏功能紊乱引起的神经性呕吐 11 例，取得满意效果。其中 3 例已不能进食 6～9 天，经药物治疗无效；3 例能进食，但呕吐，无原因，不定时发生，病程 15 天至 2 个月。

采用高电位治疗仪进行治疗，每日 1 次，每次 30min，10 次为 1 个疗程，疗程间休息 3～5 天。治疗 2 个疗程。

治疗结果：11 例患者中：痊愈 10 例，能正常饮食，无呕吐，占 91%；好转 1 例，症状明显改善，呕吐次数减少，占 9%。半年后追踪观察，痊愈者无复发，好转者于 3 个月后复发。

以上疗效的取得，是由于高电位治疗可以减轻副交感神经的紧张状况，调节自主神经的功能，并有镇静作用，通过对患者产生兴奋的神经系统的作用，使其恢复正常功能。

此方法操作简便，患者易于接受，无痛苦。安全性高，疗效好。

例如梁某，女，43 岁，因反复心悸、胸闷及心前区不适 1 年入院，查体：血压 18/12kPa（135/90mmHg），心率每分钟 74 次。心电图、超声心动图及心功能检查均未见器质性改变，各种药物治疗无效，今年以来伴有失眠、精神不振。诊断为心脏自主神经功能紊乱，经高电位治疗 10 次，心悸胸闷、心前区不适症状基本消失，失眠得以控制。

笔记栏

第十三节　偏　头　痛

偏头痛是临床上最常见的症状之一，病因复杂是脑卒中的危险因素之一。偏头痛发病机制尚不十分清楚，主要有血管源性学说、遗传因素、离子学说、神经源性学说、三叉神经血管学说等。目前治疗偏头痛最常用药物是 5- 羟色胺（5-HT），1B1D 受体激动药，说明 5-HT 既是一种神经递质，又是一种体液介质。对神经和血管均有影响，在偏头痛的发病中具有重要作用。

目前的证明，在偏头痛发作前，血小板的 5-HT 含量增加，释放入血引起脑血管收缩，出现先兆，因而证明 5-HT 在偏头痛发生过程中是一种诱导剂和激活剂，诱导或激活血管的内皮细胞和各种酶类，加速 NO、血管内皮素（ET）合成释放。

患者的情绪紧张在偏头痛中也扮演主要角色。

（一）分类

偏头痛分为血管性偏头痛和非血管性偏头痛两类。

1. 血管性偏头痛　是一种由于血管舒缩功能障碍引起的发作性头痛，可出现视幻觉、偏盲等脑功能短暂障碍的先兆，发作时有恶心、呕吐等症状。

2. 非血管性偏头痛　多数由脑动脉扩张引起的血管性偏头痛，病因不清，60%～80% 患者有家庭史，一般认为可能与调节血管运动有关的中枢神经部分功能失调有关。发作时先颈内动脉痉挛，继而颈外动脉也出现扩张而出现头痛，现已发现，在头痛发作之前，血浆中 5- 羟色胺含量降低，发作时尿中 5- 羟色胺的代谢物排泄增多。而非血管性偏头痛则与高血压、脑供血不足、感染和缺氧有关。

（二）临床表现

女性多见，发作时出现偏头痛，眼前冒火花，甚至出现视野缺损，面唇肢体麻刺感，头痛剧烈时伴有恶心、呕吐、发作时可持续数小时到 1～2 天，发作后大多数患者疲倦嗜睡，发作间隔时间不定，可数天到 1 年不等，而在间歇期则完全正常。而非血管性偏头痛则与原发病临床表现一致：其头痛为双侧性钝痛、跳痛，呈弥漫性。

血管性头痛药物治疗：偏头痛可用谷维素 10mg，每日 3 次，甲基麦角酸丁醇酰胺 1mg，每日 3 次。

偏头痛常用药治疗，往往因胃肠道反应、肝肾功能损害、妊娠及成瘾性滥用等受到部分患者排斥。非药物治疗包括生物反馈、音乐疗法、高电位治疗等，其中高电位治疗由于操作简单、经济、无侵入性伤害等，患者易于接受。

对非血管性偏头痛治疗以针对病因治疗为主。

（三）高电位治疗

高电位治疗产生的高压静电场，使空气产生负离子，负离子可以抑制单胺氧化酶，降低血中 5-HT 水平，因为缓解疼痛。如烟台市芝罘区幸福医院刘玉等报道用高电位疗法治疗血管性头痛患者 40 例。其中治愈 18 例．显效 17 例．有效 3 例，无效 2 例，总有效率为 95%。无不良反应作用。

主要治疗机制是高电位治疗对自主神经系统起到调节作用和对颅内血管舒缩功能进行调节，而对血管性头痛有好的治疗效果，对高血压、脑循环供血不足等原因造成的非血管性偏头痛也有良好的治疗效果，由于静电场产生和臭氧，也可调节紊乱的自主神经系统，使交感神经兴奋性降低。迷走神经活动性增高，调节血管的舒缩功能。

湖南师大第一附属医院张德元等报道用高电位笔循经点穴治疗血管性头痛，并观察治疗前后颅内血流速度共观察 150 例患者，有效 138 例，无效 12 例，有效率达 92%。

作者用高电位先静坐高电位治疗垫上 10～15min，输出电压 9000V，然后用高电位笔循经点穴百合、四神聪、风池（双）、风府、率谷（双）、头维（双）、上星、印堂、太阳（双）、少商（双）、前谷（双）、后溪（双）、三间（双）、合谷（双）、睛明（双）、丝竹空（双）、角孙（双）、大椎、天台、命门等穴，每穴刺点 6～10s，每日 1 次，10 天为 1 个疗程，连续治疗 1～3 个疗程。疗程治疗后进行 TCD 动态观察颅内 11 条动脉血流的变化，治疗期间停用一切扩血管、降压及各种镇痛药物。

TCD 正常参考值：共检查 11 条主要动脉，以收缩峰流速为指标，双侧大脑前动脉（ACA）40～65cm/s，双侧大脑中动脉（MCA）50～80cm/s，颈动脉（ICA）35～55cm/s，双侧大脑后动脉（PCA）30～50cm/s，双侧椎动脉（VA）及基底动脉（BA）32～55cm/s。

TCD 观察结果：见表 7-26。

表 7-26　高压电子笔循经点穴对颅内血流速度的影响（$n=150$）

颅内动脉分支	治疗前（cm/s）	治疗后（cm/s）	P
RMCA	88.1±7.8	78.4±7.5	<0.01
LMCA	89.6±7.7	75.8±7.6	<0.01
RICA	67.8±6.5	56.5±6.2	<0.01
LICA	64.7±6.7	55.7±6.8	<0.01
RACA	86.2±6.3	64.7±6.3	<0.01
LACA	88.8±8.1	65.5±7.5	<0.05
RPCA	65.9±7.3	51.5±7.7	<0.05
LPCA	63.4±5.6	50.6±6.1	<0.05
RVA	64.9±6.5	56.1±5.8	<0.05
LVA	65.5±9.8	55.6±6.1	<0.05
BA	64.3±6.3	54.9±4.5	<0.05

注：表中 11 条动脉均存在显著性差异，$P<0.01～0.05$，研究证明，高电位笔循经点穴治疗血管性头痛可明显改善 TCD，使异常的脑血流速度恢复正常。

笔记栏

　　四川大学华西医院屈云等报道治疗 86 例慢性偏头痛，其中接受高电位治疗 43 例，另 43 例则作为空白对照组，疗程 20 天。对痊愈的受试者停止治疗后随访 4 周。采用简式 McGill 疼痛问卷（MPQ）进行评定，记录治疗前后实验室检查结果。统计分析数据集的选择包括处理意向（ITT）及符合方案数据分析（PP）。

　　结果：治疗组和对照组对治疗后疼痛分级指数（PRl），视觉模拟评分（VAS）和现在疼痛强度（PPI）有显著性差异（$P<0.05$）。治疗组 6 例，对照组 1 例痊愈。随访 4 周，治疗组与对照组均有 1 例复发。疼痛程度无显著性差异。两组患者治疗前后血、尿、粪常规，肝肾功能及心电图检查均无明显变化。结果：证明高电位治疗仪治疗慢性偏头痛有较好疗效，无不良反应（表 7-27）。

表 7-27　治疗后 MPQ 各项评分比较

组别		n	PRI 总分	VAS	PPI
PP	治疗组	41	4.00 ± 3.11^{A}	25.98 ± 16.17^{A}	1.88 ± 1.17^{A}
	对照组	42	10.60 ± 5.05	3952 ± 16.46	2.69 ± 1.00
ITT	治疗组	43	5.91 ± 9.25^{A}	29.42 ± 22.31^{B}	2.02 ± 1.32^{B}
	对照组	43	1035 ± 5.25	38.60 ± 17.35	2.63 ± 1.07

注：与对照组比较 A：$P<0.01$；B：$P<0.05$

第十四节　高　血　压

　　血压就是血液在血管中流动时血流加于血管壁的侧压力，动脉内的压力称为动脉压，静脉内的压力称为静脉压，毛细血管内的压力称为毛细血管压。

　　血压是维持人体各脏器正常灌注所必需的，通常我们说的血压是指动脉压，心脏收缩时，大动脉内产生较大的压力称为收缩压（高压），心脏舒张时，动脉借助大动脉弹性回缩产生的压力继续推动血液向前流动，称为舒张压（低压），收缩压和舒张压之间的压差称为脉压。

　　目前，我国高血压的诊断标准是根据世界卫生组织制定的标准，正常成年人收缩压<140mmHg、舒张压<90mmHg。正常成年人收缩压≥140mmHg 和（或）舒张压≥90mmHg，即为高血压。在正常生理情况下，如休息和运动、安静和激动、空腹和饱餐、早晨和晚上，血压均有一定波动。在临床上，有学者认为舒张压升高更有诊断意义。若舒张压在 95～104mmHg 则为轻度高血压，舒张压在 105～114mmHg 则为中度高血压，舒张压在 115mmHg 以上者则为重度高血压。

　　1. 高血压分期

　　1 期：没有脏器损伤的客观依据。

2 期：具有以下脏器损伤中的任何一项，体检、X 线片、心电图或超声心动图显示左心室肥大或扩大，视网膜动脉弥漫性或局限性变窄，蛋白尿和（或）血肌酐浓度轻度增高。

3 期：有高血压所致脏器损伤的症状和体征或功能障碍，如左侧心力衰竭、脑出血、高血压脑病、肾衰竭、视网膜出血、渗出及视盘水肿。在 3 期高血压尚有心绞痛、心肌梗死、颅内动脉血栓形成、夹层动脉瘤、动脉阻塞性疾病，但不列为诊断 3 期高血压的依据。

2. **高血压分类**

（1）一类是原发性高血压：是指原因不明的高血压，原发性高血压占高血压人群的 90% 以上。可能与以下几种因素有关。

① 遗传因素：是多基因遗传，患者家族中有高血压者可高达 50%。

② 膳食影响：过多摄取膳食中的钠、钾、钙、镁离子，致其比例失调引起。

③ 超重肥胖：体内血液容量增加；心脏负担加重，使血压上升。

④ 精神紧张：如司机、会计、高空作业、电报员其发病率较高，由于精神紧张引起的神经失调与小动脉痉挛有关。大喜、大怒也会使血压升高。

⑤ 吸烟，酗酒。

（2）继发性高血压：血压升高有明确的病因，占高血压人群的 5%～10%。继发性高血压可能是由于肾疾病、内分泌疾病（如肾上腺肿瘤或增生）和其他原因所致，经治疗原发病可以使部分患者高血压得以根治。

3. **高血压的危害**　高血压不仅是一个独立疾病，同时也是心脑血管疾病的重要危险因素。不管是舒张压升高还是收缩压增高，均会使心脑血管疾病的发病率和病死率增高，引起冠状动脉粥样硬化性疾病、脑血管病、肾血管疾病等一系列疾病。在美国超过 50% 的心脏意外及 2/3 的脑卒中患者都患有高血压。

国内报道每 100 位脑出血患者中有 93 位伴有高血压，100 位冠心病患者中有 50～70 位伴有高血压。据世界性组织预测，到 2020 年，非传染性疾病占死亡原因的 79%，其中心脑血管疾病将居首位。

4. **高血压的临床症状**　高血压的典型症状早期为头痛、头晕、失眠、记忆力降低、注意力不集中、烦闷、心悸、乏力。老年人表现不典型，常无任何表现。多在体检时发现，有的血压高达 230mmHg 无任何不适，所以说高血压是"无声杀手"。

高血压病很难治愈，一旦患病应终身注意非药物调理或与降压药为伴。

过度兴奋或愤怒可能出现高血压危象：头痛、头晕剧烈，恶心、心悸、全身出冷汗，继而出现心、脑、肾及肠系膜动脉剧烈痉挛，出现血压持续升高、上下肢体失灵、阵发性腹痛、心绞痛、视物模糊等症状，严重者可发生脑出血。故发现高血压危象应及时到医院救治，以免复发。

5. **高血压的药物和非药物治疗**　高血压治疗的最终目的是减少心、脑、肾等器官并发症的发病率及患者病死率。

（1）药物治疗：要根据患者不同的具体情况选用不同的药物，常用的药物如下所述。

① 利尿药：如氢氯噻嗪（双氢克尿塞），主要是降低体内钠而产生降压效应，但应注意及时补充钾。

② β-受体阻断药：如倍他乐克、普萘洛尔（心得安）等，它使心排血量降低以及外周循环适应性改变以维持外周血流量，使外周血管阻力下降，还可以抑制肾素释放，故对高肾素型高血压效果较好。

③ 钙通道阻滞药：如硝苯地平（心痛定），常用于老年人血压1期、2期，使心肌收缩力降低，外周阻力血管扩张，阻力降低，血压下降。

④ 血管紧张素转化酶抑制药：如卡托普利使血管紧张素生成减少，使血管扩张、降低血压。

（2）非药物治疗：作为辅助治疗。如限制食盐，减轻控制体重，戒烟限酒，低脂饮食。增强锻炼活动，调整生活规律，保证足够睡眠。避免情绪波动和过度劳累。

老年人的降压治疗可使心血管发病率及病死率下降20%～50%。

6. 高电位治疗　自主神经系统对高压交变电场比较敏感。有助于使紊乱的功能正常化，使末梢血管正常开放，促进血液循环，调整血压。

肾素血管紧张素系统对高血压发病起到极其重要作用。有研究结果证明用高电位治疗血管紧张肽酶数值高的交感神经紧张型高血压效果很好，并对28例高血压（收缩压＞160mmHg）、16例低血压（收缩压＜100mmHg）以及25例血压正常人群（收缩压100～160mmHg）用高压静电治疗15min后，高血压的收缩压变化为（－18.6±12.2）mmHg，与正常血压人群相比较有显著差别（$P<0.005$），而且血压越高，降压越明显。而低血压群收缩压变化为（5.5±8.7）mmHg，与正常血压人群比较同样存在明显差别（$P<0.025$），而正常人群血压，其收缩压变化为（－1.8±10.9）mmHg，表示出轻度下降。

张雯报道用高电位治疗高血压患者58例，均为原发性高血压，其中高血压一级、二级8例，三级10例。平均治疗8周，每日1次，每次1h，结果58例中28例好转，22例有效，8例无效，总有效率达到86%。好转28例中，15例血压下降，平均下降1.09kPa，13例减少用药剂量甚至停药，血压维持正常水平，同时主诉明显减轻或消失；无效，8例中，5例血压不定，主诉均未有明显变化，3例血压上升，分别为55/25mmHg、20/15mmHg、40/15mmHg；在安全性方面，1例患者治疗后即刻血压上升较明显，休息片刻即恢复，其余患者治疗均非常安全，安全系数为100%。

第四军医大学唐都医院理疗康复科刘朝晖使用中低频高电位治疗仪治疗32例高血压患者时，其输出电压为3000V；6000V；9000V。三挡定时可供选择，且有3种自动变压功能，采用全身通电法，每日1次，每次30min，治疗30天为1个疗程（表7-28，表7-29）。

表 7-28　中低频高电位治疗仪治疗高血压病临床治疗效果（1）

	分级	例数	临床治愈	显效	有效	无效	总显效率	总有效率
高血压病（32 例）	单纯性	18	10	2	6	0	66.7%	100%
	一级	6	2	1	2	1	50%	83.3%
	二级	8	4	3			87.5	87.5%

经卡方检验，二级高血压病的总显效率较其他两组有显著增高，高血压病各分级之间的总有效率均无显著性差异。

表 7-29　中低频高电位治疗仪治疗高血压临床治疗效果（2）

	分级	例数	Mean$\pm$SD	
			收缩压下降值	舒张压下降值
高血压病（32 例）	单纯性	18	19 ± 10.7	5.8 ± 9.5
	一级	6	11 ± 10.5	6.3 ± 8.5
	二级	8	22 ± 5.7	$23\pm11.1^*$

注：* $P<0.05$（二级高血压病分别与单纯性高血压病和一级高血压病相比）方差齐性检验，$P>0.05$，各组间方差相等

经方差分析，HPT2018-Ⅲ型中低频高电位治疗仪对二级高血压病较对单纯性高血压病和一级高血压病的疗效更好，尤其是对二级高血压病的舒张压降低更明显。

珠江医院报道高电位疗法治疗高血压 40 例，病程均在 1 年以上，收缩压 165～195mmHg，平均（170.4±21.6）mmHg，舒张压 97.5～130.0mmHg，平均（1.05.3±13.8）mmHg（表 7-30）。

表 7-30　治疗前后血压的变化（$n=40$）

血压	治疗前	治疗后	P
收缩压（kPa）	22.72±2.88	14.71±1.49	<0.001
舒张压（kPa）	14.04±1.84	11.17±1.17	<0.001

在高电位场中治疗，每日 1 次，每次 30～40min。1 个疗程 10 次，连续治疗 2～3 个疗程。

经治疗后 40 例患者收缩压和舒张压均明显降低，经统计学处理，$P<0.001$，有非常显著性差异。

中山大学附属第三医院报道用高电位治疗 34 例高血压患者，发现经治疗后其收缩压和舒张压均有明显降低，经统计学处理，$P<0.001$，治疗前后有显著性差别（表 7-31）。

笔记栏

表 7-31　治疗前后血压的变化（$n=34$）

血压	治疗前	治疗后	P
收缩压（kPa）	22.72	16.68	<0.001
舒张压（kPa）	13.25	10.92	<0.001

　　北京大学第一医院盛琴慧报道用高电位治疗仪治疗 30 例高血压患者，平均治疗 30 天，治疗后患者血压出现不同程度下降，显效率 73.3%［平均血压下降（22.9±8.54）/（17.46±5.64）mmHg］，有效率 13.3%［平均血压下降（7.75±0.50）/（7.25±0.88）mmHg］，总有效率 86.7%，无效率 13.3%，有少数患者用高电位治疗没有服降压药。血压下降平稳，而有少数患者治疗期间原用药物剂量减半。

　　以上临床报道均证明高电位疗法治疗高血压具有较好的疗效，其治疗原理是人体置于阴、阳电子按适当比例输出的高压交变电场中，补充人体的阴离子，促进细胞的新陈代谢，调节体液电解质及酸碱平衡，在高压交变场作用下可使心脏收缩力加强。脉搏次数增加，使微血管扩张，血流加速，有活血化瘀、改善微循环的作用。它还可以调节神经系统功能，特别是自主神经系统功能，对血管弹性和减低外周阻力起一定作用，因而能降低血压。

　　虽然原发性高血压的发病机制尚未完全清楚，但是神经中枢功能失调、脑皮质兴奋与抑制过程异常、交感神经兴奋和儿茶酚胺物质释放增加、肾素—血管紧张素—醛固酮系统活动加强起重要作用。高电位治疗可以调节大脑皮质的兴奋与抑制过程，抑制血管活性物质释放和肾素—血管紧张素—醛固酮系统的活动，使交感神经兴奋性降低，从而降低血压。原发性高血压早期是小动脉处在痉挛状态，病理改变是可逆的。故高电位治疗后可以降低血压，但病变进入到中晚期以后，动脉壁出现增厚、纤维化等，单独用高电位治疗则效果不是很好，故只能与降压药物配合治疗，如果采取高电位治疗和饮食、运动、心理等综合治疗，可以适当地减少药物治疗，以降低药物的不良反应。

　　重庆医科大学附属第二医院刘潇等报道用高电位疗法和常规药物治疗高血压患者，经 1 个月治疗后若患者收缩压或舒张压下降 10mmHg 或血压保持在正常范围内，下一个疗程可减少原口服药物剂量的 1/4；当血压上升 5mmHg 并超过正常血压范围时，则恢复原口服药物剂量。如反复 3 次减药后需通过恢复剂量才能维持正常水平。可结束试验，此例患者为无效，其余患者进行连续 3 个月的治疗和观察。

　　治疗结果：试验组 3 个疗程有效率为 100.00%，而对照组则为 3.23%。两者的差异有统计学意义。试验组第 2、3 个疗程均显效率低于第 1 个疗程。差异有统计学意义。

　　作者认为血压降低与睡眠改善和交感神经活性降低有关。

　　据美国 NHANE 调查 4500 名成年人中，每小时的睡眠缺乏会增加 37% 的高血压病的发病和 33% 的冠状动脉硬化的可能。对 1741 名每天睡眠<5h，则发现有 50% 的人有较高的高血压的发病风险。但在高电位电疗法的作用下，机体内环境的平衡，儿茶酚胺、5-HT 等神经递质保持相对平衡，细胞活性提高，从而使大脑皮质、

体液内分泌功能以及交感神经处于正常状态有重要的意义。

原发性高血压患者的交感神经能力的增高和副交感神经能力的降低程度与血压的高低呈正相关，提示交感神经张力增高可能参与高血压的发病机制，同时也证明长时间交感神经兴奋更易发生动脉粥样斑块，从而导致心、脑、肾等重要器官的损害。高电位治疗由于交替的交流电刺激，使人体血液中蛋白质和细胞活动活跃，促进新陈代谢，达到改善自主神经功能，能降低交感神经活性，高压静电使血清中的 Na^+、Ca^{2+} 和 γ- 球蛋白的含量增多，K^+ 及蛋白含量的减少，对血压也有调节作用。

解放军总医院肖红雨报道用高电位疗法辅助治疗高血压 50 例，治疗结果：显效 29 例（58.0%），有效 17 例（34.0%），无效 4 例（8.0%），总有效率 92.0%。

在治疗过程中，部分患者减少了降压药物用量，但不能完全停药。提示高电位治疗与药物治疗有协同作用。

重庆医科大学附属第二医院康复医学科刘潇的硕士论文中共用负电位（-250~300V）为直接负电，频率 70±1kHz，共治疗 29 例，而对照组则采用安慰疗法，共 31 例，连续治疗 3 个月，每次治疗 60min，常规服用药物，一个月观察一次血压。如舒张压下降 10mmHg，则减药 1/4，如血压又上升 5mmHg，则恢复原口服药量，反复进行 3 次，治疗结果试验组全部进行了减量，第 2 疗程减少 1/4，第 3 疗程减少 1/2，而对照组则无 1 例药物减量。

作者通过以上试验说明，负电位治疗可以辅助减少服药量，但减药后 1 周内血压及心率有些波动，故不能代替药物。治疗过程中"安全"，无不良事件发生。

北京大学深圳医院用 Nd-6000 型低中频高电位治疗仪治疗 30 例 I 期高血压患者收缩压 140~150mmHg 之间和（或）舒张压在 90~99mmHg 间，临床无心、脑、肾并发表现者，选择模式为"能量 I"，10 天采用低档强度，10 天选用中档强度。治疗时间从 20min 到 30min。局部治疗选用穴位：曲池、丰隆、太冲、风池。治疗时间从 5min 逐渐增加到 10min、15min，20 次为 1 个疗程，每日 1 次。30 例高血压患者，痊愈 4 例，显效 11 例，有效 12 例，无效 3 例，有效率为 90%。

南方医科大学南方医院范律中用 Nd-6000 型低中频高电位治疗仪治疗 21 例 I 期高血压患者（其中 18 例伴有 2 型糖尿病），采取卧位治疗，每天 1~2 次，每次 30min，2 周为 1 个疗程。治疗 21 例中，治愈 6 例，好转 13 例，无效 2 例，治愈率为 28.57%，好转率为 90.48%。

第十五节　更年期综合征

更年期综合征是指从生育年龄到无生育能力年龄之间的过渡阶段，女性到一定年龄月经变得不规则，随后停止，月经停止前数月到停止后 3 年，这一时期被称为更年期。

笔记栏

（一）病因病理

绝经期妇女有 1/3 能通过神经内分泌的自我调节。达到新的平衡而无自觉症状，2/3 的妇女可出现一系列因性激素减少所致的自主神经功能紊乱，出现躯体和心理症状。主要表现为月经紊乱、潮热出汗、激动易怒、焦虑抑郁、心血管疾病、骨质疏松等表现，称为更年期综合征。

（二）临床表现

1. 焦虑　表现为紧张恐惧，坐立不安，徘徊不定，稍有惊动即惶惶不可终日。
2. 抑郁　情绪低落，悲观失望，自责，重者出现拒食、自杀等行为。
3. 猜疑　在发病过程中疑心重，如猜疑配偶有外遇，猜疑自己有病，危在旦夕。
4. 自主神经系统功能紊乱　皮肤潮红，自觉发冷发热，多汗，胃肠功能紊乱：腹泻、便秘，心律失常，心率过快或过慢，女患者可出现月经失调或全身无力，关节酸痛，食欲减退，失眠，面色苍老憔悴，消瘦。

（三）治疗

1. 常规治疗　可给予抗抑郁、抗焦虑以及性激素治疗。病轻者可给予地西泮（安定）、氯氮䓬（利眠宁）等药物镇静催眠，还可给予维生素以调节自主神经系统功能紊乱。除药物治疗外，还可以配合针灸治疗，如取腰俞、大椎、关元、肾俞、三阴交等穴位。

早在 20 世纪 60 年代，西方就开始使用激素替代疗法治疗更年期综合征。虽然激素替代疗法对患者症状的改善有较好的作用，但经临床观察发现，长期使用雌激素，可增加子宫内膜癌和乳腺癌的发病率。

另外，有些学者认为，更年期综合征的发生，不仅由激素引起，也与社会因素、心理因素有关。

2. 高电位治疗　高电位治疗时。电场可以产生大量负离子，对大脑皮质产生抑制，从而调节自主神经系统和内分泌系统的功能，使之达到平衡。对紧张、惶惶不安、注意力不集中、失眠等症状起到改善作用。除了电离作用产生的负离子以外，还可因静电感应产生臭氧。电场产生的电刺激振动作用可以激活生物电场，起到疏通经络、活化细胞、调节自主神经系统功能的作用。

江苏省妇幼保健中心周小平等报道用高电位治疗更年期综合征 33 例。而将另一组不用高电位治疗的 33 人作为对照组，两组患者均口服钙尔奇 D，每日 1 片，两组共治疗 20 天。治疗组在治疗 10 天、20 天后及停止治疗后 10 天的 VAS 评分与对照组 VAS 评分相应差值进行比较，有统计学意义（$P<0.001$），治疗 20 天后与治疗前比较，治疗组和对照组的促卵泡生长激素（FSH）、肌酐（CR）、血糖（GLU）、碱性磷酸酶（ALP）均有统计学意义（$P<0.003$）。

治疗结果证明，作为非激素性治疗手段的高电位治疗，能改善更年期综合征患者的自觉症状。

山东潍坊市人民医院也报道用高电位治疗 37 例更年期综合征患者，其中显效 20 例（占 54%），有效 17 例（占 46%），没有无效病例，取得了较好的效果。

吉林省人民医院康复科徐晓华报道用循经点穴配合高电位治疗妇女更年期综合征 30 例。另外 30 例作为对照组，每日服用强力脑清素片（原更年康），早、晚各 1 次，每次 3 片。治疗结果：治疗组和对照组在治疗前评定差异无统计学意义（$P>0.05$），30 天后经分组治疗治疗组与对照组差异有统计学意义（$P<0.05$）。Kupper 评分有十二项指标：潮红，失眠，烦躁易怒，忧郁多虑，性交困难，关节肌肉痛，眩晕，乏力，兴奋，皮肤感染异常，泌尿系统疾病，心悸。对评定总分进行统计分析见表 7-32。

表 7-32　更年期综合征总疗效分析（Kupper 评分）

组别	例数	治疗前	治疗后	前后比较
治疗组	30	31.37±4.837	17.47±2.36	$P<0.10$
对照组	30	31.67±4.831	26.7±5.029	$P<0.10$

从表 7-32 中可以看出治疗组在治疗前后有明显的差异：有明显效果，而对照组在治疗前后无明显改变，无统计学意义。

而且作者对一些生理指标进行评价。选取黄体期的雌二醇（E_2）、促卵泡激素（FSH）、促黄体生成激素（LH）观察见表 7-33。

表 7-33　生理指标治疗前后对比分析（$x\pm s$）

组别		治疗前	治疗后	前后比较	组间比较
LH（mU/ml）	治疗组	24.8±2.6	21.8±2.8	$t=2.866$，$P<0.10$	$t=0.59$
	对照组	25.1±4.9	24.6±5.3	$t=0.29$，$P>0.10$	$P<0.10$
FSH（mU/ml）	治疗组	39.09±4.78	36.48±3.73	$t=1.807$，$P<0.10$	$t=0.17$
	对照组	35.7±4.09	35.3±3.97	$t=0.383$，$P>0.10$	$P<0.10$
E_2（pg/ml）	治疗组	114.3±10.7	119.7±12.3	$t=1.814$，$P<0.10$	$t=0.19$
	对照组	117.9±9.9	118.7±2.5	$t=0.094$，$P>0.10$	$P<0.10$

从表 7-33 可以看出，二组生理指标变化治疗组前后比较，差异有统计学意义（$P<0.10$）。对照组差异无统计学意义（$P>0.10$），治疗前组间比较差异无统计学意义（$P>0.10$），具有可比性。

第十六节　面神经麻痹

面神经麻痹又称面神经炎，是指茎孔以上面神经管内段面神经的一种急性非化脓性炎症。面神经炎发病的原因尚未明了。有人根据其早期病理变化主要为面神经

笔记栏

水肿、髓鞘及轴突有不同程度的变性，推测可能因面部受冷风吹袭，面神经的营养微血管痉挛，引起局部组织缺血、缺氧所致。也有的认为与病毒感染有关，但一直未分离出病毒。

（一）病因

病因不清，但通常认为可能是局部营养神经的血管因受风寒而发生痉挛，导致神经组织缺血水肿、受压而致病，或风湿性面神经炎，颈乳突腔内的骨膜发炎而产生面神经肿胀、受压，血液循环障碍而致神经麻痹。临床表现多为急性起病，出现嘴歪斜，额纹消失，眼裂增大，鼻唇沟变浅，病侧不能皱眉、闭目、鼓腮和噘嘴等。

（二）发病机制

近年来也有认为可能是一种免疫反应。膝状神经节综合征（Ramsay-Hunt syndrome）则系带状疱疹病毒感染，使膝状神经节及面神经发生炎症所致。

（三）临床表现

可见于任何年龄。无性别差异。多为单侧，双侧者甚少。发病与季节无关，通常急性起病．一侧面部表情肌突然瘫痪，可于数小时内达到高峰。有的患者病前1～3天患侧外耳道耳后乳突区疼痛，常于清晨洗漱时发现或被他人发现口角歪斜。检查可见同侧额纹消失，不能皱眉，因眼轮匝肌瘫痪，眼裂增大，做闭眼动作时，眼睑不能闭合或闭合不全，而眼球则向外上方转动并露出白色巩膜，称 Bell 现象。下眼睑外翻，泪液不易流入鼻泪管而溢出眼外。病侧鼻唇沟变浅，口角下垂，示齿时口角被牵向健侧。不能做噘嘴和吹口哨动作。鼓腮则病侧口角漏气，进食及漱口时汤水从病侧口角漏出。由于颊肌瘫痪，食物常滞留于齿颊之间。若病变波及鼓索神经，除上述症状外，尚可有同侧舌前 2/3 味觉减退或消失。镫骨肌支以上部位受累时，因镫骨肌瘫痪，同时还可出现同侧听觉过敏。膝状神经节受累时除面瘫、味觉障碍和听觉过敏外，还有同侧唾液、泪腺分泌障碍，耳内及耳后疼痛，外耳道及耳郭部位带状疱疹，称为膝状神经节综合征。

（四）高电位治疗

南京金陵老年病康复医院吴斌报道，针灸配合高电位治疗面神经麻痹 20 例取得满意效果。

针灸取穴阳白、四白、迎香、颧髎、地仓、颊车、合谷等穴平补平泻法，每次留针 30min。

用高电位笔刺激及针刺腧穴，每次 15min。每日 1 次，10 次为 1 个疗程。

治疗结果：痊愈 8 例，好转 11 例，无效 1 例。

针刺可以祛风通络、行气活血之功，而高电位则可以起到活跃细胞、促进新陈代谢、改善血液循环、调节自主神经功能、消炎镇痛的作用. 两者结合治疗取得更好效果。

第十七节　痛　经

　　妇女行经前后或行经期间发生下腹部痛，影响生活和工作的现象，称为痛经，是妇科常见症状之一。

（一）分类

　　痛经可分为原发性痛经和继发性痛经。

　　1. 原发性痛经　指不伴有生殖器明显器质性病变的经期疼痛，又称功能性痛经。多因精神和体质因素引起，常见于月经初潮或初潮后不久的女性，往往生小孩后痛经缓解消失。

　　2. 继发性痛经　生殖器官有器质性病变（如子宫内膜异位症、盆腔炎、黏膜下肌瘤等）。

（二）病因

　　原发性痛经与下列因素有关。

　　1. 精神因素　由于精神紧张、恐惧，对经期出现的下坠感敏感，表现为痛经。

　　2. 体质差　常伴有慢性病。

　　3. 妇科疾病　如宫颈口继发性狭窄。子宫过度屈曲，经血不易排出，引起子宫痉挛性收缩，导致痛经。

　　4. 子宫肌肉发育不良　引起子宫的不协调收缩。

　　5. 月经期子宫内膜　呈片状脱落，不易排出引起剧痛，称为膜样痛经。

继发性痛经常由于盆腔炎等生殖器官器质性病变造成的。

（三）发病机制

　　目前尚不清楚，有学者认为与前列腺素分泌有关。处于排卵的月经周期，在子宫内膜合成的前列腺素达到高峰，它可以刺激子宫肌肉收缩而产生疼痛。前列腺素进入血液循环后，可使胃肠平滑肌收缩，引起恶心、呕吐、腹泻等症状。子宫内膜脱落后，前列腺素也随之排出体外，故痛经可于数小时后缓解。

（四）临床表现

　　原发性痛经多发生于未婚或未孕的年轻妇女。月经来潮前数小时即已感到疼痛，逐渐加剧。可持续数小时，甚至2～3天，伴有恶心、呕吐、腹泻等，疼痛剧烈时，患者可出现面色苍白、出冷汗、四肢冰冷、血压下降，甚至晕厥。

继发性痛经患者，以往无痛经史，痛经随其他妇科病的表现而出现。

（五）防治

1．首先要普及生理知识，消除紧张情绪，加强营养，改善体质。

2．局部保暖，给一些镇痛药和抗痉挛药物。

3．给予小剂量的雌激素周期治疗（如己烯雌酚 1mg，每晚 1 次，从月经第 6 天起用，共 20 天，重复 3 个周期），以抑制排卵。

4．给予小剂量雄性激素，促进性腺激素的分泌，以减轻疼痛。

5．对导致继发性痛经的原发病进行治疗。

（六）高电位治疗

高电位的全身治疗配合电子笔局部穴位点刺，具有明显的镇痛效果，根据"通则不痛"的机制，以通调气血为主，实行虚则补而通之，实则行而通之，使气血调和经血通畅，痛则自除。

解放军第 401 医院沈红星等报道用高电位电子笔穴位点刺并红外线下腹部照射治疗 35 例原发性痛经与对照组 32 例比较，收效显著。

观察组：患者全身置于 9kV 高压的电场内，再用局部电子笔点穴，据病情选穴，以三阴经脉交会穴三阴交（双侧），任脉经穴中极、关元，膀胱经穴肾俞、次髎等为主。配合带脉、中脘、期门、膻中、内关、合谷、地机、气海、足三里、太冲、阿是穴等，每穴 10s，每日 1 次，每次 30min，每次月经前 5 天开始至月经结束为 1 个疗程，连续治疗 3 个疗程。

高电位治疗后，采用红外线温热行下腹部照射，每次 30min，每日 1 次，每次月经前 5 天开始至月经结束为 1 个疗程，连续治疗 3 个疗程。

对照组采用硝苯地平 10mg，吲哚美辛（消炎痛）50mg 同时口服治疗，自每月月经见血之日开始服药，每日 3 次，连服 7 天为 1 个疗程，连续治疗 3 个疗程。

结果：观察组疼痛消失 25 例（占 71.43%），明显减轻 8 例（占 22.86%），缓解（不能维持 3 个月以上）2 例（占 5.71%），总有效率为 94.29%。对照组疼痛消失 8 例（占 25%），明显减轻 10 例（占 31.26%），缓解 14 例（占 43.75%），总有效率为 56.25%。两者比较 $\chi^2 = 17.8825$，$P < 0.01$，有显著性差异。

第十八节　疼　痛

1．**高电位治疗具有镇痛效果**　据文献报道，高电位治疗可以大大降低大脑皮质的兴奋性，并加强其抑制过程，对周围感觉神经末梢的兴奋性可以降低，因而提高痛阈，有轻度镇痛效果。

兰州军区总医院李军报道具有疼痛症状的 66 例患者，其中软组织损伤 24 例，神经痛 12 例，颈、腰椎病 9 例，关节炎 6 例，其他 15 例。

用高电位治疗，采用全身加局部治疗，在治疗中不用任何药物和物理治疗。在用高电位治疗 66 例中，疼痛评分降至 0～3 分，进行统计学处理，有非常显著性意义（$\chi^2 = 27.77$，$P < 0.01$）（表 7-34）。

表 7-34　高电位治疗对疼痛评分的影响

病类分类（例）	治疗前疼痛评分			治疗后疼痛评分		
	0～3 分	4～6 分	7～10 分	0～3 分	4～6 分	7～10 分
软组织损伤	1	4	19	19	5	0
神经痛	0	2	10	10	2	0
颈、腰椎病	0	4	5	8	1	0
关节炎	0	4	2	5	1	0
其他	0	4	11	12	3	0

高电位治疗 15 次后痛阈、耐痛阈均有升高，经 t 检验有统计学意义，对疼痛评分进行 t 检验。结果亦有统计学意义，痛阈、耐痛阈、疼痛评分测定其结果如表 7-35。

表 7-35　高电位治疗对痛阈、耐痛阈、疼痛评分的统计学处理

项目	治疗前（$x \pm s$）	第一次治疗后（$x \pm s$）	15 次治疗后（$x \pm s$）
痛阈	9.60±6.64	10.79±7.15[*]	10.97±6.67[*]
耐痛阈	15.17±7.64	16.76±7.91[**]	17.25±6.87[**]
疼痛评分	7.27±1.76		1.35±1.54[**]

注：[*] $P < 0.05$；[**] $P < 0.01$

从 66 例中选择 35 例软组织损伤，神经痛治疗后疼痛评分 7～10 分者由 29 例降为 0 例，而 0～3 分者由 1 例增到 29 例，说明高电位治疗临床疼痛的疗效同样明显。同时，高电位治疗过程中释放一定比例的负离子具有镇痛作用。对机体代谢功能的双向调节，亦对疼痛的缓解减轻有促进作用。另可促进血液循环和组织再生，减少致痛物质的产生对疼痛的缓解亦有一定关系。

2. 高电位治疗软组织挫伤　长谷川义博等实验用高电位治疗患者时，发现实验组人体皮肤表面血管扩张，温度显著上升，组织营养改善，新陈代谢提高，证明高电位治疗可以改善人体皮肤表面血液循环，而电位局部治疗的火花放电时，亦引起肌肉收缩，从而改善局部血液循环，以达到消肿、镇痛，改善代谢的作用（表 7-36）。

笔记栏

表 7-36　　高电位治疗软组织扭挫伤 252 例疗效

	例数	痊愈	好转	治愈率（%）
踝关节扭挫伤	75	75	0	100
急性腰扭伤	72	72	0	100
肩关节扭挫伤	64	43	21	67.2
腕关节挫伤	23	20	3	87
落枕	18	18	0	100
合计	252	228	24	90.8

　　患者治疗时，均为电极头对准疼痛和压痛部位，不接触皮肤，每次 20～30min，10～15 次为 1 个疗程。

　　3. 腰椎间盘突出症也可用高电位治疗　腰椎间盘突出症用腰椎牵引，超短波和中频是治疗腰椎间盘突出症的有效方法，但经治疗后进入恢复期，仍存在臀部及下肢酸痛、麻木、乏力感，且恢复缓慢，这是由于机械性压迫对血循环的损害和影响显著，其中静脉最易受损，静脉充血很快导致神经水肿，这种水肿对神经组织结构和功能的影响远比压迫本身更为严重，持续时间更长，并且神经内膜水肿将导致神经组织的纤维化。

　　而高电位治疗的感应作用，可以改变机体细胞膜电位，在组织内产生微电流，使细胞更具活力，恢复更快。由于静电的极化作用，使偶极子从零乱的排列变成有规则的排列，从而产生一系列的生物效应。加上空气离子流和臭氧作用对损伤的血管恢复和水肿的消退，神经细胞的活化，均有良好的治疗效果。

　　山东章岩等报道用高电位治疗腰椎间盘突出症恢复期患者 60 例，其中治愈 42 例（70%），显效 10 例（16.7%），治愈显效率为 86.7%，好转 7 例，无效 1 例。

　　4. 肩关节周围炎的高电位治疗　肩关节周围炎一般认为随着年龄增长，肩关节周围软组织发生退行性病变，再加之长期的微细损伤和肩部缺乏活动所致，其治疗方法很多，如推拿、按摩、封闭和物理治疗，但一般起效慢，治疗周期较长。而高电位治疗可以有效地改善局部血液循环，缓解肌肉痉挛，而产生的空气负离子又可以大大降低大脑皮质和交感神经的兴奋性。痛点在高压电子笔的作用下可引起局部组织细胞内物质运动，使细胞受到细微按摩。组织界面温度上升，增强了生物膜的弥漫过程，改善了膜电位，增强了离子胶体的通透性，故具有镇痛作用。

　　长海医院毕霞报道用电位疗法治疗 30 例肩周炎患者，取得好的效果，采用 VAS 评定患者疼痛程度，用 GEPI 评定肩关节功能损伤情况。治疗前后 VAS 值比较差异显著（$P<0.001$），GEPI 值也明显降低，提示高电位对肩周炎治疗有显著效果（表 7-37）。

表 7-37　　高电位治疗肩周炎的治疗结果

项目	治疗前	治疗后
VAS	5.6143±0.4418	3.3571±.04500
GEPI	0.3493±0.0024	0.1957±0.0029

5. 肢体痛　包括颈椎病、肩关节周围炎引起的肩臂痛。腰椎骨质增生、椎间盘脱出等引起的腰腿痛，还有膝关节的骨质增生、半月板病变、韧带和风湿性关节炎引起的膝关节痛，还有跟骨骨质增生引起跟骨骨刺痛，用高电位治疗仪均有好的疗效。

上海市第一人民医院陈文华等报道用高电位治疗仪治疗 30 例肢体痛患者，除疼痛部位采取不同姿势（坐位或仰卧位）治疗以外，还在疼痛部位（阿是穴）采用高压电子笔进行治疗，经治疗后，临床治愈 10 例，显效 18 例，有效 1 例，无效 1 例，总痊愈率 33.3%，显效率 93.3%，有效率达 96.7%（表 7-38）。

表 7-38　高电位治疗仪对疼痛的疗效

病种	n	痊愈	显效	有效	平均疗效	痊愈率（%）	显效率（%）	有效率（%）
肩（颈）（臂）疼痛	11	3	8		9.2	27	100	100
腰腿痛	14	5	7	1	10	35.7	85.7	92.9
膝关节痛	4	2	2		10.8	50	50	100
跟骨骨刺疼痛	1		1		20	0	100	100
合计	30	10	18	1	12.5	33.3	60	96.7

第十九节　失　　眠

失眠是指睡眠时间少。睡眠质量差，最常见的是入睡难。中途醒和早醒，醒后感到身体软弱无力，疲劳未解除；自觉精神不佳，头脑昏沉，反应迟钝，健忘等。这主要是人体生物钟紊乱的结果。

判断失眠有 4 个标准：①想睡，却难以入睡。②每周失眠次数在 3 次以上，并持续 1 个月以上。③造成后果，影响学习、工作和生活。④不存在造成失眠的其他因素。

进入 21 世纪，竞争越来越激烈，生活节奏越来越快，压力加大，人们尤其需要"睡得好""吃得好"。但实际情况正相反，睡眠障碍却成为普遍性的问题。主要是亢奋型失眠，失眠队伍正在悄悄壮大，治疗失眠的药物销量大增，WHO 对 14 个国家调查发现，有 27% 的人存在睡眠问题。我国有 4.5% 的人存在睡眠障碍，其中老年人失眠占 60%，说明睡眠障碍已经成为威胁我国人民健康的一大社会问题。医学专家们认为，失眠已是一种疾病，器质因素、其他疾病因素、药物因素、生活环境因素、心理因素等，均可以引起失眠。

美国登记注册与睡眠有关的疾病有 84 种。其中包括神经系统、精神、心脑血管、内分泌系统，以呼吸系统为主，还易造成工伤、车祸、人际关系不良等。其中糖尿病、高血压病、冠心病、脑血栓、阳痿、癫痫等疾病均与失眠有关。

笔记栏

失眠人员平日头晕、眼花、头痛、耳鸣、心悸、胸闷、烦躁、健忘、注意力涣散、记忆力下降、萎靡不振，使工作、学习的效益日益下降，苦不堪言。

（一）病因

1. 失眠　失眠都是由于外部原因和心理原因造成的多数失眠是由抑郁症和焦虑症引起的，故应积极治疗抑郁症和焦虑症。

2. 精神因素　情绪过于兴奋、紧张、悲伤时均可以引起失眠，85% 以上的失眠者均由精神心理因素引起。如睡前观看刺激强烈、情节离奇、剧情恐怖的小说、电影、电视片，均可因为兴奋、恐惧、悲伤等而失眠。

值得注意的是，对失眠的恐惧也会导致失眠，有些人稍微长一点时间睡不着，就开始紧张，结果因担心失眠，反而真的失眠了。

3. 外来因素　声、光、电、热、冷、换床或出差坐火车、汽车、轮船，或时差颠倒，工作中的"三班倒"，工作学习中的"开夜车"均会扰乱正常睡眠和觉醒的节奏，引起失眠。

4. 饮食和药物的影响　饮食、药物因素会对睡眠产生重要影响，以下引起失眠的 4 大饮食药物因素应予以避免。

（1）咖啡因：茶、可乐、可可、巧克力等饮料中均含有咖啡因成分。咖啡因可刺激神经系统：使肾上腺分泌旺盛，使人兴奋，这种咖啡因的作用时间可长达 12h 以上。白天若过量饮用晚上便睡不好觉。

（2）酒精饮料：有人以为喝酒可以帮助睡眠，这是一种误解。酒精使人醉倒，但使人睡到一半时会突然醒来，酒精会使人睡不安稳，时睡时醒，醒来难以入睡。醒后更感疲倦，饮酒并不解乏。

（3）尼古丁：香烟中的尼古丁可以刺激神经系统，使肾上腺分泌增加，振奋精神；另外，尼古丁危害呼吸系统，造成睡眠时呼吸不畅，还可以使血压升高，影响睡眠。

生物钟养生要求该睡则睡，该醒则起床，人体生物钟运转到哪一种行为的"最佳期"或"关键期"就应当实行哪种行为。从表 7-39 中看出生物钟运转到 22:00，便是睡眠期，这时睡觉最符合生理的需要。

表 7-39　人体生物钟

时段	最佳期	生物钟运转	
半夜 24:00	浅睡眠	此时身体敏感，疼痛加重，疾病易发或加重	
午夜 1:00～2:00	排毒期	此时肝因排出毒素而活动旺盛应当安睡，让肝得以完成这一代谢废物的过程	
凌晨 2:00～4:00	休眠期	此时重症患者最易犯病，出现病情加重或死亡，这时最需要睡眠，不要熬夜	
上午 9:00～11:00	精华期	此时注意力、记忆力最好，为最佳用脑时间，工作学习效率最高	
中午 12:00～13:00	午休期	生物钟低潮，需静坐，闭目养神或午睡片刻	
下午 14:00～17:00	高峰期	全天第二个精华期，此时分析力和创造力最好	

时段	最佳期	生物钟运转
傍晚 17:00～19:00	暂憩期	此时精力下降，节律却敏感，此时锻炼最好，记忆力也最好
晚上 20:00～22:00	思考期	为晚上活动的巅峰期。一天第三个精华期，适于进行一些周密的思考活动
初夜 22:00～23:00	睡眠期	经过整日忙碌，许多"维生"性节律均下降（血压、脉搏、体温、心跳……）宜放松心情。适时就寝，睡眠质量高

（4）药物：服用麻醉药物，如吸食大麻会严重干扰睡眠，还有一些兴奋神经的药物，如苯丙胺、咖啡碱、麻黄碱、氨茶碱等，均会影响睡眠。

5. 疾病因素　如糖尿病患者夜尿多，频繁起夜，影响睡眠；哮喘患者，呼吸道不畅，不能平稳安睡等，其他如心脏病、肝炎、肾病、溃疡病、风湿性关节炎、骨性关节炎均会由于心悸、气短、腹胀、腹痛、尿频、关节疼痛而不能入睡。

（二）危害

失眠总的来说是睡眠节律的紊乱，节律是人体有序性的集中表现，生物钟运转不准点是早衰、易病、夭折的总根源，它会影响许多器官、系统的正常功能。造成失眠的并发症。

1. 影响大脑功能　人在仰卧位睡眠时脑的血流量是站立时的 7 倍。血流量增加可满足脑对血氧的需要，由于大脑总是最大的"耗氧户"，它的体积占人体的 1/20，却要消耗人体大部分的氧，如脑血流量减少，则会导致脑功能不全，睡眠不足还会引起短暂的健忘症。

2. 降低和削弱免疫功能　与大多数人体节律呈昼高夜低运转的规律相反，免疫系统的运转呈昼低夜高状态。所以说只有在睡眠状态下，免疫功能才能加强和提高。它需要足够的睡眠才能处于最佳功能状态。而失眠则恰恰不能满足这一要求，从而造成免疫功能下降，这样将导致人体对外来病原微生物的吞噬作用下降。对细胞的突变也失去辨别和消灭功能。由于睡眠不足可使胃和小肠在夜晚产生修复作用的蛋白 TFF2 分泌减少，从而增加胃癌的发生概率。

3. 引起各种内分泌紊乱　如生长激素在熟睡时分泌的量是白天的 5～7 倍，泌乳素也是夜间分泌增多。失眠则会导致分泌下降，睡眠不足可以抑制某些激素的分泌。这种激素下降可导致人体产生饥饿感，经常多吃东西而肥胖。

4. 引起各种代谢紊乱　失眠可以导致新陈代谢速率下降，可以使血液循环量下降（正常人睡眠时肝的血液供应是白天站立时的 7 倍）。由于新陈代谢速率下降和血液循环量下降，则导致皮肤的老化过程加快，使皮肤变得暗而苍白，小现皱纹、黑眼圈等，并出现早衰现象。

5. 失眠可以引发多种疾病　在发生失眠 6 年后，失眠者患缺血性心脏病的概率比正常人高 2 倍，经常性头痛的概率则增加 3 倍，抑郁症概率高 4 倍。睡眠不足还可导致胰岛素抵抗，使胰岛素分泌较正常睡眠人增加 50%，而且敏感度大大降低，因而容易诱发糖尿病的发生。此外，还可以导致高血压、心律失常、肾病、性功能减退、自主神经功能紊乱、红细胞增多症、心肌梗死和脑卒中等。

6. **性功能障碍** 失眠者情绪焦虑，苦闷。长期服用催眠药，势必导致大脑皮质的兴奋性改变，使性功能受到影响。男子易患阳痿，女子易出现性冷淡。

7. **意外事故多** 由于长期失眠，导致注意力、反应能力、记忆力明显降低，使工作效率明显下降，白天工作无精打采，效率降低，易出现工作失误、车祸等。

总之，长期睡眠不足。可引发的疾病有 84 种之多。

（三）睡眠与失眠的关系

要想了解失眠，首先要了解睡眠是怎么回事。哈维、鲁密斯和赫伯特 3 位科学家发现，在睡眠过程中脑电波的变化是有节律的，交替出现的。正常闭眼时大脑处于安静状态下，则出现频率为 8～13Hz 的 α 波，此波与健康长寿有关，故称为长寿波。如睁开眼思考时则出现 14～30Hz 的 β 波，所以此波又称思考波，白天清醒状态主要是 β 波。如刚醒和晚上刚入睡时、打盹、午睡起始、入静时也会出现 β 波，但在睡眠时则不同，可以出现白天没有的几种波形，而且是有节律性的，从而发现睡眠有两个时相交替进行，即慢波睡眠和快波睡眠。

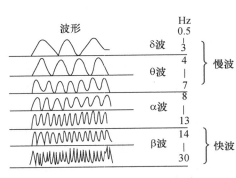

图 7-3 脑电波的波形与频率

1. **慢波睡眠** 又称无梦睡眠，可分为 4 个阶段（图 7-3）。

（1）入睡期（S_1）：待睡期，处于浅睡，打盹，朦胧，意识尚未完全消失，这时脑电波形为 α 波，但逐渐减少，甚至少于 50%，这一过程约 5min。睡得慢或不能入睡，也是失眠。

（2）浅睡期（S_2）：意识已近消失。易唤醒，这时 α 波进一步减少，开始出现慢波，此阶段可维持数分钟，因人而异。这一期对体力、脑力的恢复作用不大，所以有一种失眠叫"浅睡失眠"，这种人睡眠后仍觉未睡醒似的，S_2 占时为 45%～55%。

（3）中等深度睡眠期（S_3）：此时 α 波基本消失，出现频率为 4～7Hz 的 θ 波，但仍混有类似 α 波的菱形睡眠波（12～14Hz）与特有的 K 波，S_3 占时为 3%～8%。

（4）深睡期（S_4）：此期是睡眠质量好坏的关键，此时出现大量频率慢、幅度大、同步化的 0.5～3Hz 的 δ 波，此期为 δ 波前期的 20%～50%，后期则占 50% 以上，S_4 占时为 10%～15%。

慢波睡眠的生理表现为感觉功能减退，除颈部肌肉仍保持一定紧张性以外，全身肌肉紧张度减退，意识和随意运动消失，骨骼肌的反射活动也减退；循环系统、呼吸系统和自主神经系统的功能活动水平均降低，但却相当稳定，如瞳孔缩小、脉搏与呼吸次数减少、血压下降、消化和排泄功能降低、体温下降。

慢波睡眠的主要作用：消除体力疲劳和恢复体力，人体可得到充分的休息，大脑基本处于静息状态，尿量减少 1/3～1/2，泪腺、唾液腺、鼻黏膜分泌减少。手心和脚心出汗，呼吸深、慢而均匀，在慢波睡眠中，脑垂体中的生长激素、催乳激素分泌明显增多。

2. 快波睡眠 又称有梦睡眠，在此期中必然做梦，眼球快速转动。由前面的深睡期的慢波（δ 波）一下子转变 α 波。这时流经大脑皮质的血流量要比慢波睡眠时多 30%～50%，耗氧量也显著增多，这为大脑的精力恢复和智力发展提供了物质基础。在快波睡眠中，交感神经兴奋，血压升高，心率增加，呼吸加快，大脑白天摄入的信息也在快波睡眠中进行编码、储存。即"日有所思，夜有所梦"。精神分裂症、脑功能障碍不存在快波睡眠。现已发现快波睡眠者可以长寿。有梦睡眠占半小时左右。

快波睡眠睡得最深，最难唤醒，它与 S$_4$ 合起来称为熟睡阶段，熟睡阶段是睡眠质量的重要指标，尤其是快波睡眠阶段。

在快波睡眠中很难唤醒，全身肌肉处于松弛状态，这时除快速眼球运动外，还有磨牙、手足乱动和微笑，男孩子有阴茎勃起发生。

两时相全过程为 2h 左右，一般一夜的正常睡眠要经过 3～4 个睡眠周期，如果以上 5 个期都存在则为睡眠质量高。如 S$_1$ 延长则为入睡困难。在 S$_3$ 醒来则不易入睡，无 S$_4$ 则为浅睡，未经过快速睡眠则早醒，有梦睡眠期延长则多梦，通宵不眠是不可能的，只是停留在入睡的浅睡期之上。睡眠节律紊乱患者起床后不解乏、烦躁、焦虑、紧张不安、疲乏无力、提不起精神、注意力不集中、理解力下降、兴趣减少、白天昏睡，若持续 3 个月以上者，则成为"慢性原发性失眠"。这种该睡不睡，该醒不醒。时间倒错是一种睡眠障碍，也是一种典型的亚健康状态，但是每个人的睡眠要求却不同，大概可分为 3 类。①短期型：每天睡 4～5h。但睡眠质量高。②长期型：每天睡 9h 以上。③中期型：每天睡 7～8h 最近有人认为睡 6～7h 的人寿命最长。

每个人醒睡的节律也不相同，一般也分为 3 类。①夜晚型（猫头鹰型）：越晚越有精神，效率也更高。②清晨型（百灵鸟型）：即早睡早起，天一黑即有睡意，早早入睡。③白昼型（鸡型）：一般人较稳定睡 7～8h。

我们提倡午睡 0.5～1h（此时刚到 S$_3$ 和 S$_4$ 期，不会做梦），适当消除困倦，让大脑充电，提高工作效率，有人研究发现午睡可降低血压 2.0～2.7kPa（15～20mmHg），可以预防冠心病和心肌梗死（使冠心病发生率减少 30%）。午睡还可以诱发夜间快波睡眠的延长，对长寿有好处。造成睡眠障碍 85% 以上是精神心理因素，如工作节奏太快，生活压力增大，竞争激烈，情绪紧张；其次是环境因素的变化，如声、光、冷、热、换床，喝浓茶、咖啡，"三班倒"时差等；疾病因素，如糖尿病、哮喘、心脏病、肝炎、溃疡病等；还有因病服具有兴奋性的药，如苯丙胺、麻黄碱、氨茶碱等也会引起失眠。

失眠会引起亚健康，甚至引起精神失常。美国彼得·特里普自告奋勇 200h 不睡觉，前 3 天一切正常，到第 4 天精神出现异常，时笑时哭，第 5 天则出现大喊大叫，全身有异样感，如虫子爬、发热，到 200h 则出现精神症状，最后无法坚持，被人架到床上，睡了 9h 后一切均正常了，由此说明了睡眠的重要性。美国航天飞机"挑战号"发生爆炸和苏联切尔诺贝利核泄漏事故均是由于工作人员睡眠不足，困倦到了极点所造成的。

（四）如何衡量失眠的程度

采用阿森斯失眠量表（AIS）来衡量失眠的程度，简单方便，共 8 项 32 个问题，以 1 个月内每星期至少出现 3 次失眠才有价值，每个问题括号内的数字为分数，按自己实际情况打分，若总分小于 4，为无睡眠障碍；如果总分在 4～6 为可疑失眠；如果总分在 6 以上，则属于失眠。

1. 入睡时间　（关灯后到睡着的时间）　没问题（0）；轻微延迟（1）；显著延迟（2）；延迟严重或没有睡眠（3）。

2. 夜间苏醒　没问题（0）；轻微影响（1）；显著影响（2）；严重影响或没有睡眠（3）。

3. 比期望的时间早醒　没问题（0）；轻微影响（1）；显著提早（2）；严重提早或没有睡眠（3）。

4. 总睡眠时间　足够（0）：轻微不足（1）；显著不足（2）；严重不足或没有睡眠（3）。

5. 总睡眠质量（无论睡多长时间）　满意（0）；轻微不满（1）；显著不满（2）；严重不满或没有睡眠（3）。

6. 白天情绪　正常（0）；轻微低落（1）；显著低落（2）；严重低落（3）。

7. 白天身体功能（体力或精神，如记忆力、认知力和注意力等）　足够（0）；轻微影响（1）；显著影响（2）；严重影响（3）。

8. 白天思睡　无思睡（0）；轻微思睡（1）；显著思睡（2）；严重思睡（3）。

（五）预防

许多失眠者，不是首先找出失眠原因，对因防治，而是失眠就用催眠药，也是失眠者的误区之一。服用催眠药的原则："能不用就尽量不用"，实在不行就"交替使用"，以便减少其不良反应和耐药性、成瘾性，避免长期应用引起肝、肾损害，骨髓抑制等。

（1）按时睡眠：保持与自身生物钟的同步。

（2）定时适量运动：可以调节白天的心理压力，身心放松，运动有益心、脑血液循环的改善，增进睡眠。

（3）睡前避免过度兴奋的刺激：不要看惊险的电视剧，勿饮用容易引起兴奋的茶、咖啡、酒等价料。

（4）安静舒适的睡眠环境：卧室要宁静、温暖、舒适；床、被褥、枕头均要适宜。

（5）睡眠更重要的是要在入睡前抛开清醒时的一切烦恼，洗个热水澡，听听音乐，使心情平静，以达到安稳入睡的目的。

（六）高电位治疗

高电位治疗失眠是一种有效的方法，它可以缩短睡眠的潜伏期，延长睡眠时间，改善睡眠质量，提高睡眠效率，改善白天的状态。在高电位治疗的病种中，治疗失眠的报道的文章和例数最多，是值得推广的一种方法。

中山大学附属第一医院黄埔院区佘小梅等报道，将66例患者随机分为两组，每组33例，经统计学处理具有可比性。

对照组：给予常规药物，每晚睡前口服阿普唑仑0.4～0.8mg，同时给予心理疏导及支持、睡眠卫生教育和放松疗法，与患者谈心，了解困扰患者的心理问题，并针对问题给予疏导和鼓励等。疗程连续2周。

治疗组：在对照治疗组的基础上进行高电位治疗。每天1～2次，每次40min，15天为1个疗程。

两组患者治疗前后采用匹兹堡睡眠质量指数（PSQI）作为评价睡眠质量的工具。PSQI由23个项目构成，采用主观睡眠质量、入睡时间、睡眠时间、睡眠效率、睡眠障碍、日间功能6个指标。每个指标按0、1、2、3来计分. 得分越高表示睡眠质量越差（表7-40）。采用Zung抑郁自评量表（SDS）和焦虑自评量表（SAS）评定两组患者治疗前后的抑郁和焦虑状态。

表 7-40 评定两组治疗前后 PSQI 各因子及 SAS/SDS 评分比较（$x \pm s$）

项目	对照组（$n=33$）		治疗组（$n=33$）	
	治疗前	治疗后	治疗前	治疗后
SAS 评分	53.6±12.32	39.57±9.10*	55.87±12.24	21.41±6.64△
SDS 评分	56.91±12.83	46.53±8.00*	55.56±11.21	41.1±5.21△
睡眠质量	2.7±0.9	1.9±0.6*	2.6±0.7	1.2±0.5△
入睡时间	2.6±0.8	1.8±0.9*	2.6±0.7	1.2±0.5△
睡眠时间	2.7±0.8	1.4±0.7*	2.6±0.6	0.6±0.6△
睡眠效率	2.6±0.6	1.6±0.7*	2.7±0.8	0.9±0.4△
睡眠障碍	2.2±1.0	1.4±0.8*	2.3±0.1	0.5±0.6△
催眠药物	1.8±1.1	2.6±0.9*	1.6±1.0	0.3±0.1△
日间功能	2.5±1.3	2.0±1.0*	2.4±1.0	0.9±0.5△

注：*组内治疗后与治疗前比较，$P<0.05$；△治疗后两组间比较，$P<0.05$

治疗后，两组患者 PSQI 各因子评分和总分及 SAS/SDS 评分均有不同程度改善。高电位治疗组明显优于对照组（$P<0.05$）。

笔记栏

陕西省人民医院康复医学科杨俊生等使用中低频高电位治疗仪治疗 35 名失眠患者，每天 1 次，每次 30min，20 天为 1 个疗程。

1. 诊断标准症状

（1）睡眠障碍：包括难以入睡，久不能眠或间断多醒，整夜多梦，似睡非睡或早醒，醒后不能再入睡或通宵难眠。

（2）上述睡眠障碍每周至少发生 3 次，并持续 2 周以上。

（3）白天出现精神疲乏不振或头晕头胀、心慌心烦等症状，影响工作、学习和社会活动。

（4）非躯体疾病或其他精神疾病的并发症状。

2. 失眠症临床观察量表　按国际通用 SPIEGEL 量表所包含的入睡时间、总睡眠时间、夜醒次数、睡眠深度、做梦情况及醒后感觉等 6 项内容来检测评分，≥12 分为轻度失眠症；≥18 分为中度失眠症；≥24 分为重度失眠症。

3. 有效性评价

（1）临床治愈：症状完全或基本消失，和（或）SPIEGEL 量表减分率≥80%，和（或）SPIEGEI。量表分值＜12 分。

（2）显效：症状基本消失，和（或）SPIEGEl 量表减分率≥50%，和（或）SPIEGEI。量表分值由 24 分以上减为≥12 分＜18 分。

（3）有效：症状有改善或部分症状改善，和（或）SPIEGEI 量表减分率≥30%，和（或）SPIEGEL 量表分值由≥24 分减为≥18 分＜24 分。

（4）无效：症状无变化或加重，和（或）SPIEGEI 量表减分率＜30%。

4. 临床评价标准　按失眠症的评价标准分为临床治愈、显效、有效和无效四级标准评价治疗效果。

总有效率＝（总病例－无效病例数）/ 总试验例数；

总显效率＝（痊愈病例数＋显效病例数）/总试验例数。

5. 对照试验设计和统计学处理方法　以每一例患者治疗前和治疗后的治疗效果进行自身前后对照，所得结果应用 SPSS13.0 统计软件进行统计学处理。

卡方检验：不同病种疗效分析。

方差分析：观察中低频高电位治疗仪对不同病种或不同病情以及不同年龄或性别等治疗效果有无差异（表 7-41，表 7-42）。

$P<0.05$ 视为有显著性差异。

表 7-41　中低频高电位治疗仪治疗失眠症临床治疗效果 1

	分级	例数	临床治愈	显效	有效	无效	总显效率（%）	总有效率（%）
失眠症（32 例）	轻度	4	4	0	0	0	100	100
	中度	12	8	0	4	0	66.7	100
	重度	16	6	2	6	2	50	87.5

经卡方检验，轻度失眠症的总显效率较其他组明显增高。失眠症各分级之间的总有效率均无显著性差异。

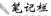

表 7-42 中低频高电位治疗仪治疗失眠症临床治疗效果 2

	分级	例数	减分率（%）（Mean±SD）
失眠症（32 例）	轻度	4	71.2±29.9
	中度	12	47.5±30.9
	重度	16	40.6±30.9

方差齐性检验，$P > 0.05$，各组间方差相等。

经方差分析，HPT 2018- Ⅲ型中低频高电位治疗仪对轻、中、重度失眠症患者疗效之间无显著性差异。

庐江县人民医院徐善恒等报道用高电位治疗 35 名失眠患者，每天 1 次，每次 30min，20 天为 1 个疗程，治疗前后用匹兹堡睡眠质量指数（PSQI）进行评定。

治疗后睡眠指标"很差"和"不好"的百分率变化：总体睡眠质量由 88.6% 变为 8.6%；睡眠持续性由 80.0% 变为 7.1%；睡眠效率由 71.4% 变为 14.3%；睡眠紊乱由 25% 变为 0；白天功能由 85.7% 变为 25.7%（表 7-43）；各指标治疗前后的差异有统计学意义（$P < 0.01$）。

表 7-43 治疗前后睡眠状态的变化（$n = 35$）

		很差（I）*	不好（J）*	尚好	非常好	I+J 的 %
总睡眠质量	治疗前	6	25	4	0	88.6
	治疗后	0	3	22	10	8.6
睡眠持续性	治疗前	15	13	6	1	80.0
	治疗后	3	3	22	7	17.1
睡眠效率	治疗前	14	11	7	3	71.4
	治疗后	4	1	11	19	14.3
睡眠紊乱	治疗前	1	9	25	1	25.7
	治疗后	0	0	27	8	0
白天功能	治疗前	15	15	3	2	85.7
	治疗后	1	1	18	8	25.7

注：* 为此例数表示

睡眠时间变化（表 7-44）：实际睡眠时间 <7h 的百分率由治疗前的 82.9% 变为治疗后 34.3%（$P < 0.01$）。

表 7-44 治疗前后实际睡眠时间变化（$n = 35$）

实际睡眠时间	<7h	>7h	减少	无变化	<7h 的 %
治疗前	29	6			82.9
治疗后	12	18	1	4	34.3

笔记栏

治疗前后睡眠潜伏期的变化（表 7-45）：睡眠潜伏期＞30min 患者的比例由治疗前的 94.3% 降为治疗后的 40.0%（$P<0.01$）。

表 7-45　治疗前后睡眠潜伏期的变化（$n=35$）

睡眠潜伏期	≥30min	<30min	无变化	≥30min 的 %
治疗前	33	2		94.3
治疗后	14	16	5	40.1

PSQI 因子分数治疗前后改变（表 7-46）：PSQI 分数治疗后明显下降（P 值均小于 0.001）。

表 7-46　治疗前后 PSQI 因子分数的比较（$n=35$）

	治疗前	治疗后	t	P
主观睡眠质量	2.06±0.54	0.80±0.59	11.32	<0.001
睡眠潜伏期	2.11±0.90	0.97±0.92	7.16	<0.001
睡眠持续性	2.03±0.91	1.13±0.81	7.18	<0.001
睡眠效率	1.72±1.20	0.69±1.03	5.2	<0.001
睡眠紊乱	1.23±0.49	0.74±0.44	5.11	<0.001
使用催眠药物	0.88±1.20	0.24±0.09	4.11	<0.001
白天功能	2.23±0.84	1.06±0.76	7.26	<0.001

深圳市南山人民医院张敏等报道高电位治疗慢性疼痛继发失眠 136 例，其中包括慢性非器质性疼痛中的颈肩痛 46 例，胸背痛 23 例，腰腿痛 43 例，血清阴性脊椎关节炎 6 例，全身多处软组织痛 18 例，这些患者持续疼痛均达 6 个月以上，每周不少于 5 天，每天发作时间不少于 4h。

将 136 例患者随机分为对照组和高电位组，每组 68 例；对照组：舒乐安定每次 1mg，每日 1 次。每晚睡前 20～30min 服用。同时在疼痛区进行超短波和中频电治疗，每日 1 次，14 次为 1 个疗程。高电位治疗组：采用高电位治疗仪进行治疗，每日 1 次，每次 20～30min。14 天为 1 个疗程。再根据疼痛部位取不同的经络穴位局部点穴，点穴刺激强度因人而异，每次选穴 3～4 个，每穴点刺 5 下。

疼痛的评分用视觉模拟尺进行模拟评分（VAS），睡眠情况则按照匹兹堡睡眠质量指数（PSQI）作为评价睡眠的工具。对照组（A 组）和治疗组（B 组）治疗前进行 VAS 评分和 PSQI 各指标均无显著差别（$P>0.05\%$）。治疗后 2 周，A 组及 B 组 VAS 评分均较治疗前明显降低（$P<0.05$），B 组改善程度优于 A 组，差异有显著性（$P<0.05$），治疗前后匹兹堡睡眠质量指数（PSQI）的各项指标（表 7-47）也均明显优于对照组（$P<0.05$）。

表 7-47　两组患者治疗前后 VAS 评分及 PSQI 因子分比较（$x \pm s$）

项目	A组（$n=68$）			B组（$n=68$）		
	治疗前	治疗后	差值	治疗前	治疗后	差值
VAS 评分	7.4±2.1	4.6±2.3	2.5±1.9	7.5±2.9	2.7±1.4$^{\triangle\,*}$	4.9±2.4
睡眠质量	2.6±0.9	1.8±0.6	0.8±0.3	2.5±0.7	1.0±0.5$^{\triangle\,*}$	1.6±0.4
入睡时间	2.5±0.8	1.9±0.9	0.6±0.4	2.6±0.7	1.2±0.8$^{\triangle\,*}$	1.5±0.9
睡眠时间	2.7±0.8	1.3±0.7*	1.3±0.5	2.7±0.5	0.5±0.4$^{\triangle\,*}$	2.3±0.8
睡眠效率	2.5±0.6	1.5±0.7*	1.1±0.5	2.6±0.9	0.8±0.3$^{\triangle\,*}$	1.8±0.7
睡眠障碍	2.2±1.0	1.4±0.8*	0.7±0.6	2.3±1.1	0.5±0.6$^{\triangle\,*}$	1.9±0.9
催眠药物	1.9±1.1	2.7±0.8*	0.7±0.4	1.7±1.0	0.2±0.1$^{\triangle\,*}$	1.6±0.6
日间功能	2.5±1.3	2.1±1.0	0.2±0.4	2.3±1.0	0.9±0.6$^{\triangle\,*}$	1.5±0.8

注：* 与治疗前比较，$P<0.05$；△与 A 组比较 $P<0.05$

作者还对两组治疗不良反应发生情况进行了比较（表 7-48）。

表 7-48　两组治疗不良反应发生情况比较（例数 %）

不良反应	A组（$n=68$）	B组（$n=66$）
头晕头痛	14（20.9）	1（1.5）
便秘	6（9.0）	0（0）
口干	2（3.0）	0（0）
恶心	3（4.5）	0（0）
困倦嗜睡	8（11.9）	1（1.5）
合计	33（49.3）	2（3.0）

注：A 组为药物治疗组；B 组为物理治疗仪治疗组。A 组与 B 组比较 $P<0.001$

传统治疗睡眠障碍使用的镇静催眠类药物，是通过麻醉中枢神经系统来促进或延长睡眠的，不能调整人体生物钟，效果不理想，且不良反应多，如成瘾性、顺行性健忘、头晕、乏力等。治疗失眠的物理治疗仪常用的有声光大脑调节仪、低频磁场诱导仪、脑电生物反同步仪等。

高电位治疗仪同样是一种物理疗法，因无成瘾性、反跳性及其他的不良反应，是较理想及有前途的一种治疗方法，关于高电位治疗失眠，临床报道比较多，如毛玉路、张琴、樊玉杰、陈蕊心等都有报道，疗效均为 90% 左右。

北京大学深圳医院用 Nd-6000 型低中频高电位治疗仪治疗 30 例神经衰弱失眠症，选择睡眠输出模式，10 天采用低档强度，10 天采用中档强度，治疗时间从 20min 到 30min；局部电子笔点击穴位为安眠、内关、神门、三阴交、太阳、神庭穴，时间从 5min 到 10min 到 15min，每日 1 次，20 天为 1 个疗程。

治疗结果：30 例中，痊愈 5 例，显效 15 例，有效 8 例无效 2 例，有效率为 93.3%。南方医科大学南方医院陀建中报道用 Nd-6000 型低中频高电位治疗仪治疗神经

笔记栏

衰弱患者 19 例，患者采取卧位治疗，每次 30min，每天 1～2 次，2 周为 1 个疗程。

治疗结果：19 例神经衰弱患者中，治愈 5 例，11 例好转，无效 3 例，治愈率为 26.32%，好转率为 84.21%。

第二十节　慢性腹泻

腹泻是指排便次数明显超过平日习惯的频率，便质稀薄，每日排粪量超过 200g，或含未消化食物或脓血。慢性腹泻指病程在 2 个月以上的腹泻或间歇期在 2～4 周的复发性腹泻。

（一）病因

慢性腹泻是多种原因引起的，据国内一组 433 例慢性腹泻病因分析中。肠道感染性疾病占 36.7%，肠道肿瘤 29.6%，原因未明 20.6%．小肠吸收不良 6.4%，非感染性炎症 3.3%。

临床常见的有肠易激综合征（IBS），慢性非特异性溃疡性结肠炎（US）。

（二）治疗

临床资料，主要针对病因治疗和对症治疗。

1. **药物治疗**　常用止泻药（如活性炭、氢氧化铝凝胶、可待因等）解痉镇痛药（阿托品、山莨菪碱），但应避免选择成瘾性药物，而且要明确病因后应用。

2. **高电位疗法**　上海针灸经络研究所赵琛等报道用针刺结合高电位疗法治疗慢性腹泻 44 例，其中 IBS 33 例，US 11 例。

针刺的穴位为足三里、三阴交、下巨虚、阴陵泉，采用平补平泻或用补法，再加上高电位治疗，隔日 1 次，12 次为 1 个疗程，共治 2 个疗程。

治疗结果：44 例中治愈 21 例。好转 19 例，无效 4 例，有效率为 90.90%（表 7-49）。

表 7-49　US 组和 IBS 组疗效比较

组别	例数	治愈	好转	无效	有效率（%）
US 组	11	2	6	3	72.73
IBS 组	33	19	13	1	96.97

两组经统计学处理有显著性差异（$\chi^2 = 8.587$；$P < 0.05$）提示 IBS 组的疗效优于 US 组。

经 Ridit 分析，疗效与病程之间差异有显著性意义（$P < 0.05$），病程越短，疗效越好（表 7-50）。

表 7-50　病程与疗效的关系

病程（年）	例数	治愈	好转	无效
≤2	16	7	9	0
≤5	15	8	6	1
≤10	4	3	0	1
>10	9	3	4	2

治疗前后症状与体征的比较见表 7-51。

表 7-51　治疗前后症状与体征的比较

组别		腹痛	腹泻	腹胀	纳呆	排气	心悸	乏力	多尿	失眠	注意力涣散
治疗前		44	44	27	18	20	17	31	12	20	20
治疗后	消失	27	21	8	11	4	2	7	0	15	2
	减轻	15	19	16	7	11	12	21	8	2	7
	无变化	2	4	3	0	3	3	3	3	3	11
	加重	0	0	0	0	1	0	0	0	0	0

从表 7-51 可以看出，针刺结合高电位治疗具有明显疗效的症状集中在腹痛、腹泻、纳呆、失眠等症状。而对注意力涣散、多尿、排气的改善不甚明显。

（三）典型病例

蔡某，男，主诉：腹痛、腹泻 3 年余，每日泻 4～7 次，便质溏薄夹有黏液。身疲乏力、食少腹胀、失眠多梦、心悸时作、注意力涣散影响正常工作，经多方调治无效。结肠镜检示：乙状结肠多量黏液，有轻度充血水肿，无溃疡：无息肉。X 线显示肠腔变窄：诊断为肠易激综合征。依上法治疗 1 个疗程后，腹痛明显好转，大便次数减到每日 2～3 次。且每日第 1 次排便均成形，未见黏液。睡眠好转，心悸次数减少，第 2 个疗程后，腹痛未作，大便正常。随访 5 日，未复发。

临床中，针刺穴位选择足三里、三阴交、下巨虚、阴陵泉为主。

足三里：胃经之下合穴，治脾、胃、肾有效，故名三里，可调节胃肠道功能。

下巨虚：大肠经之下合穴，合治内腑，主调肠胃、利气、清热。

三阴交：为足三阴交会之所，可助运化，疏下焦。

阴陵泉：为脾经合穴；可运中焦，化湿滞。

以上 4 穴，可起到脾胃统治，肝肾兼顾，清利肠腑之功。

高电位治疗在电场内体内产生诱导电流，作用于体液细胞，尤其是对细胞膜的刺激以促进组织的新陈代谢，并通过刺激皮肤表皮的感觉器官，使神经纤维产生动作电位，并传到大脑的丘脑下部和脑下垂体，进而对自主神经进行调节。而对穴区刺入金属针可使穴区周围的磁场加强，提高疗效。

笔记栏

第二十一节　功能性便秘

便秘是一个临床常见的症状．表现为粪便秘干结，排便困难，粪便重量和次数减少，通常以排便频率减少为主，一般为每日排便 1～2 次或 1～2 天 1 次（60%），粪便多为成形或软便，少数健康人排便次数可达 1 日 3 次（＜30%），或 3 天 1 次（10%），如果每 2～3 天或更长时间排便一次（或每周＜3 次），即为便秘。如果引起便秘没有器质性病变，则称为功能性便秘或称为单纯性便秘、习惯性便秘或特发性便秘等。

（一）病因

随着社会老龄化的到来，现代生活节奏及饮食习惯的改变，便秘必成为影响现代人生活质量的重要因素之一，特别是老年人的食量和体力活动明显减少，胃肠道分泌消化液减少，肠管的能力和蠕动减弱，腹腔和盆底肌肉乏力，肛门内外括约肌减弱，胃结肠反射减弱，直肠敏感性下降，使食物在肠内停留过久，水分过度吸收而引起便秘。

功能性便秘除年龄因素以外，还与饮食、精神因素有密切关系，如低渣饮食（食物中每天增加 30g 植物纤维素可明显增加肠蠕动，称纤维素效应），精神心理因素也占主要地位，功能性便秘患者忧郁，焦虑明显增多：功能性便秘患者存在自主神经功能异常（如全胃肠功能障碍，胆囊或胃排空和小肠运转缓慢等）。

（二）危害

老年人过分用力排便时，可导致冠状动脉和脑血流的改变，由于脑血流量的降低，排便时可发生晕厥，冠状动脉供血不足可发生心绞痛、心肌梗死，高血压患者可引起脑血管意外，还可引起动脉瘤或室壁瘤的破裂，心脏附壁血栓脱落，心律失常，甚至发生猝死。还可以加重痔的症状，引起肛裂。粪便嵌塞后还会引起肠梗阻、结肠自发性穿孔或乙状结肠扭转一系列疾病，所以千万不能小觑功能性便秘。特别是有的便秘患者滥用泻剂而引起泻剂性肠病和结肠黑变病，结肠黑变病与结肠癌有密切关系。

（三）治疗

功能性便秘，应当采取综合治疗、整体治疗，根本的治疗在于去除病因．应建立合理的饮食和生活习惯，如多吃含纤维素多的蔬菜和水果，适当吃一些粗粮、油脂类食物、凉开水和蜂蜜均有利于便秘的预防和治疗。

生活上劳逸结合，适当运动，特别是腹肌锻炼，更有利于胃肠蠕动，养成定时排便的习惯，不长期乱服泻药。

临床治疗广泛采用常规导泻剂，虽然有效，但长期应用有不同程度的不良反应：如干扰肠道正常活动和吸收，降低肠壁感受细胞的应激性等，造成患者对药物的依赖性长期使用，造成便秘与用药的恶性循环，而高电位治疗则可以避免以上弊端，突破了以泻治秘的常规疗法，取得满意的效果，在总便次数、软便次数的增加及无便日、便次数、排便时间减少的五项指标上，无论是治疗期还是停疗期均较常规导泻法有显著性差异（$P<0.01$），见表 7-52。

表 7-52　两组患者临床疗效统计（例 %）

组别	例数	显效	有效	总有效率（%）
综合组	30	17（56.7%）	11（36.7%）	92.5
药物组	30	10（33.3%）	12（26.7%）	73.3

$\chi^2=4.32$；$P<0.05$

西沙必利是促结肠动力较理想的药物，但价格及不良反应使该药使用和效果受到一定限制，高电位治疗仪是近年来颇受患者推崇的一种治疗功能性便秘的仪器。

笔者采用自身前后对照法观察。即同一患者以前后不同的治疗方法划分为对照组和治疗组。对照组用常规导泻法，如牛黄解毒片、番泻叶、果导片、便塞停、新结宁、中草药、开塞露等。而治疗组则采用高电位治疗仪进行治疗。

患者对照期、治疗期、停疗期三个阶段对比，每个阶段观察 10 天，三个阶段互相连接，共 30 天。对照组沿用常规导泻法，治疗期以高电位治疗，停疗期不用任何通便方法和药物。两组比较，对照组显效 2 例，有效 16 例，无效 6 例，总有效率 87.76%，治疗组则分别为 39 例、7 例、2 例，总有效率 93.88%，经统计学处理，两组疗效有显著性差异（$\chi^2=6.7$，$0.01<P<0.05$）。

笔者对五项指标对比，五项指标分对照期与治疗期，治疗期与停疗期，对照期与停疗期进行对比，结果见下表，经统计学处理，对照期与治疗期五项指标均有非常显著性差异（$P<0.01$），说明治疗期疗效优于对照组；对照组与停疗期五项指标均有非常显著性差异（$P<0.01$）．治疗期与停疗期五项指标均无显著性差异（$P>0.05$），这两种情况均说明即使停止治疗，也可保持较好的效果（表 7-53）。

表 7-53　观察指标的自身对比

项目	对照组	治疗组	停疗期
总便次数	4.50±2.92	8.63±4.2	8.00±3.88
无便日	5.5±2.92	2.44±2.62	2.75±2.87
硬便次数	3.00±3.78	1.19±1.25	0.93±1.26
软便次数	1.5±1.86	7.44±4.62	7.06±4.51
排便时长（min）	15.31±1.86	7.25±6.43	10.06±8.41

随访：对显效的 20 例患者进行随访 6 个月以上，有 17 例无复发，大便通畅。

笔者认为高电位治疗功能性便秘稳定安全，无痛苦操作简便，患者易于接受。且停止治疗期间仍能维持满意的效果。在临床上有一定的应用价值。

笔记栏

成都第二人民医院罗伦等也报道用高电位疗法治疗 30 例功能性便秘，其中显效 20 例，有效 8 例，无效 2 例，显效率 67%，有效率 27%，总有效率 94%。

北京大学深圳医院用 Nd-6000 型低中频高电位治疗仪治疗 30 例便秘患者，其大便秘结不通，排便时间延长，2～3 日或一周解 1 次大便，排便时艰涩不畅，使用"能量 I"的治疗模式，开始 10 天选低档强度，以后 10 天选中档强度；治疗时间：开始 20min，以后增加到 30min；用电子笔点穴，取穴天枢、上巨虚、下巨虚、气海、关元穴，作用时间从 5min 逐渐增加到 10min、15min，每天 1 次，20 天为 1 个疗程。

治疗结果：30 例便秘患者，痊愈 3 例，显效 8 例，有效 15 例，无效 4 例，有效率为 86.7%。

南方医科大学南方医院范建中用 Nd-6000 型低中频高电位治疗仪治疗 15 例便秘患者，患者采取卧位，每次治疗 30min，每天 1～2 次，2 周为 1 个疗程。

治疗结果：15 例便秘患者，痊愈 4 例，好转 9 例，无效 2 例，治愈率 26.67%，好转率 86.67%。

第二十二节　软组织损伤

软组织损伤是外界刺激作用于人体组织或器官，引起该组织或器官解剖形态和生理功能改变。临床上常以皮肤黏膜有无破损分为开放性损伤或闭合性损伤、刺伤、贯通伤、撕裂伤、烧伤等。闭合性损伤包括挫伤、捩伤、肌肉拉伤等。根据损伤时间又可分为急性损伤和慢性损伤。

扭、挫伤多发生于手指、膝及踝关节等处，肌肉、肌腱或韧带发生撕裂、血肿，轻度者局部水肿。检查时局部有肿胀、压痛，关节活动受限。

1. 一般治疗　早期可用冷敷，有明显的镇痛消炎、消肿作用。每次 30min。当外伤 3 天出血停止后可采用蜡疗、红外线、中药包进行热敷治疗。

2. 高电位治疗软组织损伤　长谷川义博等试验用高电位治疗软组织扭挫伤的患者时（表 7-54），发现试验组人体皮肤表面血管扩张，温度显著上升，组织营养改善，新陈代谢提高，证明高电位治疗可以改善人体表面血液循环。进行高电位局部治疗的电子笔放电治疗时，可以引起肌肉收缩，从而改善局部血液循环，达到消肿、镇痛、改善代谢的作用。

表 7-54　高电位治疗软组织扭挫伤 252 例疗效

	例数	痊愈	好转	治愈率（%）
踝关节扭挫伤	75	75	0	100
急性腰扭伤	72	72	0	100
肩关节扭挫伤	64	43	21	62.7

续表

	例数	痊愈	好转	治愈率（%）
腕关节挫伤	23	20	3	98
落枕	18	18	0	100
合计	252	228	24	

治疗时，将电子笔对准疼痛和压痛部位，不接触皮肤，每穴刺点 10～15s，每日 1 次，每次 20～30min，10～15 次为 1 个疗程：

上海中冶医院和第二军医大学长海医院郭伟霞、杨红等报道用高电位治疗仪治疗各种原因所致慢性软组织疼痛患者 96 例病种均以颈、肩臂痛、腰腿痛、关节痛为主，随机分为两组，观察组 52 例，对照组 44 例。高电位治疗对全身和局部两种治疗法同时应用。全身治疗时 4 例，每日 1 次，每次 20min；局部治疗则用电子笔进行治疗，每次在疼痛部位选 1～4 个穴位，每个穴位刺激 1～3min，此治疗结束加用热疗，每日 1 次，10 次为 1 个疗程，而对照组则用低周波加热疗，每日 1 次，10 次为 1 个疗程。两组均治疗 2 个疗程。均采用 VAS 评分，治疗前 VAS 评分为（8.0±0.4）分。

结果：疼痛下降 58%～100%，疼痛基本消失，无功能障碍为痊愈，观察组 5 例，对照组 1 例；疼痛下降 51%～80%，疼痛明显好转、关节活动障碍明显改善，观察组 12 例，对照组 5 例；疼痛下降 21%～50%，疼痛好转、关节活动有所改善，观察组，16 例，对照组 17 例；疼痛下降 20% 以下，症状体征无改善，观察组 19 例，对照组 21 例。说明高电位治疗疼痛比中低频电疗上痛迅速显著、缓解严重顽固性疼痛效果更确切。

嘉兴市第二医院顾敏观察高电位疗法对慢性颈、腰、腿痛治疗 45 例患者，对照组 45 例中则用常规物理因子治疗，两组均为采用简式 McGill 疼痛问卷（MPQ）等评定疗效。治疗结果：高电位治愈率达 71.1%，明显高于对照组 40%（$P<0.01$）。这些颈、腰、腿痛的患者包括颈椎病 49 例，肩周炎 13 例，网球肘 11 例，腰椎间盘突出症 8 例，膝关节炎 9 例。

MPQ 评测包括感觉类（S）、情感类（A）及疼痛总分（T）、目测类比量类（VAS）和观有疼痛强度（PPl）（表 7-55）。

表 7-55　两组治疗前后 MPQ 各分级指数评分比较（$x\pm s$）

项目	电疗组		对照组	
	治疗前	治疗后	治疗前	治疗后
S	7.11±4.22	2.73±7.74[①]	8.13±4.5	4.8±4.6[①]
A	3.87±2.47	1.73±2.15[①③]	4.07±2.89	3.87±3.81
T	11.0±5.53	4.47±4.39[①③]	12.2±6.89	8.67±8.1[②]
VAS	63.8±18.44	24.07±13.09[①④]	63.8±18.44	38.33±23.09[①]
PPI	2.73±1.16	1.27±0.88[①]	2.53±1.13	1.8±1.08

注：与治疗前比较① $P<0.01$；② $P<0.05$；与对照组比较③ $P<0.01$；④ $P<0.05$

笔记栏

3 个月后随访，电疗组治愈 32 例，显效 12 例，无效 1 例，治愈率 71.1%；对照组治愈 18 例，显效 20 例，无效 7 例，治愈率 40%。

第二十三节　颈　椎　病

颈椎病是颈椎椎间盘变性引起的一种退行性关节病。多因颈、胸神经根受压，表现为向下放射到臂部的感觉异常。老年期的椎间盘，其髓核几乎变为胶原样结构，椎间盘的弹性减退不能吸收震荡；而且椎间隙变狭窄，如果随着年龄增长发生退行性变化属于生理性改变，但如果超过生理范围则成为病理性改变。

（一）临床类型

颈椎间盘变性后，出现椎骨间不稳，容易发生颈部劳损症状，称为劳损性颈椎病。邻近神经受累时称为神经根型颈椎病；脊髓受累时称为脊髓型颈椎病；椎动脉受累引起椎 - 基底动脉供血不全症状时，称为椎动脉型颈椎病；以交感神经功能紊乱为主要症状者，称为交感型颈椎病。

1. 神经根型颈椎病　因椎间盘突出或骨刺形成，颈神经根受压出现颈肩痛综合征。发病率最高，占全部颈椎病的 60% 以上。以颈 $_{5\sim6}$ 及颈 $_{6\sim7}$ 间最为多见。

患者疼痛部位在颈后。疼痛可以放射到枕部、前额部、肩胛部和一侧上肢，有时上肢感觉异常，有无力感以及动作笨拙；颈部活动受限，颈部活动或咳嗽、打喷嚏时症状加重。急性发病时疼痛较剧烈，沿受累神经根走行，呈烧灼样、刀刺样、触电样或针刺样疼痛，颈部呈不同程度的僵硬，有肌紧张，甚至呈痛性斜颈畸形。下部颈椎棘突和棘突旁以及颈部侧方椎间孔部位有压痛，并有放射痛。因受累神经不同，临床症状和体征各异。①颈 $_{4\sim5}$ 椎间盘病变，颈神经受累，疼痛向肩部→上肢外侧→前臂桡侧→腕放射，有麻木感。②颈 $_{5\sim6}$ 椎间盘病变，颈 $_6$ 神经根受累，疼痛向肩部→上臂外侧→前臂桡侧→拇指和示指（食指）放射，有麻木感。③颈 $_{6\sim7}$ 椎间盘病变，颈 $_7$ 神经根受累，疼痛向肩→上臂外侧→前臂放射到示指、中指和环指（无名指），有麻木感。④颈 $_7$ 胸椎间盘病变，颈 $_8$ 神经根受累，麻痛沿上臂内侧放射到环指和小指。

X 线片可见颈椎生理弯曲变小，椎间盘边缘部骨质增生，椎间隙变窄，项韧带钙化，椎体有前后移动。

2. 脊髓型颈椎病　突出物压迫脊髓所引起的四肢不同程度的以瘫痪为特征的综合征，占全部颈椎病的 10%～15%。症状繁多，既有脊髓受累症状，也有神经根受累症状。急性发病多因轻微外伤而放射至四肢瘫痪或一侧上下肢偏瘫。一般发病缓慢，先出现上肢症状，如无力、麻木，以后出现下肢症状，躯干部常有紧束感，严重者上下肢痉挛，卧床不起，大小便困难，手、足出现病理性反射。

笔记栏

3. 椎动脉性颈椎病　因椎-基底动脉供血障碍所引起，椎间盘变性后，椎动脉可受到骨刺的挤压、扭曲或痉挛，并出现供血不足的症状，常见发作性眩晕、复视、恶心、呕吐、耳鸣、眼球震颤，下肢突然无力而猝倒，有时肢体麻木，出现一过性瘫痪和发作性昏迷。

4. 交感神经型颈椎病　以交感神经功能紊乱症状为特征，表现多为主观症状、体征很少，如偏头痛、视物模糊、畏光、耳鸣、耳聋、易出汗、肢体发麻、心律失常、瞳孔缩小、眼睑下垂等。

（二）治疗

1. 一般治疗　适当限制颈部活动，使颈部休息，多数症状能减轻。疼痛轻者用软围领，疼痛剧烈者需用颈支架来保护。领枕带间断颈牵引，能消除肌紧张，解除神经受压，缓解疼痛，但有时牵引反而使症状加重，这时可配合外科治疗，使症状减轻、消退。配合肌肉锻炼可以防止肌肉萎缩，增强肌力，按摩也可以取得好的效果。针灸，药物，封闭治疗均有一定效果。非手术治疗无效者，可行手术治疗。

2. 高电位治疗颈椎病　吉林大学第一医院任丽娟等利用氦光低周波、高压电子笔、牵引联合治疗神经根型颈椎病，将 270 例患者分为 3 组。治疗组（1）90 例采用颈椎牵引加上氦光低周波治疗；治疗组（2）90 例，采用颈椎牵引加上氦光低周波治疗和高电位电子笔治疗，电压为 3000V，治疗 15min 刺激受压神经根部、大椎、肩井、天髎、肩前、肩后、肩贞、巨骨、肩髃、外关、合谷等穴位和足穴。每个穴位点刺 30~60s。对照组 90 例采用颈椎牵引加上微波治疗。

以上治疗每天 1 次，每个疗程为 15 次。治疗结果见表 7-56。

表 7-56　治疗结果比较

分组	总例数	临床治愈	有效	无效	总有效率（%）
治疗组（1）	90	30	45	15	83.3
治疗组（2）	90	45	39	6	93.3
对照组	90	20	43	27	70

治疗组（1）与对照组总有效率比较 $P < 0.05$，治疗组（2）与治疗组（1）总有效率比较 $P < 0.05$。

从以上 3 组治疗比较来看，加高电位治疗的效果最佳，主要是因为在高电位治疗下，血流速度加快，供血量增加，促进了血液循环，改善细胞营养，加强新陈代谢，增强机体功能，电子笔点刺可引起局部组织、细胞物质运动，使细胞受到细微的按摩，组织界面温度上升，增强生物膜的弥散能力，改善膜电位，增加了离子的通透性，促进炎症吸收和组织修复。此外，还可疏通经络，调畅气血，收到治疗效果。

上海市第一人民医院林玉平等报道，用高电位治疗 32 例颈椎病眩晕和神经衰弱患者，其疗效显著。

32 例均是临床治疗无明显疗效的患者，临床主要表现为头晕、头痛、恶心呕吐，颈部板滞，耳鸣健忘，失眠，多梦，便秘，心悸。其中有 15 例为颈动脉型颈椎病，均经 CT 和 MRI 检查确诊，凡头晕患者治疗前后均做脑血流图（TCD）或局部脑血流量检测（r-CBF）。

高电位全身治疗每次 15～30min，个别 60min，而电子笔穴位点刺治疗每次 1～2min，每日 1 次，10 天为 1 个疗程。连续治疗 2～6 个疗程。

治疗结果：32 例中显效 11 例。好转 16 例。无效 6 例。显效率为 34%。有效率为 84%。32 例中进行 TCD 和 rCBF 检查，测定颈总动脉每搏量（Sr）、每分输出量（CO）及双侧颈总动脉血流量，治疗后其血流量均有显效增加，$P<0.01$（表 7-57）。

表 7-57   治疗前后颈总动脉血流量变化

	项目	治疗前	治疗后
左颈总动脉	Sr（ml/s）	6.3±3.0	11.5±5.2
	CO（ml/min）	451±178	815±396
右颈总动脉	Sr（ml/s）	5.8±0.7	11.1±5.4
	CO（ml/min）	458±215	779±313
双侧颈总动脉	CO（ml/min）	907±332	1608±682

西安市中心医院曹秦宁等报道用高压低频电场于颈部牵引对颈椎病治疗 80 例颈椎病，另外 80 例做对照组用直流电导入配合牵引治疗（表 7-58，表 7-59）。

表 7-58   两组患者疗效情况

组别	年龄	痊愈	显效	有效	无效	有效率（%）
治疗组	80	40	20	16	4	95
对照组	80	24	14	18	24	70

注：$\chi^2=17.32$；$P<0.005$

表 7-59   两组患者不同类型颈椎病疗效情况

类型	治疗组			对照组		
	痊愈	有效	有效率（%）	痊愈	有效	有效率（%）
神经根型	20	16	100	6	12	56.2
椎动脉型	8	6	87.5	10	4	77.8
交感神经型	10	8	100	0	2	11.1
混合型	6	2	80	4	6	83.3

患者治疗时除用坐垫 9kV 治疗每次 30min，点状电子笔用 3kV 于后溪穴、申脉穴、阳陵泉穴，每次 10～15min，每日 1 次，15～20 次为 1 个疗程，连续治疗 2 个疗程。

从研究看出直流电离导入比高电位治疗颈椎病效果差。广州军区广州总医院陈耀平等报道用高电位加手法治疗 107 例患者，因颈椎病引起的眩晕，结果显效 98 例

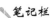

（91.6%），有效 7 例（6.5%），无效 2 例（1.9%），提示高电位治疗结合手法牵引复位是一种理想治疗颈椎性眩晕的方法。

患者采用的手法是推拿手法，牵拉摇正复位法和颈椎悬吊复位法，然后采用高电位治疗进行全身治疗，并用高电位棒对风府、风池、大椎、天柱、肩井、肩中俞、巨骨、肩髃、曲池、合谷等处按摩，如为根部疼痛，加用夹脊穴，每次选 3～5 个穴位，每次 30min，每日 1 次，10 次为 1 个疗程，一般为 1～2 个疗程。

第二十四节　骨　折

高电位治疗可使骨折形成周期缩短，故临床也用之治疗骨折。

Takeshi 用高电位疗法对家兔桡骨骨折后骨膜和周围软组织反应观察发现，实验组骨痂形成比对照组范围大而且多。实验组骨折后骨膜外微血管生成，骨皮质表面有许多小血管进入，新生成微血管的变硬比对照组慢。实验组骨折后淤血的吸收、吞噬、软组织修复、增生均较对照组快。综上所述，高电位对骨折后骨痂形成的促进作用是显而易见的，为今后临床应用提供了实验依据。

经北京中日友好医院等 17 家医院的 458 例临床应表明，静电场能缩短骨伤愈合期 1/3～1/2，治疗陈旧性骨折骨不连等均有良好的效果。

另外，用长期带电的介质—驻极体做成的骨愈膜，用于新鲜骨折，其电场能阻止血栓形成，加速断骨的愈合和皮肤的生长，可使新鲜骨折缩短愈合的时间。

电刺激对细胞微环境的作用是降低局部组织的氧张力和提高其 pH，两者均有利于骨生成。

生物组织受伤后，它和正常组织之间有明显的电位差，用负电极置于创伤部位，有助于创伤的愈合。故保持适当的电荷对软组织损伤和骨折，均可以使膜电位改变，使损伤修复。

复旦大学中山医院刘光华的论文"高电位促进骨折愈合的实验研究"一文中，对 41 只雄性大鼠，在无菌条件下，制作近端胫骨横行缺损性骨折动物模型。其中实验组 21 只，对照组 20 只，术后第二天，实验组给予高电位治疗，对照组则给予假刺激，每日 1 次，每次 30min。分别于术后 7 天、14 天、21 天、28 天测定大鼠的血清骨钙素及骨性碱性磷酸酶含量，处死大鼠后再进行骨密度的检测，还进行常规组织学及Ⅰ、Ⅱ型胶原免疫组织化学染色观察。

结果显示：实验组大鼠术后 14 天、28 天骨折部位骨密度显著高于对照组：术后 14 天、21 天、28 天实验组大鼠血清骨钙素含量显著高于对照组，术后 14 天、28 天实验组血清骨性碱性磷酸酶含量也明显高于对照组。以上统计学处置均 $P < 0.05$。

HE 染色显示：术后 7 天实验组的血肿机化，吸收出现早，成软骨细胞、成骨细胞提前出现而且数量多；术后 14 天和 21 天实验组内成骨及软骨内成骨明显快于对照组；术后 28 天实验组骨小梁大部分已经融合，软骨岛安全消失，而对照组骨小梁尚未完全融合，中间残留多个软骨岛。

免疫组化结果也显示：实验组在 7 天、14 天对 II 型胶原的表达明显高于对照组，在 7 天时 I 型胶原的表达也高于对照组。

日本的 Hashimoto 也证实对桡骨横形骨折家兔。每天给予 11kV、60Hz 的高电位治疗 1h，骨折早期进行高电位治疗可以促进血肿形成和吸收，促进血管形成和骨痂生成。但对骨折愈合晚期，高电位治疗则未能显示出其效应。

本文对高电位应用于骨折患者的临床治疗提供了理论根据，这是根据骨的电学特性。Bassett 提出，促进骨重建的应力在骨内产生电位，进而引起细胞反应导致骨生长，外加电场可以通过逆压电效应模拟力学作用，进而影响骨的流体力学，起到促进骨重建作用。

第二十五节　带　状　疱　疹

带状疱疹是常见的皮肤病之一，以老年人患者居多。带状疱疹是由潜伏于脊髓后神经节的水痘—带状疱疹病毒引起，该病毒在一定条件下生长、繁殖、使受侵犯的神经发炎、坏死而出现神经痛，同时病毒沿周围神经纤维移至皮肤出现水疱疹，病程一般 2～3 周。

带状疱疹后遗神经痛是严重并发症，部分患者出现后遗神经痛，严重者疼痛可持续 1～2 年，消炎镇痛药的效果并不理想。

高电位治疗并紫外线治疗带状疱疹及其后遗症疗效显著（表 7-60）。

表 7-60　两组带状疱疹患者各项指标比较

组别	止疱时间（天）	镇痛时间（天）	皮疹愈合时间（天）
试验一组	2.6±0.9	3.3±0.7	6.2±1.6
对照一组	4.8±0.6	6.9±0.6	10.2±0.3

注：与对照组比较 $P<0.01$

吉林省人民医院于秀杰报道用高电位疗法治疗 18 例带状疱疹患者，均比对照组有明显改善（对照组为电场＋光热复合仪）。

第二十六节　银　屑　病

银屑病是一种常见的复发性炎症性皮肤病，其特点是皮肤出现大小不等、境界清楚的红斑鳞屑性斑片，上覆大量干燥的银白色鳞屑，故叫银屑病，俗称"牛皮癣"。

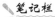

有的患者可伴有关节病变，本病发病率占一般人群的 0.2%～0.3%，病程长，可达数十年，多难以治愈，消退后易再发，有的甚至终身不愈。

（一）病因

原因不清，可能与下列因素有关。①遗传因素：一般认为是常染色体显性遗传。我国银屑病患者有家族发病史的约占 30%。②感染因素：有学者认为与病毒感染有关，链球菌感染可能是本病的诱发因素，而且急性点滴状银屑病发病前常有上呼吸道感染史。③代谢障碍。④免疫功能紊乱：有的患者细胞免疫功能下降，有的血清 IgG、IgE、IgA 增高。⑤精神因素：隋神紧张，过度疲劳均可诱发本病加重。⑥其他。多数患者冬季复发，夏季缓解，有的女性月经期加重，妊娠期皮疹消退，分娩后复发。

（二）临床分型和临床表现

1. 寻常性银屑病　最多见，损害可发生于全身各处。但从头皮、腰骶部、肘膝及四肢伸侧多见，常对称分布，指（趾）甲和黏膜也常受累。一般起病急，损伤为粟粒大至绿豆大的红色丘疹，以后逐渐扩大或融合成斑块，境界清楚，浸润明显，表面有多层云状银白色鳞屑，轻刮鳞屑可露出一层浅红色半透明的薄膜，刮去薄膜，可见点状出血现象（奥斯皮茨征）为本病型的特征。鳞屑在头部，使毛发成束状，痂屑增厚如头盔。本病冬季复发加重，可以分为三期，即进行期、静止期和退行期。皮损消退以后可见色素减退或色素沉着。

2. 脓疱型银屑病　少见，一般分为泛发性和局限性。①泛发性脓疱型银屑病：多急性发病，很快泛发全身，伴有高热、全身不适、白细胞增高等。损害在红斑基础上出现密集、针头大小至粟粒大小浅在的无菌性小脓疱，2～3 周后自然缓解，脓疱干燥、结痂、脱屑，但常有复发。②局限性脓疱型银屑病：主要是掌跖脓疱型银屑病，常发生于掌心、足眼侧缘小的深在性脓疱，吸收后可见褐色斑。

3. 关节型银屑病　不多见，即银屑病伴有与类风湿关节炎相似的关节症状，多发生在银屑病之后，以手指、足趾末端关节多见，红肿、疼痛，日久也可致畸形、强直。

4. 红皮病型银屑病　又称银屑病性剥脱性皮炎。多因急性期外用刺激性药物引起，也因长期服用糖皮质激素突然停药而导致复发。

（三）治疗

1. 一般治疗　尚无特效疗法。治疗能使皮损消退，不能防止复发。平日注意不要过度疲劳和精神紧张，预防上呼吸道感染等。

（1）局部治疗：煤焦油软膏、白降汞软膏、肤疾宁和糖皮质激素霜或软膏及含糖皮质的软膏也可常用。

（2）全身治疗：口服维生素 A，肌内注射维生素 B_{12} 等。

（3）物理治疗：矿泉浴，中波紫外线（UVB）照射，光化学疗法，即口服或外用甲氧沙林后再用长波紫外线照射。

2. 高电位治疗　在银屑病的静止期，进行高电位治疗起效快，长期使用也无不良反应。

空军总医院庞晓文等报道，局部用高电位治疗 27 例静止期斑块型银屑病患者，左侧皮损用高电位电子笔，右侧皮损用糖皮质治疗，用高电位电子笔 2~3 天斑块皮损迅速均匀变平、变硬，而外用糖皮质治疗，需用 4~5 天皮损斑块变平，但不均匀，呈点状或圆圈状消退，皮损组织较软。

两组局部疗法（高电位治疗和激素治疗）临床疗效在统计学上无显著差别，但用激素疗法 27 例银屑病患者有 5 例有局部毛囊炎，12 例色素减退，而在高电位治疗患者中仅有色素沉着。

从以上结果看，高电位治疗对静止型银屑病具有比激素治疗起效快，而且没有不良反应的优点。

第二十七节　风　湿　病

风湿病所涉及的范围很广泛，包括结缔组织病、脊柱关节病、退行性或代谢性指关节病和感染性关节炎等。其临床症状与侵犯的部位不同而不同，最常见的引起风湿性关节疼痛、肿胀、僵硬等症状。风湿病在中医则属于"痹证"范畴，长期以来，临床用的多种理疗仪器，多为缓解局部疼痛，但无全身调节作用。特别是近年来发现风湿病和免疫有密切关系，河南中医院张云彬治疗前测定的红细胞沉降率。IgG、IgA、IgM 等项指标均高于正常值，证实了免疫和风湿病的关系。

河南省中医院张云彬报道用高电位治疗仪对 30 例风湿病患者治疗，其中包括退行性骨关节病、颈椎病、类风湿关节炎、腰椎间盘突出症、肩周炎、骨坏死、强直性脊柱炎等。而 10 例则用中频电治疗作为对照。结果在症状的改善上，与对照组无明显差异，但对改善失眠、便秘、乏力则比对照组有更好的效果。特别是用高电位治疗后的风湿病患者，其红细胞沉降率、IgG、IgA、IgM 等项指标均有显著下降，与对照组比较有显著差别，$P < 0.05$。说明对免疫功能有调节作用，具有一定的全身调节作用。对于多关节病变，如类风湿关节炎、强直性脊柱炎均有良好效果（表 7-61，表 7-62）。

表 7-61　观察组与对照组疗效比较（例）

组别	例数	显著改善（%）	改善（%）	无效（%）	总有效率（%）
观察组（电位）	30	7（23.3%）	21（70%）	2（6.7%）	93.3%
对照组（中频）	10	2（20%）	77（70%）	1（10%）	90%

两组比较无显著差异性（μ=0.2688，$P > 0.05$）

表 7-62　观察组与对照组症状改善天数比较（$x\pm s$）

组别	例数	肿胀	疼痛	失眠	便秘	乏力
观察组	30	24.47±6.5	23.22±5.1	11.76±3.3	13.41±3.6	16.32±4.5
对照组	10	28.41±8.3	25.38±7.8			

两组比较，在肿胀和疼痛方面无显著差异（$P>0.05$）但在失眠、便秘和乏力等症状。观察组有疗效而对照组则无疗效。

表 7-63 显示，观察组在治疗前 ESR、IgG、IgA、IgM 等项指标均高于正常组，而治疗后，上述几项指标显著下降治疗前后比较，$P<0.05$。

表 7-63　治疗前后红细胞沉降率、血清免疫球蛋白的变化（$x\pm s$）

指标	治疗前	治疗后	T	P
ESR	31.22±6.1	25.38±7.8	3.230	<0.05
IgG（mg/dL）	1387.42±247.1	1031.25±136.5	6.911	<0.05
IgA（mg/dL）	273.5±76.3	203.3±57.2	4.032	<0.05
IgM（mg/dL）	179.4±67.8	121.5±54.1	3.656	<0.05

第二十八节　腰椎间盘突出症

腰椎间盘突出症为由损伤及退变引起的一种椎间盘病变当椎间盘的纤维环破裂，中央部的髓核组织经裂隙挤出，连同后纵韧带一并向后侧方或后方突出，压迫邻近的神经根，引起周围组织的无菌性炎症，表现为腰痛及坐骨神经痛。此症可发生于脊柱的任何节段，多见于腰段，其次为下颈段，亦可以发生于胸段，但较罕见。

（一）椎间盘的结构与功能

椎间盘位于两个椎体之间。从颈椎到骶椎，共有 23 个椎间盘，椎间盘由两部分组成，周围是纤维环，中央部为髓核，其上下由椎体软骨覆盖，髓核是脊索的残余。含有大量水分，占 80%，髓核成球状，髓核的形状可变，在椎体间具有弹力垫和滚珠的作用。

椎间盘的功能不仅能牢固地连接椎体，保持椎间高度，更重要的是既能负重又有利于活动，且可吸收震荡，减缓冲击，如跳跃时椎间盘可减少脑的震动。

当椎间盘退变后，似充气不足的轮胎一样，不能保持原有功能，负重和吸收震荡的能力均减弱，椎间活动由滚动变为滑动，椎间高度亦难以保持，导致椎间不稳。纤维环破裂多发生在后纵韧带两侧神经根进入椎间孔处，神经根可能遭受突出物压迫。

笔记栏

（二）病因

椎间盘突出由损伤和退变两种因素造成，椎间盘缺乏血液循环，修复能力极弱，但所能承受应力极大，若纤维环退变严重，弹性减弱，则较小的应力亦可导致断裂，髓核由裂隙中挤出。

（三）临床表观

颈椎间盘突出，可压迫颈神经根，引起颈神经功能障碍及颈臂放射性痛；发生在胸椎，则可压迫脊髓，引起截瘫；发生在下腰段，则压迫腰骶神经根或马尾，引起腰痛和坐骨神经痛及节段性神经障碍，影响行动。腰椎间盘突出症一般只有一个突出物，挤压一根神经，腰 $_{4\sim5}$ 椎间盘突出挤压腰神经，腰 $_5$ 骶 $_1$ 椎间盘突出挤压第1骶神经。压迫致出现周至数月的腰痛后，出现一侧下肢坐骨神经区域放射性疼痛从臀部开始，扩展到大腿后侧，小腿外侧乃至足背外侧、跟、足底，腰部活动受限，腰椎侧弯向患侧，马尾受累后还会出现排尿障碍和性功能障碍。

（四）治疗

1. 一般治疗　解除压迫，促进炎症消退。即使压迫未被解除，只要炎症消退，坐骨神经症状亦可消除，获得痊愈。

2. 非手术治疗　绝对卧床休息3周，可进行经腰或骶硬膜外注射法、推拿手法及牵引疗法。

3. 手术治疗　非手术疗法无效时，可考虑手术治疗。合于初次犯病、非手术治疗无效者及屡次发作、症状较重神经根或马尾障碍明显者。

4. 高电位治疗腰椎间盘突出　当腰椎间盘突出，用腰牵引、超短波和中频配合治疗腰椎间盘突出症，是一种有方法。但治疗后进入恢复期，仍存在臀部和下肢酸痛、麻木乏力感，且恢复缓慢。这是由于机械性压迫对血液循环的害，其中静脉最易受损，静脉充血很快导致神经水肿，水对神经组织机构和功能的影响远比压迫本身更为严重，持续时间长。而且神经内膜水肿将导致神经组织的纤维化。

高电位治疗时的静电感应作用，可以改变机体细胞膜位，在组织内产生微电流，使细胞更具活力，恢复更快。高电位的极化作用，使偶极子从凌乱的排列变为有序排列，从而产生一系列的生物效应，加上空气离子流和臭氧的作用，对损伤血管恢复和水肿的消退、神经细胞的活化均有良好的治疗效果。

山东章岩等报道用高电位治疗腰椎间盘突出症恢复期患者60例，其中治愈42例（占70%），显效10例（占16.7%）。治愈显效率为86.7%，好转7例，无效1例。

南方医科大学南方医院范建中等于2004年8月报道用Nd-6000型低中频高电位治疗仪治疗22例骨关节疾患，其中包括膝关节炎10例；腰椎间盘突出症12例。患者治疗时，采取卧位，将电极垫分置于腰背痛区和小腿后（腰椎间盘突出症）或双膝（膝关节炎），每个部位治疗20min，每日1～2次，每2周为1个疗程，采用滚轮附件作为病痛关节局部的加强治疗。

治疗结果：22例中。治愈9例，好转10例，无效3例，治愈率40.91%。好转率86.38%。治疗期间无任何不良反应。

广州军区广州总医院也报道用Nd-6000型低中频高电位治疗仪治疗包括类风湿关节炎疼痛31例，失眠症、便秘、高血压、糖尿病，共治疗93例患者，其中类风湿关节患者治疗时采用"能量Ⅱ"的模式，前10天用低档，后10天用中档的强度，治疗时间从30min增加到60min；局部加用滚轮治疗10～20min，可点击相关穴位。每日1次，200次为1个疗程。全身治疗时，电压用9kV；局部治疗时，电压用6kV。

在93例的治疗患者中，临床痊愈28例，显效32，好转30例，无效3例，显效率64.5%，有效率96.7%。

第二十九节 肩关节周围炎

肩关节周围炎是肩关节及周围的滑囊（如肩峰下滑囊）、肌腱（如冈上肌腱、肱二头肌长头肌及其腱鞘）、韧带等组织的变性疾病。特点是肩部自发性疼痛，肩关节的活动范围受限制，是自限性疾病，有自愈倾向，经过数月或1年以上的时间可自行恢复。确切病因不清楚。

广义的肩周炎为肩峰下滑囊炎、冈上肌腱病变、肱二头肌长头肌腱炎、喙肱韧带炎、肩锁关节炎、肩部纤维组织炎以及肩关节腔粘连性关节囊炎的总称。

肩周炎又称"冻结肩""凝肩""五十肩""漏肩风"。

（一）临床症状

1. **肩部疼痛** 疼痛与病情、病程有关，轻者仅在活动时疼痛，重者可有静镇痛，疼痛剧烈，夜不能寝。疼痛可向颈耳、前臂和手放射，但无感觉改变。疼痛性质为钝痛和刀割样痛，压痛点常位于肩峰下滑囊、肱二头肌长头、喙突、冈上肌附着点。

2. **肩关节活动受限** 肩关节各方向运动受限，外展、外旋、内旋、后伸、前屈上举受限最为明显，患者常主诉活动困难和疼痛，穿衣服、梳头、摸背、扶公共汽车扶手等都较困难。

3. **肌肉萎缩** 病程长时，肩关节周围可有肌肉萎缩表现，以三角肌最为明显。

4. **X线检查** 无骨质改变，有时可见骨质疏松、肩肱关节间隙变窄及钙化阴影等。

（二）治疗

1. 一般治疗

（1）物理治疗：包括超短波、微波、红外线、蜡疗、磁疗等。

（2）按摩：关节松解术和运动疗法（主动和被动）均是有益的治疗方法。

2. 高电位治疗肩关节周围炎　由于高电位治疗可有效地改善局部血液循环，缓解肌肉痉挛，高电位治疗产生的空气负离子又可以大大降低大脑皮质和交感神经的兴奋性。在肩关节的痛点上，如肩峰下滑囊、肱二头肌长头、喙突、冈上肌附着点上用高电位电子笔点刺，可引起局部组织、细胞内物质运动，使细胞受到细微按摩，组织界面温度上升，增强了细胞膜的弥漫过程，改善了膜电位，增强了离子胶体的通透性，故具有镇痛作用。

海军军医大学长海医院毕霞报道，用高电位治疗 30 例肩关节周围炎患者，取得较好的效果。采用 VAS 评定患者疼痛程度，用 GEPI 评定肩关节功能损伤情况，治疗前后 VAS 值比较相差显著（$P < 0.001$），GEPI 值也明显降低，提示高电位治疗肩周炎有显著效果（表 7-64）。

表 7-64　高电位治疗肩周炎结果

项目	治疗前	治疗后
VAS	5.6143±0.4418	3.3571±0.4500
GEPI	0.3493±0.0024	0.1957±0.0029

北京大学深圳医院用 Nd-6000 型低中频高电位治疗仪治疗 30 例肩周炎患者，这些患者均为一侧或双侧肩关节周围疼痛，夜间加重，伴有关节活动受限，检查时关节局部压痛明显，前伸、外展、上举、后旋均有不同程度受限，X 线未见明显，脂质异常。

治疗时采用"能量Ⅱ"，开始 10 天用低档强度，以后 10 天用中档强度，治疗时间从 20min 开始，逐渐增加到 30min，电子笔点击的穴位为阿是穴、肩髃、肩髎、曲池，时间从 5min 逐步增加到 10min、15min，每日 1 次，20 次为 1 个疗程。

治疗结果：30 例肩周炎患者中，痊愈 3 例，显效 10 例，有效 13 例，无效 4 例，有效率为 86.7%。

第三十节　颞下颌功能紊乱综合征

（一）病因

颞下颌关节功能紊乱综合征是一种常见病，病因常见于咬肌损伤，如错位咬合，单侧咀嚼，长期咀嚼过硬或粗糙食物所致的闭口肌，翼外肌的损伤和咀嚼肌的痉挛损伤，部分患者还会受到全身疾病的影响，如风湿性关节炎、外伤及关节周围炎症等。

（二）临床表现

颞下颌关节局部疼痛，弹响及张口受限，严重者进食和说话受影响。

（三）治疗

大连市中医院王冬梅等报道用高电压静电治愈 48 例颞下颌关节功能紊乱综合征取得好的效果，经 1～2 个疗程治疗，治愈 27 例（56.25%），显效 13 例（27.08%），好转 6 例（12.50%），无效 2 例（4.17%），总有效率 95.83%。

高电位治疗可以改变细胞的通透性和离子分布状态，可以有效改善局部血液循环，缓解肌肉痉挛，还起到镇痛的作用。

除以上 30 个病种以外，尚有很多学者、医生报道治疗多种疾患，如三叉神经痛、类风湿关节炎、呃逆、痛风、室性早搏、腱鞘炎。还有盆腔炎、月经不调等疾病，均有不同疗效。在这里就不一一叙述。

第八章 健康管理服务营销

第一节 健康管理服务概述

一、健康管理服务概念

什么是"服务"？我们可以从"服务"的英文单词"SERVICE"中悟出一些道理表示微笑地对待顾客（smile for everyone）；"E"表示精通业务（excellence in everything you do）；"R"表示对顾客的态度亲切和善（reaching out to every customer with hospitality）；"V"要将每一位顾客都视为贵宾；"I"是表示要邀请每一位顾客再次光顾（Inviting your customer to return），争取回头客；"C"表示为顾客营造一个温馨的服务环境（creating a warm atmosphere）；"E"表示要用热情的眼神表达出对顾客的关爱（eye contact that shows we care）。健康管理作为市场化的健康服务，在美国已经成熟地开展了30多年，据统计，约70%以上的美国人享有健康管理服务，其最大的消费人群是健康险公司和企业雇主。服务内容主要包括健康评估、健康教育、营养与胆固醇水平干预、高血压管理、体重管理、运动管理、生活行为矫正（如戒烟）工作压力管理、控制物质滥用等。在美国健康管理投入产出效果好的服务主要是通过工作场所进行，美国大多数企业都开展了员工健康促进项目进行员工健康管理，主要是针对慢性病预防的营养管理、体重控制、压力管理、吸烟控制和医学自我保健。健康管理项目一般是护士、健康教育工作者、心理学家、营养师和运动生理学家共同实施。在美国的健康管理服务主要包括三个层次：提高健康认知水平、生活方式的改变、建立支持性环境。

（一）提高健康认知水平

大部分健康问题都与生活行为有关，不良的生活行为与个人对健康的认识程度密切相关。健康管理师的长期义务就是寻找到一项能够有效地帮助目标客户提高健康认知水平的解决方案。提高健康认知水平的常用方法包括通信信息、宣传画、公益广告、健康知识专家讲座、DVD、健康教育基地、网站、专题工作坊等。目前也较多采用手机微信、APP 等进行互动性健康教育，通过一对一的个性化健康知识的推送帮助个人提高健康认知水平。

（二）生活方式的改变

生活行为改变的项目比提高健康认知项目更进一步的地方是，将与生活方式相关的行为改变确定为预期日标，包括限盐、控油、戒烟、身体活动、压力管理、体重管理以及膳食行为选择。成功的行为改变项目与健康教育行为矫正、作业计划实施和绩效反馈机制联合在一起，通过至少 12 周的健康管理师一对一过程管理，客户的健康改善会有意想不到的效果，而且这个效果会随着个人健康习惯的形成而影响人的一生。

（三）建立支持性环境

健康管理最能够产生效果的项目，首属工作场所健康管理，在工作场所内创造鼓励人们采纳健康生活方式与工作习惯的环境，更容易帮助人们保存和获得一个健康的生活习惯和健康素养。如：工作场所不能吸烟，可以让一个希望戒烟的人员减少吸烟控制痛苦。每天的午餐都能够在单位食堂吃到低盐少油食物，甚至吃到更多的蔬菜水果，这对于平时不习惯吃蔬菜水果的人来说，非常有意义。工作场所的运动器械能够很快影响平时不爱运动的人们尝试着去感受运动的快感，从而产生对运动的兴趣。当然，有不少单位把健康管理作制度化，按照人的健康素质和体能水平来发现干部、培养干部是提高人人重视健康，人人自我管理健康的驱动力和方向标。

二、健康管理服务特性

健康管理作为一种服务类产品，具有多种特性。科学、全面、准确地了解健康管理服务的特性，并据此对健康管理服务进行项目设计、服务提供、质量控制与绩效评价，对于完善健康管理工作质量，为消费者提供优质的健康服务具有现实意义。

（一）无形性

健康管理服务产品主要的提供方式是健康管理师为客户健康需求所提供的基于个人健康信息的采集、分析、评价，并在此基础上开具健康处方，通过个性化健康教育和健康危险因素干预，来达到健康改善的目标。这种服务的整个过程，顾客在购买之前无法看到、触摸到，也无法用形状、质地、大小标准来衡量和描述。健康管理服务的无形性给消费者购买选择带来一定的不确定性。因此，消费者在决策购买服务时，很大程度上是依据服务承诺和服务机构过去的经验成果。

（二）不可分割性

健康管理服务是健康管理师与服务购买者的"一段互动过程"，即：服务提供者与消费者需要通过面对面、远程电话、邮件等形式进行信息交互。消费者对健康管理师的印象、专业化程度，包括形象衣着、沟通技巧服务态度都会成为服务体验的评判要素。在健康管理服务产品中，从产品购买开始到服务结束，服务提供者与消费者始终是实现健康绩效的两个重要角色，缺一不可。这种不可分割性一直延伸到服务机构的所有人员。如呼叫中心的接线员、专车司机等。他们通常是消费者第一次接触服务的直接回应者，对消费者的第印象起了决定性的作用。

（三）不稳定性

健康管理是一种个性化的服务过程，是依靠健康管理师和消费者共同完成的，其主体和客体都是人。在某种意义上，可以把健康管理服务看成是服务人员与消费者间的人际接触、合作与互动过程。最优秀的健康管理师也会有特别不顺的时候，服务过程的工作疏忽无法避免，服务质量往往会由于健康管理师、消费者或者双方同时出现的心理与行为的变化波动而失去稳定性。

（四）易逝性

健康管理作为一项服务过程不可能像物品一样被储藏起来等待以后再消费。健康管理师针对个人当时的健康数据而提出的健康处方，会随着个人的健康指标变化而失去价值。比如：一个减重客户在血压处于正常范围时的"健康处方"没有实施，而等待血压出现异常了再拿出来实施，可能并不适合。

（五）客户的满意标准不同

在购买一个产品之前，消费者能够知道自己购买的物品质量如何而在购买健康服务时，往往难以分辨。在某些情况下，消费者永远也不会清楚他所购买的服务是否是最佳选择，客户的满意标准往往与个人的期望值有关。

（六）客户的参与程度

当消费者购买一个物品时，他既不会考虑该物品的生产周期，也不会考虑制作它的工人。然而，消费者在购买健康服务时，客户本人就在"工厂"里，亲自观察"产品"生产的全部工序。健康管理师所提供服务的每一步都会影响客户对服务质量的总体印象，这被称作"瞬间真实"。服务提供者应把握住每一个瞬间真实，向客户传达一个完整的总体印象。健康管理的行业本质健康管理的行业本质就是"管理"两字。何谓"管理"？管理即是一个计划以及为达成计划所实施的一切活动的全体。根据管理是一个过程的理论，世界著名质量管理专家戴明博士在 20 世纪 50 年代基于全面质量管理理论提出了 PDCA 循环方法，简称"戴明环"。JCIA（国际医疗机构认证联合委员会医院管理标准）已将 PDCA 循环推荐为医院质量改进方案。PDCA 循环的含义是将质量管理分为四个阶段，即计划（Plan）实施（Do）、检查（Check）处理（Action）。在质量管理活动中，要求把各项工作按照做出计划、计划实施、检查实施效果，然后将成功的纳入标准，不成功的留待下一循环去解决。这一工作方法是质量管理的基本方法，也是企业管理各项工作的一般规律。这套管理方法在用于帮助个人进行行为改变上作用显著，健康管理 PDCA 循环可以分为四个阶段八个步骤实施（表 8-1）。

表 8-1　健康管理 PDCA 循环步骤

阶段	步骤	工作重点
第一阶段：Plan（计划）	第一步	进行身体检查，分析健康现状，发现健康问题
	第二步	分析健康问题中各种危险因素
	第三步	分析影响健康风险的行为危险因素
	第四步	针对行为危险因素，制订干预计划（开具健康管理处方）
第二阶段：Do（实施）	第五步	按干预计划内容执行
第三阶段：Check（检查）	第六步	把执行结果与要求达到的目标进行对比，进行绩效评价
	第七步	把成功的经验总结出来，制订相应的健康行为标准
第四阶段：Action（处理）	第八步	把没有解决或新出现的问题转入下一个 PDCA 循环

基于生活方式疾病风险的评估方法在整个 PDCA 循环过程中非常重要。成熟的健康风险评估技术能够通过个人健康信息收集与医学体检数据结合，分析出导致高血压、冠心病、脑卒中、肺癌、糖尿病等慢性病的行为危险因素，并能够针对这些危险因素提出个性化健康干预处方。健康管理师可以运用软件的信息管理功能为目标对象实施健康管理服务。服务路径包括：健康体检 - 风险评估 - 管理分组 - 干预处方 - 执行处方 - 绩效检查（健康体检＋健康评估）- 确定下一步的健康管理计划。健康管理师正确地理解和运用好 PDCA 循环理论将会大大提高健康服务的有效性和可持续性，从而实现客户的健康价值。

第二节　健康管理服务消费行为分析

一、健康管理需求特征

健康管理人样需求特征概括起来主要表现在以下几个方面：

（一）需求的被动性

健康管理服务是以疾病预防为目标的健康服务。在疾病发生之前消费者往往缺乏对疾病危害和痛苦方面的体验，所以，对自己所需要的健康管理服务数量和质量不可能像在商品市场上购物那样，可以完全地自由选择，而是完全依赖健康管理师的推荐和健康理念的营销所产生的消费行为结果。

（二）需求的不确定性

人们是否需要健康管理服务，并不以个人的主观愿望为主导，而是取决于消费者是否有发生疾病的健康风险，以及通过健康体检和疾病风险评估分析出潜在疾病风险的程度来确定健康管理计划，而且随着个人健康改善行动而发生变化。

（三）需求的差异性

在同一细分市场中，每个健康消费者的服务需求是存在差异性的，主要是每个人的健康观念、行为矫正难易度和环境的压力是不一样的。健康管理服务实际上是一个个性化服务为主的产品化过程。随着消费者文化素养和对生命认识程度的变化，自身的需求也在发生变化。

（四）需求的发展性

随着健康管理服务的不断深入，消费者对服务的需求会随之而发展。从生活方式改变到精神压力管理，从体重为干预目标到血压、血糖脂肪肝、骨质疏松为干预目标。

（五）需求的外部关联性

健康管理服务不仅仅是满足个体的健康需求，而且会影响到企业单位或者各种场所其他的消费者。因为一个良好的生活方式是来自于环境的影响和约束，工作场所健康管理项目的展开是充分发挥个体健康改善对生产力的影响效果。

（六）需求的广泛性

应该说每一个人都有健康管理服务的需求，只是不同的时间表现出来而已。随着年龄的变化和一些人生活方式问题的积累，超重、肥胖、糖尿病、高血压、痛风、冠心病、脑卒中等疾病发生的风险也在不断增加。

（七）需求的超前性与滞后性

以疾病预防为目的的健康需求本身就具有超前性的特征。投资不是发生在疾病之后，而是在没有发生疾病之前就产生消费行为。这种消费模式在发达国家比较普遍，而在发展中国家的人们往往比较难以接受这种超前的健康消费观念，这对从事健康管理服务的机构来说是一个严峻的挑战。

（八）需求的重复性

一个人一旦患了高血压、糖尿病、肥胖、冠心病，这些疾病虽然能够通过积极的医疗和疾病管理服务获得控制与康复。但是，随着年龄的增加，这些慢性病的复发是必然的事实。所以，疾病管理服务对于个人来说是一生一世的消费需求，这就是健康管理产业巨大的市场魅力所在。

二、健康管理消费行为特征

健康管理消费行为是指消费者在具体购买健康管理服务时表现出来的心理和行为特征。由于受到购买服务消费者的经济收入、教育程度、专业知识、个性、地点、时间等因素的影响，不同的健康管理消费者购买服务的行为并不是完全一致的。根据消费者的特性，健康消费者可分为五种类型。

（一）习惯型

这种消费者具备一定的健康知识，习惯于在健康管理师的帮助指导下，改善自己的运动与营养膳食行为。并且形成了一定的服务依赖，一个能够被喜欢的健康管理师是这种消费者最好的消费导师。

（二）经济型

这种消费者由于经济条件限制，因此特别重视投入成本，对健康服务价格敏感，低成本的健康管理服务对他们具有吸引力。

（三）理智型

消费者在做出购买决策之前，对自己所要选择的服务机构已经反复考虑，做过比较，十分慎重。他们往往会选择那些有丰富健康管理经验和成功案例机构的服务产品作为购买对象。

（四）盲目型

这类消费者缺乏应有的健康知识，往往容易受到广告和健康管理师的诱导，盲目冲动地购买某种健康服务。

（五）躲闪型

这类消费者由于害怕单位领导知道自己的健康问题，因而不愿意参加健康体检和健康管理项目，总是抱着临时抱佛脚的态度面对疾病的危害。

三、消费者的购买决策过程

健康消费者购买决策，是指消费者谨慎地评估健康管理服务产品的品牌属性，并进行理性选择，即用最少的成本购买能满足某一特定需要的过程。一般消费者做决策需要五个阶段：

第一阶段：识别需求（健康体检）

消费者首先要对自身健康需求进行评估。一般评价的依据来自医生的建议和健康体检报告。当然，也有部分消费者是通过媒体健康知识传播进行对号入座来确定自己的健康管理需求。

第二阶段：搜索信息（健康评估）

明确了自己的健康需求，如何找到适合于自己的健康服务产品就成为消费者关注的问题，通常消费者会通过网站和媒体以及各种相关广告来搜索信息。消费者通常需要如下信息的支持：解决健康危险因素的合适标准；各种备选方案或方法的存在；每种备选方案中每一个评估标准上的表现或特征。企业客户在寻求解决方案时，主要通过行业口碑和互联网信息搜索，以及实地考察和成功案例来进行。

第三阶段：备选方案评估（健康干预套餐）

在消费者最终做出自己的选择之前，会有一个复杂的过程。首先明确选择服务产品所遵循的评估标准；然后，基于所确定的评估标准对每一个备选方案进行评估，得出决策时参考排序。

第四阶段：选择购买

对备选方案进行评估之后，消费者决策过程的下一个步骤是在备选方案中做出选择，这种选择不仅发生在不同服务机构的同类服务之间，甚至发生在更大的范围内。

第五阶段：购买后评估

消费者一旦购买了服务，就会进行与期望值比较的评估。如果物有超值，消费者就会开始在周围朋友中传播自己的选择是如此好，起到了品牌传播的效果。如果购买后感觉到质量不如所愿，就会产生不满情绪，消费者就会有抱怨，这种抱怨会在周围的圈子里面产生不好的影响，必然导致潜在客户的流失，影响品牌声誉。

第三节　健康管理服务营销

一、健康管理服务营销过程

健康管理服务营销过程主要包括：确定目标客户、分析评价需求、选择和利用资源、确定产品价值、促进客户购买、通过实施服务过程实现客户健康价值。

（一）确定目标客户

健康管理服务看似大众化需求但却是小众化的消费。从市场营销的角度来看，人们的消费动机主要是两种：要么是获得快乐，要么是摆脱痛苦。作为不能够让客户立即体验到快乐的健康管理，只有在人们为了摆脱疾病痛苦的时候，才能够激发购买动机。显然，健康管理市场营销的任务就是通过健康教育与服务营销手段，让一些处于健康高风险状态下的消费者提前认识到疾病危害，体会到慢性病痛苦，从而激发健康管理服务消费行为来降低疾病风险从而达到摆脱痛苦的目的。健康体检机构是确定目标客户的最佳场所，客户一旦通过健康体检发现危险因素，个人会产生如何干预风险的个体需求。此时的医生所提供的健康服务营销会调动起消费者购买健康服务的积极性。

（二）分析评价需求

1. 医院体检中心　通过体检后健康风险评估来细分客户需求，包括疾病现患的：健康教育需求、体重管理需求、高血压、糖尿病管理需求、生活行为矫正需求等。

2. 企业工作场所　通过健康体检、健康评估、人群风险分组确定重点干预对象等方式来导入目标管理人群。针对健康管理服务对象的需求。

评价主要采取的工具是健康风险评估软件和分类方法。

（三）选择和利用资源

一旦客户需求被明确，作为健康管理师或者服务机构来说，下一步的工作就是选择与配置资源。如：针对糖尿病、高血压等疾病患者群的健康管理服务资源主要包括定期健康体检的资源、开具健康处方的权威软件监测运动能耗的工具、监测血压、血糖的家庭专用仪器、能够及时获得患者健康数据的通讯资源、有功效的营养干预产品资源等。

（四）确定产品价值

所谓产品价值，就是能够给消费者带来健康收益的价值。健康管理作为服务产品，其效果体验需要时间来验证。但是，在设计服务产品过程中，需要充分考虑服务成本与客户预期效果，来确定产品的价值，或称为产品定价。

（五）促进客户购买

如何促进客户购买是一门学问。市场营销的主要功能就是通过产品展示、信息传递、成功案例展现提高目标客户的需求欲望，通过一些现场促销手段让客户产生购买行为。其中，有健康量化目标的服务承诺是非常重要的。

笔记栏

（六）实现客户价值

我们在健康管理服务特性方面清楚地认识到，健康管理客户价值的体现不仅仅是服务提供方的努力，还与客户的自身努力分不开。健康管理的核心是行为危险因素干预的有效性，作为健康管理服务提供者，除了熟悉临床医学知识和预防医学知识外，还需要研究与掌握行为科学和健康心理学知识，在让服务对象行动起来方面有时候还显得非常重要。

二、健康管理服务营销组合

营销组合是营销管理中最基本的概念之一，是指企业对可控的各种市场营销手段的综合运用。服务营销组合是服务企业依据其营销战略，对营销过程的各个要素变量进行配置和系统化管理的活动。健康服务营销的组合一般包括：产品（product）、价格（price）、渠道（place），促销（promotion）、有形展示（physical evidence）过程（processes）、人员（people）。

（一）产品

健康管理产品是健康服务机构提供给服务对象用于满足其健康需要和欲望的服务，包括有形和无形服务。例如，针对冠心病、糖尿病、脑卒中、高血压疾病预防与风险控制需求的慢性病管理服务，包括：危险因素筛查、健康监测、健康干预、干预相关的工具（运动监测、医学指标监测）营养于预组合（保健食品、膳食处方）运动干预组合（运动指导、能耗监测工具、互联网信息服务）等。

（二）价格

价格是指为获得某项产品，消费者支付的金钱以及其他非金钱代价，如时间、交通的便利程度以及是否能讨价还价等因素。服务产品的定价。

方法一般有：

1. 成本导向定价法　不含税价格＝直接成本＋间接成本＋（边际）利润。成本导向定价法主要困难之一在于定义购买一项健康服务的单位。每单位的价格成为一个模糊的概念。因此，许多健康服务是以输入单位而不是以可计量的输出单位出售。

2. 竞争导向定价法　竞争导向定价法将其他公司的同质化服务产品价格作为本公司定价的依据。此方法注重同行业或市场中其他公司的收费情况。

3. 需求导向定价法　定价与顾客的价值感受相一致：价格以顾客会为提供的服务支付多少费用为导向。健康服务与商品在需求导向定价法上的一个主要区别是在计算顾客的感受价值时必须考虑非货币成本和利益（获得服务的时间成本、感受成本、心理成本）。

（三）渠道

服务营销中的分销又称为渠道，是服务从生产者手中送到消费者手中的通道。在考虑渠道决策时，必须考虑到服务的不可储存性以及不可分离性等特点所产生的影响。由于服务无法存储和运输，其生产、销售和消费很可能在同一空间完成，为使更多的目标消费者能够获得满意的服务，在可能大规模生产和销售的情况下，服务机构就必须要根据服务的具体特点，进行科学的网点决策，并且保证不同网点所提供的服务质量的统一。健康服务机构的营销渠道是连接服务提供给消费者所经历的环节和地点，包括供给、分销和接受。由于健康服务具有无形性、不可分离性、高技术性等特点。因此，传统的商品领域通过中间商来完成营销目标的这些分销渠道和分销策略，就不可能完全适合于健康管理服务的分销。一般可以采取的方式主要有三种：

1. 直销　健康管理服务机构通过门店方式与消费者直接接触，而产生产品销售。也可以通过工作场所健康管理项目的开展来直接为目标客户提供产品。

2. 分销代理　通过社区卫生服务机构和医院体检中心为体检后客户以及慢性病高风险人群提供健康管理延伸服务。这些医疗机构既是服务提供者，又是产品的推荐人。

3. 网络营销　随着互联网的普及和电子商务的快速发展，越来越多的健康管理机构开始利用互联网销售其产品或服务，移动健康管理和健康物联网战略将成为中国人群慢性病风险管理的主要手段。

（四）促销

促销是指一系列在目标市场上宣传服务的特征及优点，并说服消费者购买的活动。比如，一个健康顾问公司可以采用传统的促销方式，如在电视或杂志上做广告；它也可以举办有关健康维护与健康管理的公开学习班。促销的方式是多种多样的，关键是要保证各种促销活动向公众展示一致的产品形象和核心信息。

（五）有形展示

弥补了专业性服务作为无形商品无法被公众直接感知的不足。无论是健康服务中心还是健康管理咨询公司，消费者都希望能从一些有形展示上推断出服务质量。一个良好的健康管理服务产品展示还包括服务流程的挂图、健康监测工具、个人健康信息展示方式以及服务终点和收益评价方法。通过信息对称让服务购买者明了自己能够通过服务获得的帮助与自己需要配合和付出的努力方向。

（六）过程

服务过程指的是一个健康服务机构如何有效地进行健康管理服务。流程可以是十分复杂的，也可以非常简单；可以是发散式的，也可以是集中统一的。

笔记栏

（七）人员

经过专业的健康管理技术培训的服务人员（健康管理师）非常重要，特别是在专业健康管理服务营销中，因为服务是无形商品，而客户总是希望能通过一些可感知因素来推断服务的质量和价值。很显然，服务提供者是直接与服务相关的可感知因素，比如，医生、护士、健康管理师、营养师或健康顾问。显而易见，经过国家专业机构专业培训并获得国家认证的健康管理师是未来专业化健康管理服务公司所必须配置的人力资源。

第四节　健康管理相关产品

以提高国民健康素质，维护、改善、促进和管理健康为核心的健康管理行业发迅速，表现出服务需求明显、产业发展前景广阔的特点。2013 年国发 40 号文件《国务院关于促进健康服务业发展的若干意见》提出健康服务业以维护和促进人民群众身心健康为目标，主要包括医疗服务、健康养老服务、健康保险服务、中医药医疗保健服务、支持发展多样化健康服务，如健康体检、咨询等健康服务、健康文化和旅游服务、全民健身服务，涉及药品、医疗器械、保健用品、保健食品、健身产品等支撑产业，覆盖面广，产业链长。在实际生活中，我们很难将商品和服务割裂开来并分别归类，大多数健康管理机构提供的产品往往是商品和服务的混合体。在这里我们将健康管理相关产品分为健康维护产品、健康服务、健康管理仪器设备为大家进行介绍。

一、健康维护产品

健康维护产品没有官方的权威定义，一般指能够直接或间接促进和改善人类健康的相关产品，以及不直接与人接触但通过改善人的生活环境而发生促进健康作用的产品。

（一）保健食品

保健食品是指声称具有特定保健功能或以补充维生素、矿物质为目的的食品。即适用于特定人群，具有调节机体功能，但不以治疗疾病为目的，且对人体不产生任何急性、亚急性或者慢性危害的食品。保健食品的原料较为广泛，主要包括普通食品、既为食品又为药品的物品、功能性氨基酸、功能性脂类、多糖、维生素、矿物质、益生菌等。保健食品在产品形态上，多使用片剂、胶囊（软、硬）水丸、颗粒（粉）剂、口服液、酒剂、袋泡茶等剂型，多为浓缩形态，仅限经消化道进入，如口服、咀嚼、含片等，不宜采用皮肤、黏膜、注射、胃管或直肠等途径。市场上保健食品鱼龙混杂，消费者在选购的时候，须仔细阅读说明书，认准外包装上的保健食品标志，正规保健食品都有对应的批准文号，可在国家市场监督管理总局网站的数据库中进行查询。

（二）保健用品

保健用品，我国目前尚无统一的界定和分类。根据我国第一部保健用品质量标准《陕西省保健用品地方标准》，保健用品是指列入保健用品类别目录，具有调节人体机能、增进健康和有益养生保健等特定保健功效的外用产品。《陕西省食品药品监督管理局保健用品注册管理办法》将保健用品分为改善微循环保健类、乳房保健类、胃肠功能保健类、皮肤保健类、妇女卫生保健类保健用品、眼部保健类、改善睡眠 - 醒脑通窍保健类七大类保健用品，一般包括护理清洗液、功能服装保健袋、喷涂液、保健贴、保健枕、保健器具等形式，目前我国已成为世界上保健用品最大的生产国及消费国。

（三）健身产品

健身产品的概念来源于体育产品，根据国家质量监督检验检疫总局关于体育产品的定义，可认为健身产品是用来满足人们在进行各类健身活动时所需要的各种专门器械和相关产品的总称。常见健身产品包括健身器械、可穿戴式技术产品、虚拟健身系统、运动健身类 APP 等。

健身器械是为了让有健身需求的人士达到辅助锻炼，强身健体的效果而使用的运动器械，针对不同的效果有不同的器械，包括有氧器械、力量器械、综合型多功能训练器、自由力量器械；可穿戴式技术产品包括智能手表、头戴式显示器、可穿戴相机、智能手环、智能眼镜、智能蓝牙耳机、智能服装及其他穿戴设备，各类可穿戴设备的市场接受程度及产品成熟度各不相同；虚拟健身系统的应用将大大提高运动的趣味性和高效性，如"智能家庭健身环境系统"，依附于虚拟场景技术，很多人将可以在家中体验有趣而高效的运动体验，未来会在健身领域产生革命性变革；运动健身类 APP，用户可以在 iPhone、iPad 和安卓系统手机中下载这类 APP，APP 中包含了声音和视频指导，还可以追踪运动时间和提供实时反馈。这些 APP 赢得了健身房年轻群体、规律性地进行户外运动的人或者是喜欢追踪记录日常生活的人群的喜爱，随着 APP 的准确性不断提高，或许会成为监测运动状态的未来。

（四）医疗器械

医疗器械是指直接或者间接用于人体的仪器、设备、器具、体外诊断试剂及校准物、材料以及其他类似或者相关的物品，包括所需要的计算机软件。效用主要通过物理等方式获得，不是通过药理学、免疫学或者代谢的方式获得，或者虽然有这些方式参与但是只起辅助作用。根据国家总局关于发布医疗器械分类目录的公告（2017 年第 104 号），我国的医疗器械分为有源手术器械、无源手术器械、神经和心

笔记栏

血管手术器械、骨科手术器械、放射治疗器械、医用成像器械、医用诊察和监护器械、呼吸麻醉和急救器械、物理治疗器械、输血/透析和体外循环器械、医疗器械消毒灭菌器械、有源植入器械、无源植入器械、输注/护理和防护器械、患者承载器械、眼科器械、口腔科器械、妇产科/辅助生殖和避孕器械、医用康复器械中医器械、医用软件、临床检验器械 22 种。

二、健康服务

（一）中医药医疗保健服务

中医药作为我国传统文化的一部分，具有丰富的理论基础和实践经验，中医药以其整体观念及辨证论治的特点，在健康服务中具有独特优势，中医药医疗保健服务内涵丰富。《中医药发展战略规划纲要（2015—2030 年）》强调要大力发展中医养生保健服务。具体包括：①加快中医养生保健服务体系建设。支持社会力量举办中医养生保健机构，实施中医治未病健康工程，加强中医医院治未病科室建设，为群众提供中医健康咨询评估、干预调理、随访管理等治未病服务，探索溶健康文化、健康管理、健康保险于一体的中医健康保障模式。②提升中医养生保健服务能力。鼓励中医医疗机构、养生保健机构走进机关学校、企业、社区、乡村和家庭，推广普及中医养生保健知识和易于掌握的理疗、推拿等中医养生保健技术与方法。加快中医治未病技术体系与产业体系建设。③发展中医药健康养老服务。推动中医药与养老融合发展，促进中医医疗资源进入养老机构、社区和居民家庭。④发展中医药健康旅游服务，推动中医药健康服务与旅游产业有机融合。

（二）健康养老服务

"人人都会老、家家有老人"，养老问题涉及每个家庭和每位老人的切身利益。《"十三五"国家老龄事业发展和养老体系建设规划》提出要健全以居家养老为基础、社区为依托、机构为补充、医养相结合的养老服务体系，这正是符合我国国情的养老服务供给配置。因此大力夯实社区居家养老服务是新时期社会养老服务体系建设的重点，应积极提供社区定期上门巡防独居、空巢老年人家庭，引导社区日间照料中心等养老服务机构，为老年人提供精准化、个性化、专业化服务，积极为残疾、失能、高龄等老年人家庭开展适应老年人生活特点和安全需要的家庭住宅装修、家具设施、辅助设备等建设、配备和改造工作。同时为了解决老龄化的社会问题，保障老年人权益，国家会充分开放养老服务业市场，发挥中医药在健康养老产业的作用，推广智能健康养老产品与服务的应用，促进养老地产的繁荣。

（三）健康保险服务

健康保险是多层次医疗保障体系的重要组成部分，发展多样化健康保险服务，有利于夯实多层次的医疗保障体系，满足人民群众多样化的健康保障需求。健康保险服务措施主要从以下几方面开展：①不断丰富健康保险和健康管理产品和服务，开发推广"一个主险＋若干附加险"的组合型产品，满足客户的个性化和多样化需求；②建立功能完备的医疗健康数据库，加强对医疗健康数据的深度挖掘和分析，建立和完善实时查询、趋势预测、医疗质量评估等管理工具，为医疗风险管控、产品设计、健康管理服务优化等提供有效支持，构建专业健康保险公司的核心竞争优势；③精心做好参保对象就诊信息和医药费用审核、报销、结算、支付等工作提供医疗即时结算服务，简化理赔手续；通过电话、网络等多种方式提供全方位的咨询、查询和投诉服务；发挥远程医疗和健康服务平台优势来共享优质医疗资源，从而不断丰富健康服务方式；④保险公司与医疗机构加强合作，依据诊疗规范和临床路径等标准或规定，做好对新增民营医疗机构和农村医疗机构医疗行为的监督管理；⑤健全城乡医保关系转移接续办法，实现保障权益随着参保居民流动转移；⑥依据国家行业标准，统一信息系统建设标准和医疗服务项目、药品、疾病名称和编码等标准。

（四）健康咨询服务

健康咨询服务是健康管理任务的一项基础性工作，是指咨询工作者（如健康教育人员或卫生工作者），为人们解答生活中的各种健康问题，帮助个人避免或消除心理、生理、行为及社会各种非健康因素的影响，以促进身心健康的过程。健康咨询服务的形式一般分为3种：

1. **集体咨询**　根据评估的不良的生活方式、行为习惯及工作压力等因素，结合客户的体检情况，以客户单位为集中点，进行集体健康讲课，讲解上述不良因素导致机体亚健康状态的因果关系，特别是一些由于平时的不良行为习惯导致的机体健康状况下降，如高血压、高血糖、高血脂等，详细讲解如何建立健康的行为习惯，可以防止对健康的进一步危害。集体讲解课后，健康管理师及时了解客户的接受能力，进行答疑咨询。

2. **一对一指导**　对已处于疾病状态或亚健康状态的客户进行一对单独指导。如对糖耐量异常（IGT）的客户，详细告知出现这种现象是患糖尿病前一种危险的信号，身体已介于正常血糖和患糖尿病之间的灰色地带，如通过采用饮食控制和适当运动可控制其发展成糖尿病。

3. **电话咨询与随访**　建立咨询电话，方便客户的随时咨询。对疾病状态的客户进行跟踪随访，了解客户是否已及时到专科医院就诊，防止客户的病情延误，同时对需要复查或定期复查的客户及时进行电话提醒，督促客户及时进行复查。

（五）健康体检服务

健康体检是保护和促进人们健康的重要途径，原国家卫生计生委印发的《健康体检管理暂行规定》将健康体检定义为"通过医学手段和方法对受检者进行身体检查，了解受检者健康状况、早期发现疾病线索和健康隐患的诊疗行为"。健康体检实

笔记栏

质是健康检查、健康咨询、健康评估、健康维护等以预防疾病、促进健康、管理健康为目的的综合服务产业。

健康体检的服务模式包括：①体检前健康咨询服务模式：检前咨询的主要目的是通过沟通深入了解受检者的需求和基本情况，合理设计体检项目，详细告知体检前注意事项，全面介绍体检相关情况，初步确定体检相关事宜，为顺利实施体检做好充分准备。②体检中差异化服务模式：差异化服务是企业面对较强的竞争对手在服务内容、服务渠道和服务对象等方面所采取的有别于竞争对手而又突出自己特征，以期战胜竞争对手，立足市场的一种做法。可以根据体检目的分为健康体检和专项体检；按体检项目组合分为全面体检和专病体检；按是否整合其他功能分为单纯体检和复合体检；按体检的实施分为院内体检和院外体检；按受检人群可以分为团体体检和个人体检。③体检后跟踪随访服务模式：体检后跟踪随访主要目的是掌握受检者健康状况、体检异常指标动态演变情况、危险因素干预及效果评价，既是督促受检者提高健康干预依从性的重要手段，也是定期评估健康干预效果和调整健康干预方案的重要举措。

（六）体育健身服务

随着经济的快速增长和人民生活水平的不断提高，运动健身已成为一种时尚和潮流。进一步开展全民健身运动，宣传、普及科学健身知识，提高人民群众体育健身意识，引导体育健身消费。鼓励发展多种形式的体育健身俱乐部和体育健身组织，以及运动健身培训、健身指导咨询等服务。大力支持青少年、儿童体育健身，鼓励发展适合其成长特点的体育健身服务。美国运动医学会（American College of Sports Medicine，ACSM）发布的 2018 全球健身趋势报告（TOP20），报告显示全球 2018 年排名前 20 的健身趋势依次为高强度间歇训练、团体训练、可穿戴设备、自重训练、力量训练、认证健身专业人士、瑜伽、私人训练、老年人健身计划、功能性健身、减重运动、运动是良医、团队私人训练、户外活动、柔韧性和灵活性滚轴 / 筒、健康专业人士的许可、循环训练、健康指导、核心训练、专项训练。而健身工作室、在线训练、普拉提、跑步俱乐部、游泳、杠铃训练、妊娠 / 产后课程、有氧舞蹈、健身俱乐部在健身产业中人气排序相对较低。

（七）健康旅游服务

随着人们健康观念的加强，健康产业旅游业融合发展的模式从小众化市场走向更多人的视野，成为旅游市场的新宠。健康旅游是一种以生态环境为背景、休闲养生活动为主题的专项旅游产品，也是利用中医养生、现代医学、心理疏导，以及各种有益于身心的艺术、运动、学习等方式开展旅游健身的活动。健康旅游符合旅游者对原生态、健康生活、文化修养、高尚品位、服务质量和科技效率的追求。健康旅游基于旅游者健康，可以从纵向和横向两个角度对健康旅游进行分类。从纵向来说，可以依据旅游者是否处于疾病状态分为保健旅游和医疗旅游两类。保健旅游又可以称作养生旅游，包括温泉、SPA、中医养生调理、美容美体等以维护和促进旅游者健康为目的的旅游形式；医疗旅游则以恢复健康状态为目的，指旅游者去居住地以外的地方寻求疾病的检查、治疗和康复的旅游形式。从横向而言，可以依据健康概念的三个维度将医疗旅游分为生理促进型、心理促进型、社会适应型三大类型。

（八）就医绿色通道服务

就医绿色通道服务是为了方便患者就医，减少就诊等待的时间，更好地享受医疗资源，健康管理机构联合国内外各大医院为便捷患者就医设立的"就医绿色通道服务"，患者可以根据自身情况选择专业导医陪诊、特需挂号、特约门诊、手术预约、床位预约、家庭医生、住院管家等不同类型就医绿色通道服务。

（九）慢病管理服务

慢病管理是指政府、医疗机构以及参与慢病管理的其他社会主体向慢病患者、慢病高危人群和全社会其他人群提供慢病预防、诊断治疗和控制等一系列主动、有效和连续的慢病服务，从而延缓慢病患者病程、降低全社会慢病发病率、减少慢病疾病负担的一种健康管理手段。主要服务内容包括慢病早期筛查，慢病数据监测和记录（饮食、运动、血压、血糖用药等）数据分析（健康评估报告）干预方案（饮食、运动心理、用药、作息方案）健康提醒（用药、就医检查、饮食、生活服务等各类提醒）等综合管理。

（十）母婴健康管理服务

随着适龄婚育人群经济收入的增加、孕育观念和消费行为的升级，消费模式与时俱进，育儿观念已经逐渐向科学化、专业化转变，母婴相关的健康管理服务需求与日俱增。母婴健康管理服务可以分为孕前、孕中、孕后三个阶段。孕前主要的健康管理服务包括孕前检查及身体调理，以及辅助生殖技术服务。孕中主要包括产检医疗服务和营养保健服务等产后阶段的健康管理服务主要是产妇护理及 0~3 岁婴幼儿的照护。针对产妇的服务有产后体检、生活护理、专业护理、营养月子餐、心理辅导、美容保健等；针对婴儿的服务主要有专业护理、生长监测、巡房健诊、婴儿设施等。

三、健康管理仪器设备

健康管理过程中需要对服务对象的健康状况进行全面、深入和连续的检测、评估和干预，以期尽可能多的获取健康相关信息，按照健康管理过程将健康管理设备分为以下几类：

（一）健康监测设备

1. 一般检查监测设备　身高体重仪、血压计、血糖仪、血氧仪、计步器、体温

笔记栏

计、人体脂肪分析仪、BMI 监测仪、皮褶计、胎心监测仪、心率监测仪、肌肉测定仪、脊柱电子测量仪等。

2. **实验室检查设备** 全自动生化分析仪、宫颈癌细胞学检查仪（TCT 检测仪）基因检测仪等。

3. **辅助检查设备** X 线成像仪、CT 探测仪、超声诊断仪、磁共振成像（MRD）心电图仪、脑电图仪、核医学检查等。

4. **中医检查设备** 中医体质辨识仪、中医四诊仪、中医经络仪、中医脉象仪等。

5. **特殊检查设备** 亚健康测定仪、动脉硬化测定仪、骨密度仪、显微诊断仪、微循环检测仪、虹膜仪、量子检测仪、胶囊式内镜、鹰眼全身扫描系统、红外热成像仪等。

（二）健康评估设备

营养评估系统、运动评估系统、心理测评系统、智力测评系统、神经康复评定系统认知功能评定分析系统等。

（三）干预设备

超声波治疗仪、红外线治疗仪、电疗仪、磁刺激仪、半导体激光治疗仪、微波治疗仪、蜡疗仪、肌肉刺激仪、艾灸治疗仪、电针治疗仪、按摩床、中药熏蒸仪、湿热敷治疗仪、综合康复训练系统、体感音乐治疗系统情感宣泄系统、心理沙盘等。

（四）智慧医疗平台

1. **智慧医院系统** 医院信息系统（HIS）、医学影像存档与通信系统（PACS）、实验室信息管理系统（LS）、传输系统以及医生工作站、远程医疗信息系统、临床决策系统、安全系统等。

2. **区域卫生系统** 社区医疗信息系统、科研机构管理系统等。

3. **移动医疗平台** 移动医疗平台主要分为两大类，①服务于医生端的平台：功能类型主要分为医生服务（医联、丁香园、医脉通等）、医疗咨询（医生站、临床指南、用药助手、医口袋等）、医患交流（杏仁医生、春雨医生、平安好医生、好大夫等）。②服务于患者端的平台：功能类型主要分为问诊咨询（春雨医生、平安好医生、医生树、好大夫在线等）、预约挂号（微医、就医宝、就医 160、百度医生、翼健康等）、疾病管理（糖医生、血糖高管微糖、365 血压卫士等）、购药服务（阿里健康、京东、叮当快药、健客网上药店、好药师、健一网等）。

参 考 文 献

［1］ YUMIKO, OHBAYASHI, FUMI, NAKAI, et al. Symposium: Imaging modalities for drug-related osteonecrosis of the jaw , assessment of mandibular metabolism due to long-term administration of an anti-resorptive agent by bone scintigraphy (secondary publication)［J］. The Japanese dental science review, 2019, 55 (1): 51-57.

［2］ SATORU, WATANABE, KENICHI, NAKAJIMA, et al. Symposium: Imaging modalities for drug-related osteonecrosis of the jaw (5), utility of bone scintigraphy and F-FDG PET/CT in early detection and risk assessment of medication-related osteonecrosis of the jaw (secondary publication)［J］. The Japanese dental science review, 2019, 55 (1): 76-79.

［3］ KAI, LIU, FAN, et al. Comparison between gastric and esophageal classification system among adenocarcinomas of esophagogastric junction according to AJCC 8th edition: a retrospective observational study from two high-volume institutions in China［J］. Gastric cancer: official journal of the International Gastric Cancer Association and the Japanese Gastric Cancer Association, 2019, 22 (3): 506-517.

［4］ DANIEL D M, LEUNG. Influence of functional, psychological, and environmental factors on falls among community-dwelling older adults in Hong Kong［J］. Psychogeriatrics: the official journal of the Japanese Psychogeriatric Society, 2019, 19 (3): 228-235.

［5］ YI, LUO, CHENG, LIU, et al. Association of ACE2 genetic polymorphisms with hypertension-related target organ damages in south Xinjiang［J］. Hypertension research: official journal of the Japanese Society of Hypertension, 2019, 42 (5): 681-689.

［6］ YI WEI, XU HAO, CHEN HAI PENG, et al. Combined detection of serum autoantibodies as diagnostic biomarkers in esophagogastric junction adenocarcinoma［J］. Gastric cancer: official journal of the International Gastric Cancer Association and the Japanese Gastric Cancer Association, 2019, 22 (3): 546-557.

［7］ TADANOBU, NAGAYA, SHUHEI, et al. Near infrared photoimmunotherapy using a fiber optic diffuser for treating peritoneal gastric cancer dissemination［J］. Gastric cancer: official journal of the International Gastric Cancer Association and the Japanese Gastric Cancer Association, 2019, 22 (3): 463-472.

［8］ KEI, HOSODA, MIZUTOMO, et al. A phase II study of neoadjuvant chemotherapy with docetaxel, cisplatin, and S-1, followed by gastrectomy with D2 lymph node dissection for high-risk advanced gastric cancer: results of the KDOG1001 trial［J］. Gastric cancer: official journal of the International Gastric Cancer Association and the Japanese Gastric Cancer Association, 2019, 22 (3): 598-606.

［9］ TAMAMI, MATSUOKA, TOSHIE, et al. Factors influencing hospital admission among patients with autopsy-confirmed dementia［J］. Psychogeriatrics: the official journal of the Japanese Psychogeriatric Society, 2019, 19 (3): 255-263.

[10] MASASHI, TAKEUCHI, HIROFUMI, et al. Perioperative risk calculator for distal gastrectomy predicts overall survival in patients with gastric cancer [J]. Gastric cancer: official journal of the International Gastric Cancer Association and the Japanese Gastric Cancer Association, 2019, 22 (3): 624-631.

[11] SHO, SASAKI, JUN, NISHIKAWA, et al. EBV-associated gastric cancer evades T-cell immunity by PD-1/PD-L1 interactions [J]. Gastric cancer: official journal of the International Gastric Cancer Association and the Japanese Gastric Cancer Association, 2019, 22 (3): 486-496.

[12] KOJI, TAKUMI, YOSHIHIKO, et al. CT features of parathyroid carcinomas: comparison with benign parathyroid lesions [J]. Japanese journal of radiology, 2019, 37 (5): 380-389.

[13] SEANW, BERQUIST, KENDRICK, etal, McKay, Riccardo, Autorino, Michael, Staehler, Ithaar H, Derweesh. Systemic therapy in the management of localized and locally advanced renal cell carcinoma: Current state and future perspectives [J]. International journal of urology: official journal of the Japanese Urological Association, 2019, 26 (5): 532-542.

[14] ATSUKO, KATO, YOSHIFUMI, et al. Short-term intraocular pressure changes after intravitreal injection of bevacizumab for retinopathy of prematurity [J]. Japanese journal of ophthalmology, 2019, 63 (3): 262-268.

[15] NAOKI, OKUMURA, TOSHIYUKI, et al. Stability, safety, and pharmacokinetics of ganciclovir eye drops prepared from ganciclovir for intravenous infusion [J]. Japanese journal of ophthalmology, 2019, 63 (3): 289-296.

[16] TOSHIROU, NISHIDA, YOSHIHARU, et al. members of the STAR ReGISTry Study Group. Adherence to the guidelines and the pathological diagnosis of high-risk gastrointestinal stromal tumors in the real world [J]. Gastric cancer: official journal of the International Gastric Cancer Association and the Japanese Gastric Cancer Association, 2019: 677-679.

[17] ATSUSHI, OHASHI, SHIGERU, et al. A method for stabilizing the proportion of the reduced form of albumin during cell-free and concentrated ascites reinfusion therapy in patients with malignant ascites [J]. Therapeutic apheresis and dialysis: official peer-reviewed journal of the International Society for Apheresis, the Japanese Society for Apheresis, the Japanese Society for Dialysis Therapy, 2019: 454-457.

[18] KEISUKE, NISHIMURA, DAISUKE, et al. Efficacy of Plasma Exchange in Anti-neutrophil Cytoplasmic Antibody-associated Vasculitis [J]. Therapeutic apheresis and dialysis: official peer-reviewed journal of the International Society for Apheresis, the Japanese Society for Apheresis, the Japanese Society for Dialysis Therapy, 2019: 452-456.

[19] YUSUKE, MISU, MASAYUKI, YAMAMOTO. A case where selective plasma exchange for neuromyelitis optica was effective [J]. Therapeutic apheresis and dialysis: official peer-reviewed journal of the International Society for Apheresis, the Japanese Society for Apheresis, the Japanese Society for Dialysis Therapy, 2019: 333-335.

[20] TOSHIYUKI, OKUNO, YUTAKA, et al. Observation of Granulocyte Adsorption in Adacolumn® Cellulose Acetate Beads after Granulocytapheresis [J]. Therapeutic apheresis and dialysis: official peer-reviewed journal of the International Society for Apheresis, the Japanese Society for Apheresis, the Japanese Society for Dialysis Therapy, 2019: 1450-1453.

[21] TAKAFUMI, MINAMI, YUMA, et al. Regional differences in the prevalence of sensitization

笔记栏

to environmental allergens: Analysis on IgE antibody testing conducted at major clinical testing laboratories throughout Japan from 2002 to 2011 [J]. Allergology international: official journal of the Japanese Society of Allergology, 2019: 452-459.

[22] JUN, SHITARA, TAKATOSHI, et al. Impact of Lipoprotein (a) Levels on Long-Term Outcomes in Patients With Coronary Artery Disease and Left Ventricular Systolic Dysfunction [J]. Circulation journal: official journal of the Japanese Circulation Society, 2019, 83 (5): 1047-1053.

[23] MASATO, KAJIKAWA, TATSUYA, et al. Target of Triglycerides as Residual Risk for Cardiovascular Events in Patients With Coronary Artery Disease-Post Hoc Analysis of the FMD-J Study A [J]. Circulation journal: official journal of the Japanese Circulation Society, 2019, 83 (5): 1064-1071.

[24] HIDENORI, ARAI, KALLIOPI et al. Estimating Years of Life Lost Due to Cardiovascular Disease in Japan [J]. Circulation journal: official journal of the Japanese Circulation Society, 2019, 83 (5): 1006-1010.

[25] IN-CHANG, HWANG, KENTARO, et al. Current Key Issues in Transcatheter Aortic Valve Replacement Undergoing a Paradigm Shift [J]. Circulation journal: official journal of the Japanese Circulation Society, 2019, 83 (5): 952-962.

[26] ATSUSHI, HIRAYAMA, SHIZUYA, et al. Long-Term Treatment With Evolocumab Among Japanese Patients-Final Report of the OSLER Open-Label Extension Studies [J]. Circulation journal: official journal of the Japanese Circulation Society, 2019, 83 (5): 971-977.

[27] KEI, YAMAMOTO, KENICHI, SAKAKURA, et al. Novel Acute Myocardial Infarction Risk Stratification (nARS) System Reduces the Length of Hospitalization for Acute Myocardial Infarction [J]. Circulation journal: official journal of the Japanese Circulation Society, 2019, 83 (5): 1039-1046.

[28] SHINSUKE, MII, ATSUSHI, et al. Impact of the Geriatric Nutritional Risk Index on the Long-Term Outcomes of Patients Undergoing Open Bypass for Intermittent Claudication [J]. Circulation journal: official journal of the Japanese Circulation Society, 2019: 52-56.

[29] YASUKI, NAKADA, RIKA, et al. Simple Risk Score to Predict Survival in Acute Decompensated Heart Failure-B Score [J]. Circulation journal: official journal of the Japanese Circulation Society, 2019, 83 (5): 1019-1024.

[30] MATTHEW C, BARRETT, MICHAEL R, et al. Host-related factors for venous thromboembolism following total joint replacement: A meta-analysis of 89 observational studies involving over 14 million hip and knee replacements [J]. Journal of orthopaedic science: official journal of the Japanese Orthopaedic Association, 2019: 453-458.

[31] NATSUHO, HARAGUCHI, TERUHIDE, et al. Assessment of anthropometric indices other than BMI to evaluate arterial stiffness [J]. Hypertension research: official journal of the Japanese Society of Hypertension, 2019: 343-345.

[32] TAKESHI, ISO, KEN, et al. In-Depth Insight Into the Mechanisms of Cardiac Dysfunction in Patients With Type 1 Diabetes Mellitus Using Layer-Specific Strain Analysis [J]. Circulation journal: official journal of the Japanese Circulation Society, 2019: 456-499.

[33] ISMAIL, KOCYIGIT, SERPIL, et al. The association of OSR-1 between vascular dysfunction and hypertension in polycystic kidney disease [J]. Therapeutic apheresis and dialysis: official peer-

笔记栏

reviewed journal of the International Society for Apheresis, the Japanese Society for Apheresis, the Japanese Society for Dialysis Therapy, 2019: 765-768.

[34] OKAN, KÜÇÜKAKKAŞ, ÇIĞDEM et al. Cross-cultural adaptation and validation of the Behavioral Avoidance Test-Back Pain (BAT-Back) to the Turkish language [J]. Journal of orthopaedic science: official journal of the Japanese Orthopaedic Association, 2019: 667-669.

[35] KYUNG-AH, PARK, JU-HONG, et al. Idiopathic third and sixth cranial nerve neuritis [J]. Japanese journal of ophthalmology, 2019: 231-235.

[36] DAISUKE, KAMON, HIROYUKI, et al. Plasma Renin Activity Is an Independent Prognosticator in Patients With Myocardial Infarction [J]. Circulation journal: official journal of the Japanese Circulation Society, 2019: 123-126.

[37] AKIRA, SEZAI, SATOSHI, et al. Omega-3-Acid Ethyl in Patients With Cardiovascular Disease and Hypertriglyceridemia (DEFAT Trial) [J]. Circulation journal: official journal of the Japanese Circulation Society, 2019: 452-459.

[38] SHIFEI, WANG, JIANCHENG, et al. Relative Effect of Current Intensive Lipid-Lowering Drugs on Cardiovascular Outcomes in Secondary Prevention-A Meta-Analysis of 12 Randomized Trials [J]. Circulation journal: official journal of the Japanese Circulation Society, 2019: 452-456.

[39] TSUNG-YEN, LIN, I-HUNG, et al Incorporating Simplified Fournier's Gangrene Severity Index with early surgical intervention can maximize survival in high-risk Fournier's gangrene patients [J]. International journal of urology: official journal of the Japanese Urological Association, 2019: 786-789.

[40] EIJI, KIRINO. Difficulty differentiating a case of posterior cortical atrophy from a psychogenic disturbance of vision [J]. Psychogeriatrics: the official journal of the Japanese Psychogeriatric Society, 2019: 452-456.

[41] SHIRO, NAKAHARA, YUICHI, et al. Characterization of Residual Conduction Gaps After HotBalloon-Based Antral Ablation of Atrial Fibrillation-Evidence From Ultra-High-Resolution 3-Dimensional Mapping [J]. Circulation journal: official journal of the Japanese Circulation Society, 2019: 231-233.

[42] KANICHIRO, WADA, GENTARO, et al. Prevalence of cervical canal stenosis in farmers: Epidemiological study based on radiographic parameter of spinal cord injury patients [J]. Journal of orthopaedic science: official journal of the Japanese Orthopaedic Association, 2019: 334-336.

[43] VAIA D, RAIKOU, DESPINA, KYRIAKI. Factors related to peripheral arterial disease in patients undergoing hemodialysis: the potential role of monocyte chemoattractant protein-1 [J]. Hypertension research: official journal of the Japanese Society of Hypertension, 2019: 452-456.

[44] STEFFENM, HECKL, VIVA, et al. The expression of the insulin receptor in gastric cancer correlates with the HER2 status and may have putative therapeutic implications [J]. Gastric cancer: official journal of the International Gastric Cancer Association and the Japanese Gastric Cancer Association, 2019: 453-456.

[45] YAKUN, WANG, LI, et al. Hepatoid adenocarcinoma of the stomach: a unique subgroup with distinct clinicopathological and molecular features [J]. Gastric cancer: official journal of the International Gastric Cancer Association and the Japanese Gastric Cancer Association, 2019: 1452-1456.

[46] TING, ZOU, WEI, et al. Association of multiple candidate genes with mild cognitive impairment in an elderly Chinese Uygur population in Xinjiang [J]. Psychogeriatrics: the official journal of the Japanese Psychogeriatric Society, 2019: 786-789.

[47] CHIH YUAN, KO, AN KE, et al. Analysis of oral microbiota in patients with obstructive sleep apnea-associated hypertension [J]. Hypertension research: official journal of the Japanese Society of Hypertension, 2019: 223-234.

[48] HIROAKI, MIYAHARA, SHINJIRO, et al. Autopsied case with MERR/MELAS overlap syndrome accompanied by stroke-like episodes localized to the precentral gyrus [J]. Neuropathology: official journal of the Japanese Society of Neuropathology, 2019: 123-126.

[49] YOSHIKI, HIYAMA, SATOSHI, et al. Selective culture of Escherichia coli to prevent infective complications of transrectal ultrasound-guided prostate biopsy: Clinical efficacy and analysis of characteristics of quinolone-resistant Escherichia coli [J]. International journal of urology: official journal of the Japanese Urological Association, 2019: 223-234.

[50] RU QIANG, YUAN, LEI, et al. Cucurbitacins extracted from Cucumis melo L. (CuEC) exert a hypotensive effect via regulating vascular tone [J]. Hypertension research: official journal of the Japanese Society of Hypertension, 2019: 112-118.

[51] 郑开华. 高电位治疗机联合胰岛素治疗 2 型糖尿病患者的临床效果 [J]. 医疗装备, 2018, 31（10）: 117-118.

[52] 王艳云, 朱瑜龄, 杨娟, 等. 棒状结构区基因缺失 Becker 型肌营养不良症的临床特征 [J]. 中华医学遗传学杂志, 2018, 35（1）: 14-17.

[53] 付春凤, 徐佳, 伊凤, 梁钧松. 高电位治疗仪联合盐酸舍曲林治疗广泛性焦虑障碍患者的疗效观察 [J]. 现代电生理学杂志, 2018, 25（2）: 76-78.

[54] 常炜. 天麻钩藤饮辅助高电位治疗高血压临床有效性 [J]. 中外医疗, 2018, 37（29）: 178-179, 182.

[55] 张静, 于佳南, 王书红, 等. 酸度对 MCF-7 细胞电化学行为的影响 [J]. 黑龙江医药科学, 2018, 41（1）: 16-18.

[56] 山凤莲. Erlotinib 通过 ROS 介导 JNK 通路诱导 NSCLC 细胞凋亡的机制及临床研究 [D]. 青岛大学, 2017: 1-94.

[57] 徐立丽. 含化学促渗剂驻极体 5-FU 贴剂体外经皮转运和抑制瘢痕生长的动物实验研究 [D]. 第二军医大学, 2017: 1-100.

[58] 孙雪纯. 慢性多发性周围神经病临床、电生理、病理研究 [D]. 河北医科大学, 2017: 1-65.

[59] 山凤莲. Erlotinib 通过 ROS 介导 JNK 通路诱导 NSCLC 细胞凋亡的机制及临床研究 [D]. 青岛大学, 2017.

[60] 贺苏, 艾岩岩, 王雪榕. 高电位治疗仪对失眠患者睡眠质量及心理状态的疗效探析 [J]. 中国医疗器械信息, 2017, 23（16）: 35-36.

[61] 李光丽, 岳仕德. 高血压患者的高电位疗法辅助作用分析 [J]. 中国保健营养, 2017, 27（23）: 420-421.

[62] 常炜. 高电位疗法治疗对 2 型糖尿病患者的效果观察 [J]. 糖尿病新世界, 2017, 20（24）: 48-49.

[63] 海春旭. 氧化还原稳态调控与生物学效应研究进展 [C]. 2016 年第六届全国药物毒理学年

笔记栏

会论文集. 2016: 17-18.

[64] 丁绍祥, 任旭爱, 王青, 等. 对心脏"2相折返"发生机制再认识 [J]. 医学与哲学, 2016, 37 (20): 54-56.

[65] 孙安民, 王伟. 不同清洗消毒方法对医用塑料气管套管消毒效果比较 [J]. 中国消毒学杂志, 2016, 33 (2): 191-192.

[66] 徐晓华. 循经点穴配合高电位治疗妇女更年期综合征临床研究 [D]. 长春中医药大学, 2011.

[67] 李永刚. 高电位结合运动疗法治疗神经衰弱临床分析 [J]. 中国实用医药, 2011, 06 (5): 241-242.

[68] 周浩. Exendin-4 减轻脂肪来源间充质干细胞氧化应激损伤的机制研究 [D]. 中国人民解放军总医院; 解放军医学院, 2015: 71-74.

[69] 高琴琴. 匹罗卡品癫痫模型中大鼠海马和内嗅皮层区 TREK-2 钾通道的表达变化及意义 [D]. 第四军医大学, 2015: 65-68.

[70] 齐丽晶. 从国家抽验中看"高电位治疗设备"存在的问题 [J]. 中国医疗器械信息, 2012, (6): 25-28.

[71] 陈铭. 模拟胆经感传时大脑皮层第一体觉区地形图的表现 [C]. 第十四届全国针灸经络学术研讨会暨针灸医学由基础到临床的转化学术交流会论文集. 2014: 84-87.

[72] 李道波. 细菌跨膜电子传递过程的环境功能和电化学调控 [D]. 中国科学技术大学, 2014: 122-127.

[73] 武妍. 体外神经元网络 4-AP 痫性模型建立及能量代谢特征研究 [D]. 中南大学, 2014: 65-70.

[74] 徐晓华. 循经点穴配合高电位治疗妇女更年期综合征临床研究 [J]. 中国实用医药, 2011, 06 (21): 240-241.

[75] 谈笑. FABP4 对 3T3-L1 脂肪细胞中脂肪酸代谢和线粒体功能的影响 [D]. 西北农林科技大学, 2014.

[76] 陈铭, 郑淑霞, 许金森, 朱小香. 模拟胆经感传时大脑皮层第一体觉区地形图的表现 [J]. 福建中医药大学学报, 2014, 24 (5): 6-8.

[77] 肖红雨, 索伟, 高月明, 王兴林. 高电位疗法辅助治疗高血压病 50 例 [J]. 人民军医, 2009, 52 (12): 808-810.

[78] 周杨, 卓越, 张欣, 等. 循经点穴配合高电位治疗妇女更年期综合征临床研究 [J]. 中国妇幼保健, 2014, 29 (36): 6136-6137.

[79] 高铁旦. 高电位治疗仪的研制 [D]. 南方医科大学, 2013: 66-73.

[80] 佘延芬, 齐丛会, 朱江. 国内外穴位电学特性研究的历史及进展评述 [J]. 中国针灸, 2010, 30 (12): 1047-1050.

[81] 郭丽英. 酸性氧化电位水浴治疗重症皮肤病的效果与观察 [C]. 2013 全国中西医结合皮肤性病学术年会论文汇编. 2013.

[82] 张琴, 邓兴瑞, 万慧, 梁永翠. 耳穴贴压配合高电位治疗失眠症效果观察 [J]. 郧阳医学院学报, 2009, 28 (2): 165-166.

[83] 于大川, 陈曦, 朱东强. 中风后遗症之吞咽障碍的综合康复治疗 [J]. 吉林大学学报 (医学版), 2013, 39 (1): 169-170.

[84] 皮璐. "清心舒郁方"联合高电位治疗围绝经期抑郁症 60 例 [J]. 江苏中医药, 2013,

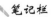

（9）：42-43.

［85］高铁旦，王华峰，陈超敏. 新型智能高电位治疗仪的研制［J］. 生物医学工程学杂志，2013，30（3）：623-626.

［86］夏振君，李旭华. 推拿配合高电位治疗仪治疗肱骨外上髁炎 65 例［J］. 按摩与康复医学，2013，（3）：83-84.

［87］陈静，安冉，徐严明. 遗传性运动性周围神经病一家系 9 例［J］. 中华医学遗传学杂志，2013，30（5）：607-608.

［88］胡吴斌，胡玲，董朝阳，等. 电针神门、太渊对正常人事件相关电位 P300 影响的比较［J］. 针刺研究，2013，38（3）：186-191.

［89］符玉胜. 多功能理疗关键技术的研究与应用［D］. 中国科学技术大学，2012：1-72.

［90］陈慧杰. 结合高电位的综合康复疗法对脑梗死后运动功能障碍的影响［D］. 黑龙江中医药大学，2009.

［91］杨帆. 鲁米诺 - 荧光染料体系电化学发光能量转移检测 DNA［D］. 陕西师范大学，2012.

［92］李丽，马克涛，赵磊，石文艳，李新芝，张忠双，司军强. 豚鼠耳蜗螺旋动脉平滑肌细胞和内皮细胞静息膜电位特性［J］. 中国应用生理学杂志，2012，28（2）：128-132.

［93］王玉英. 高压静电治疗仪治疗失眠症的临床观察［J］. 中国实用医药，2012，07（24）：90-91.

［94］张德元，周和平，梁辉等. 物理因子点穴治疗大脑后循环缺血的临床研究［J］. 医学临床研究，2012，29（1）：122-124.

［95］屈云，刘珂，朱守娟. 高电位治疗慢性偏头痛有效性与安全性的随机对照观察［J］. 中国康复理论与实践，2012，18（3）：273-275.

［96］毛玉瑢，黄东锋，丁建新，等. 高电位疗法改善失眠患者睡眠质量的研究［J］. 新医学，2003，34（z1）：70-71.

［97］郑淑霞，许金森，潘晓华. 电针对人体体表循经红外辐射轨迹和脑电地形图的影响［J］. 福建中医药大学学报，2012，22（3）：6-9.

［98］徐伟. 高压电位治疗风湿性疾病［C］. 中国针灸学会经筋诊治专业委员会第三届学术年会暨广东省针灸学会经筋诊治专业委员会成立筹备会议论文集，2011：152-154.

［99］刘婷. "良导络"新识［C］. 2011 中国针灸学会年会论文集，2011：62-67.

［100］刘珂. 高电位治疗慢性失眠的随机对照观察［C］. 中国医师协会康复医师分会换届大会暨第五届康复医学论坛论文集，2011：1-4.

［101］屈云. 高电位治疗慢性偏头痛有效性与安全性的随机对照观察［C］. 中国康复医学会运动疗法分会第十一届全国康复学术大会学术会议论文摘要汇编，2011.

［102］徐善恒，陈贵海. 高电位治疗慢性失眠临床观察［J］. 安徽医学，2009，30（4）：428-429.

［103］唐强，陈慧杰，李雪静. 头针结合高电位治疗脑卒中后肩痛的临床观察［J］. 针灸临床杂志，2009，25（1）：19-20.

［104］潘玮，刘娟，张信民. 两种高压静电场对大鼠血细胞及血清生物化学指标的影响［J］. 中国组织工程研究与临床康复，2008，12（4）：651-654.

［105］张德元，伍智红，潭海群，蒋春辉. 高电位笔循经点穴治疗血管性头痛疗效及其对血流速度的影响［J］. 中国中医药信息杂志，2008，15（10）：58-59.

［106］吴兆红，陈启华，吴贤格，严鹏科，肖贤明. 高电位水对大鼠皮肤创口愈合的治疗作用研究［J］. 热带医学杂志，2008，8（1）：4-5，22.

笔记栏

［107］徐显干. 高电位水的特性及其在室内空气消毒中应用研究［D］. 中国科学院广州地球化学研究所，2007：107-111.

［108］余小梅，韩秀兰，吴春妹，等. 高电位治疗仪对失眠病人睡眠质量及心理状态的疗效分析［J］. 现代医学仪器与应用，2007，（5）：66-67.

［109］曹蕾，孟宪斌，吉红珍，等. 高电位交变场配合早期康复训练治疗脑卒中足内翻疗效观察［J］. 中国民康医学，2007，19（22）：967-969.

［110］王立新. 高电位治疗神经衰弱的临床观察［C］. 中华医学会第八次全国物理医学与康复学学术会议论文汇编，2006.

［111］李继华. 带状疱疹后神经痛的综合物理治疗［J］. 中国康复理论与实践，2006，12（1）：71-75.

［112］唐梦雨，王俊芳，李小燕. 高电位治疗仪治疗神经衰弱的疗效观察［J］. 中国疗养医学，2006，15（4）：308-309.

［113］高秀云. 超声波药透并高电位低感应电流穴位刺激治疗失眠障碍临床观察［C］. 第四届全国康复治疗学术大会论文摘要汇编，2004.

［114］陈耀平，吕晓宇. 高电位加手法治疗颈性眩晕［J］. 中国临床康复，2004，8（32）：7089.

［115］张敏，张德仁，易伟宏，等. 高电位治疗慢性疼痛继发失眠的随机对照观察［J］. 赣南医学院学报，2004，24（3）：259-261.

［116］郭伟霞，李徽丽，陈荣，等. 高电位治疗器治疗慢性软组织疼痛［J］. 中国临床康复，2003，7（11）：1724.

［117］谢湘华，陈文华，田小波，等. 高电位治疗仪改善血液透析患者植物神经功能紊乱的效果及安全性［J］. 中国临床康复，2003，7（27）：3696-3697.

［118］朱平，赵宗平. 高电位疗法临床应用［M］. 北京：人民军医出版社，2014.

［119］朱平. 高电位交变场临床应用［M］. 北京：人民军医出版社，2011.

［120］朱平，许练. 高电位温热疗法［M］. 北京：人民军医出版社，2015.

［121］朱平，贾月超. 常见病高电位疗法［M］，3 版. 北京：人民军医出版社，2014.

［122］王培玉. 健康管理学［M］. 北京：北京大学医学出版社，2012.

［123］白书忠，曾强，朱玲. 卫生行业职业技能培训教程 健康管理师：健康体检分册［M］. 北京：人民卫生出版社，2014.

［124］陈君石，黄建始. 健康管理师［M］. 北京：中国协和医科大学出版社，2007.

［125］郭清. 健康管理师［M］. 北京：人民卫生出版社，2015.